U0307666

高山仰止 医海渡舟

林洪生教授学术思想经验传承集

张英 主编

刘杰 刘硕 李道睿
樊慧婷 张玉人 董倩 副主编

中国中医药出版社
·北京·

图书在版编目（CIP）数据

高山仰止　医海渡舟：林洪生教授学术思想经验传承集 / 张英主编 . —北京：中国中医药出版社，2019.4

ISBN 978 – 7 – 5132 – 5158 – 7

Ⅰ . ①高…　Ⅱ . ①张…　Ⅲ . ①肿瘤—中医临床—经验—中国—现代

Ⅳ . ① R273

中国版本图书馆 CIP 数据核字（2018）第 187807 号

中国中医药出版社出版

北京市朝阳区北三环东路 28 号易亨大厦 16 层

邮政编码　100013

传真　010-64405750

山东临沂新华印刷物流集团有限责任公司印刷

各地新华书店经销

开本 710×1000　1/16　印张 30　字数 405 千字

2019 年 4 月第 1 版　2019 年 4 月第 1 次印刷

书号　ISBN 978 – 7 – 5132 – 5158 – 7

定价　188.00 元

网址　www.cptcm.com

社 长 热 线　010-64405720

购 书 热 线　010-89535836

维 权 打 假　010-64405753

微信服务号　zgzyycbs

微商城网址　https://kdt.im/LIdUGr

官 方 微 博　http://e.weibo.com/cptcm

天猫旗舰店网址　https://zgzyycbs.tmall.com

如有印装质量问题请与本社出版部联系（010-64405510）

林洪生简介

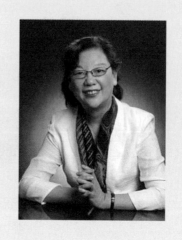

林洪生，女，汉族，1949年出生于北京，当代中西医结合肿瘤知名专家，博士研究生导师，中国中医科学院首席研究员，国家中医药管理局肿瘤重点学科学术带头人，全国中医肿瘤医疗中心副主任，中国中医科学院肿瘤研究所副所长，同时兼任国际中医药肿瘤联盟主席，中国医疗保健国际交流促进会中医肿瘤专业委员会主任委员，世界中医药学会联合会肿瘤康复专业委员会会长，《中华肿瘤杂志》《中国新药杂志》等多家期刊编委。林洪生教授从事肿瘤的中西医结合临床和基础研究四十余载，于肿瘤治疗方面在传承"扶正培本"学术思想基础上，提出了"固本清源"创新理论，采用大样本、多中心的临床系列研究证实，中医药参与的综合治疗可以明显提高肺癌的临床疗效，在此基础上，建立了以分阶段规范化中西医结合为基础的"非小细胞肺癌中医治疗体系"，并被推广应用。同时利用与美国国立癌症研究所搭建的国际合作平台，对"固本清源"理论的科学内涵进行了系统、深入研究，将中医药治疗肿瘤推向国际。多年来主持了国家"十五""十一五"重大科技攻关项目、国家自然科学基金、国际合作课题等10余项，发表相关文章200多篇，编撰著作10部，获得专利5项。作为第一完成人，获得国家科技进步二等奖、中国中西医结合学会科技进步一等奖、中华中医药学会科技进步一等奖，获得"诺奖之星"等荣誉称号。

中医中药是中华文明的一个重要组成部分，是一个伟大宝藏，经受过历史的洗礼。和西医相比，中医更重视整体，重视疾病发生的条件，强调防病，即"治未病"。阴阳、正邪论是唯物辩证的。中医认识到正虚是疾病重要内因的论证，比西医早千年；正虚学说业经现代医学认识并承认。在相当早的年代，中医也是十分开放的，能够吸收其他民族的成果，不断丰富完善自己。中医治病入手途径比较广泛，重视病理生理的调整。越来越多的意向认为中西医应当互相补充，从认识上和具体治疗原则上提高，从而给病人带来裨益。

1961年，我参加"西学中学习班"，脱产一年，师从三代世医姚孝武学习中医。这样，我就像著名中医教育学家秦伯未赠送给我的《中医入门》里讲的那样，调动了做医生的另一只手，能够给病人开中药调理。

我主要研究的是扶正中药促进病人免疫功能的作用。1970—1972年，我在甘肃定西时发现当地黄芪很多，药农甚至挑着担子在赶集时卖。1972年回到北京以后，正值学习细胞免疫的热潮。我首先与张友会教授完成了一个小课题：观察了治疗前病人和治疗后及治疗后生存3年以上病人的巨噬细胞功能的对比。研究发现康复病人的细胞免疫功能大部分得到恢复，而这些病人多数都吃中药。根据这样的初步临床研究，我们决定从黄芪入手开展对扶正中药的研究，用现代科学方法对中药的效果进行细致的观察和分析，结果确定黄芪、女贞子的搭配效果最好。后来通过和几位中西医结合同道开展同样的研究，包括在M.D.Anderson肿瘤中心和美国同行反复试验的结果，证实了传统中药黄芪、女贞子、芦笋、淫羊藿（仙灵脾）等可促进病人免疫功能的恢复，抑制肿瘤病人过多的抑制性T细胞(Ts细胞)的活性，保护肾上腺和骨髓功能；辅助放疗、化疗应用，能够提高病人的远期疗效。这些结果在国内外杂志发表以后受到广泛关注。1982年，我回国后经过近一年的努力，于1983年8月30日—9月3日在北京组织召开了"国际免疫学和中医中药会议"，参会者包括美国NCI、日本和中国香港、中国台湾的代表与媒体共 300 余人，引发了国际肿瘤学界不小的"震动"。会后有 20 多家媒体，包括我国（含港、台）多家报纸和美国十几个大报都对本次大会做了报道。《健康报》的题目是"中西医结合有可能对免疫学做出贡献"；《USA Today》的题目是"Chinese herbs may battle cancer"；《洛杉矶时报》的题目是"Chinese derive cancer treatment from ancient herbal tonics, common plants"。有意思的是，《美国医学会杂志（JAMA）》发表了专题评述"East meets West to balance immunologic yin and yang"，在一定程度上开启了国际肿瘤学界对中药中药治疗癌症和研究的热潮。

最近，我们和法国居里研究所合作，发现扶正中药复方能够抑制肿瘤细胞释放麻痹 T 细胞的 PD-L1，从而阐明了我们以前的发现，扶正中药能促进肿瘤病人细胞免疫功能的恢复，还能抑制肿瘤病人过多的 Ts 细胞活性，对中医"正气存内，邪不可干"做出了最好的分子生物学诠释。

我与林洪生的老师余桂清学长从 20 世纪 70 年代起就有比较广泛的合作与共识，曾合编过《中西医结合防治肿瘤》(联合出版社，1995)。林洪生作为余教授的传人，不但在我院学习临床肿瘤学一年，而且具有中医肿瘤学 40 多年的临床实践经验，难能可贵的是她传承余教授的思想，承担了大量的中医肿瘤科研工作。

40 余年来，林洪生在余桂清主任、朴炳奎主任两位名家工作的基础上努力进取，成为在临床上独当一面的名医；并且在中医肿瘤的临床科研方面取得了一定成绩，创造性地提出了"固本清源"理论，以及"五治""五养"治疗体系。

《高山仰止，医海渡舟——林洪生教授学术思想经验传承集》这本书很系统地阐述了林洪生教授成长的过程，学术思想的内涵和外延，以及临床、科研中的具体应用等等，从中不仅能系统地了解林洪生教授在中医治疗肿瘤方面所做出的贡献，以及她临证的经验、体会、心得，也能看出整个中医肿瘤专业发展的脉络与趋势。"旁求俊彦，启迪后人"，我赞赏林教授几十年如一日地勤奋耕耘和为后人树立的榜样。衷心祝愿这本书能够对中医药肿瘤的后学者提供积极的帮助。

中国医学科学院肿瘤医院

2018 年 6 月 30 日

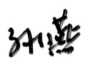

林洪生虽晚学于我，但却是我的同事和好友。在学术上，无论对于理论还是实践，她始终是一个孜孜不倦、努力进取的人，在中西医结合治疗肿瘤方面取得了突出的成绩。现在见到了她的临证经验集《高山仰止，医海渡舟——林洪生教授学术思想经验传承集》，我非常高兴，因而激动地为它作序。

中西医结合治疗肿瘤前前后后已经走过了 60 多个春秋，在这些岁月里，很多医家都投入了自己毕生的精力和心血，使得中医药在肿瘤治疗领域成为中国的一大特色和优势。在中医行业内部，百家争鸣，百花齐放，有扶正派、攻邪派、火神派、络病派等等。林洪生汲取先贤经验，传承前辈工作成绩，结合自身临床体会，汇总国内外科学研究成果，于百家争鸣中洞幽烛微，穷 40 余年之功，终形成中医治疗肿瘤之"固本清源"理论。并且以此理论为指导，提出了恶性肿瘤中医药防治的"五治""五养"大法，以及相对应的治则方药，在中医恶性肿瘤治疗上独树一帜。在"固本清源"理论指导下的治疗体系临证应用推广，受益患者无数。

林洪生临证与治学相得益彰，勤求古训、博采众方、师古不泥、衷中参西、重视继承、精于创新，所以才取得了今天在临床与科研方面的突出成就，并且在把中医药治疗肿瘤推向世界的工作中做出了巨大的努力，可以说是中医肿瘤国际化的奠基者和开拓者。

基于以上突出的成绩和贡献，林洪生的学生们组织出版了这本《高山仰止，医海渡舟——林洪生教授学术思想经验传承集》，从林洪生学术思想的形成、科学研究的成绩、临证医案的精选，以及她的经验传承方面，进行了系统总结和论述。我所要说的是，林洪生在事业上具有勇往直前的精神，经过 40 年不寻常的实践和研究，她终于获得了今日的成就。希望通过这本书，让更多的人从中得到启示和借鉴，为中医药肿瘤事业的发展助力。

中国中医科学院广安门医院
2018 年 6 月 30 日

目录

附录

第一部分

从扶正培本到固本清源

——林洪生学术传承及理论塑成之路

◎张　英　王学谦

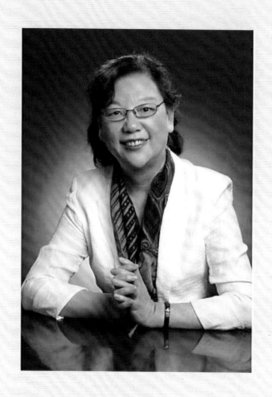

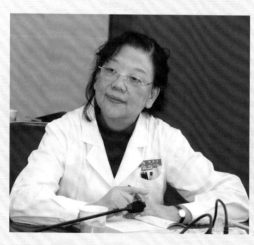

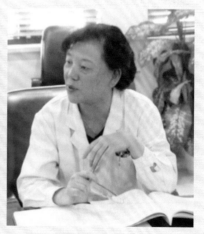

林洪生教授剪影

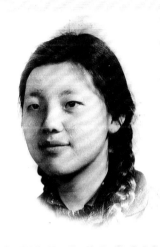

1976 年，林洪生在粟山公社和野河医疗队基层锻炼，这时候的林洪生是充满自信和理想的年轻医生

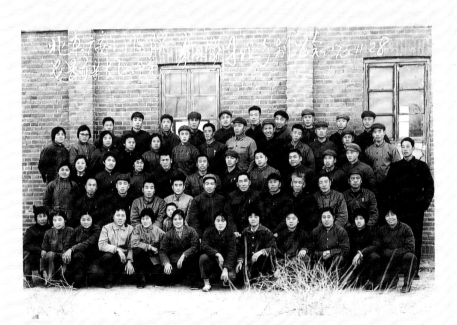

1975 年，定县医疗队实习期间合影

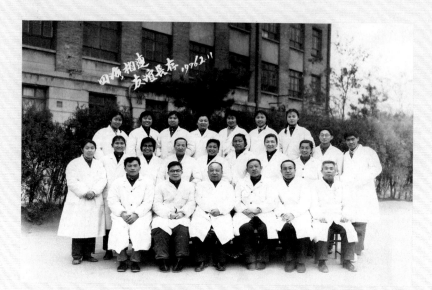

1976年，中国中医研究院广安门医院肿瘤科全体同志合影

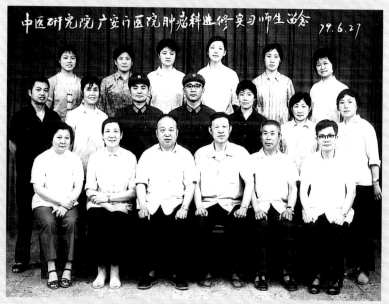

1979年，科室专家与进修实习医生合影留念。前排左3段凤舞，左4余桂清，右1张代钊，均为肿瘤科主任和学科奠基人（后排右3为林洪生）

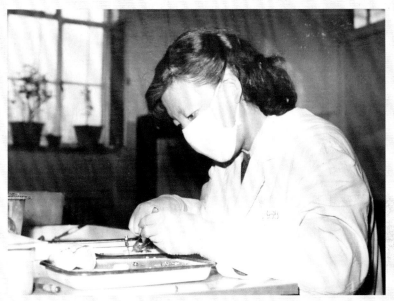

20世纪80年代，林洪生埋头于动物实验

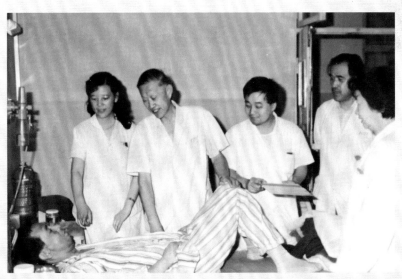

余桂清主任带领医生查房，左1林洪生，左2余桂清，左3张培宇，左4朴炳奎，右1唐文秀

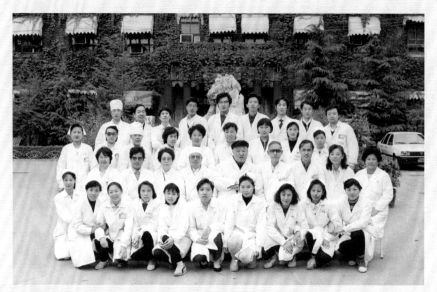

20世纪80年代，中国中医研究院广安门医院肿瘤科全体同志合影（2排右2为林洪生）

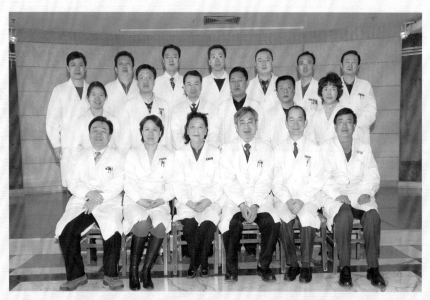

2000年，广安门医院肿瘤科团队（前排左3为林洪生）

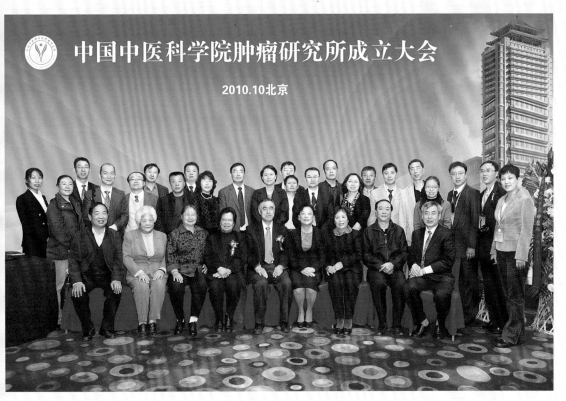

2010 年 10 月，中国中医科学院肿瘤研究所成立（前排右 4 为林洪生）

引 言

　　唐·魏征曾说过:"求木之长者,必固其根本;欲流之远者,必浚其源泉。"就是说要想使树木生长得茂盛,必须稳固它的根部,因为根深方能叶茂;要想水流潺潺,经久不息,必须疏通它的源头,源远才能流长。林洪生教授在中医药治疗肿瘤的临床与科学研究中投入了毕生精力,通过对先贤及近代医家关于肿瘤认识及治疗经验的学习,结合自身实践,发现综合治国理论与肿瘤的治疗如出一辙,故创新性地提出中医治疗肿瘤"固本清源"的理论。在该理论指导下,林洪生教授提出了中医分阶段治疗肿瘤的理念,界定了"五治"(防护治疗、巩固治疗、维持治疗、加载治疗、辨证治疗)的概念、适用范围、辨证方法、对应方药,以及"五养"(饮食调养、运动调养、心理调养、膏方调养、功能调养)的内容,并且将这一整套体系在全国范围内推广使用,获得了业内同行的一致赞誉,这无疑是恶性肿瘤中医治疗的一次伟大创新。

　　名老中医代表着中医界的最高水平,对名家经验的总结、整理、传承是中医肿瘤治疗持续发展的重要手段。林洪生教授对中医肿瘤学科的发展做出了突出贡献,将她的学术经验进行整理出版具有重要的现实意义。本部分主要介绍林洪生教授如何研读经典、学习先贤经验、注重临证体验,并加以分析总结、归纳创新,进而提出中医治疗肿瘤的"固本清源"理论,在自身临床及科研实践中将理论以具体的、可以实现的治疗手段加以体现。

卓越成就

林洪生，女，汉族，1949年出生于北京，教授，博士研究生导师，当代中西医结合肿瘤知名专家，中国中医科学院首席研究员，国家中医药管理局肿瘤重点学科学术带头人，全国中医肿瘤医疗中心副主任，中国中医科学院肿瘤研究所副所长。现任国际中医药肿瘤联盟主席，中国医疗保健国际交流促进会中医肿瘤专业委员会主任委员，世界中医药学会联合会肿瘤康复专业委员会会长。曾任中国中西医结合学会肿瘤专业委员会主任委员（两届），中国抗癌协会肿瘤传统医药委员会主任委员（两届），同时任《中华肿瘤杂志》《中国新药杂志》《中国肿瘤临床》《肿瘤防治研究》等多家期刊编委。

林洪生教授从事肿瘤中西医结合临床和基础研究四十余载，积累了丰富的学术经验。其最突出的学术成就是在总结传承"扶正培本"学术思想的基础上，凝练提出了"固本清源"防治肿瘤的创新理论，并以此为统领，建立了一系列中医肿瘤分阶段规范化治疗体系，开展了大量的临床及基础研究。在"固本清源"理论基础上，林洪生教授又进一步提出了恶性肿瘤中医"五治""五养"的特色治疗方案；同时开展以临床疗效为前提，基于现代生物学手段，在"固本清源"理论指导下中医药防治肿瘤有效性的内在机制研究。这些系列研究成果极大地丰富了中医肿瘤防治的理论体系，在中医肿瘤防治方面做出了突出的贡献，为中医肿瘤事业的发展及后学者从事中医肿瘤事业奠定了扎实的基础。

特别是在肺癌方面，林洪生教授自20世纪90年代开始带领全国优秀研究团队，围绕"非小细胞肺癌中医治疗"进行了长达近30年的临床及基础研究工作，先后进行了名老中医经验的搜集与整理、中医药减轻放化疗毒副反应、中医药预防术后复发与转移、中医药延长晚期肺癌患者生存期、中医肺癌综合治疗方案的研究、肺癌中医临床指引的示范与推广等系列研究工作；并且从"种子"与"土壤"两方面进行了大量的基础研究工作，探索中医药防治肺癌的内在机制。

2014 年，林洪生教授以多年的临床研究结果为基础，整合全国中医肿瘤领域的优势力量，编纂出版具有实用性、强操作性、符合中医肿瘤临床优势和特色的《恶性肿瘤中医诊疗指南》，并在全国范围内推广应用，填补了中医肿瘤临床实践中标准规范方面的空白，提高了全国中医肿瘤诊疗的规范化水平。因其在中医治疗肺癌领域的突出工作成果，2016 年，林洪生教授所带领的团队所开展的"中医治疗非小细胞肺癌体系的创建与应用"项目获得国家科技进步二等奖。

林洪生教授不仅在中医肿瘤的学术发展方面做出了突出贡献，而且极大促进了中医肿瘤的国际合作进程。从 2006 年开始，林洪生教授带领她的团队开始与美国国立癌症研究所开展合作，共同对"固本清源"理论指导下的中医药防治肿瘤机制进行系统、深入的研究，先后在中医药调节荷瘤机体免疫功能、中医药调控肿瘤干细胞、中医药治疗前列腺癌、中医药镇痛的作用机制等研究方面发现了中医药作用的优势与特殊之处。基于林洪生教授在国内中医肿瘤界的学术地位，以及她多年来在国际化平台搭建方面所做出的贡献，2016 年，以林洪生教授为主席成立的"国际中医药肿瘤联盟"受到了国家高度关注，该项工作甚至被纳入"中美战略经济对话"之中。

此外，林洪生教授先后主持了国家"十五"科技攻关项目、国家"十一五"科技支撑计划、国家公益性行业科研专项、北京市首都发展基金项目、北京市科技计划项目、国家自然科学基金项目、国际科技合作项目等 10 余项，发表高水平论文 200 余篇，编撰著作 10 部，获得专利 5 项。作为第一完成人，获得国家科技进步二等奖、中国中西医结合学会科技进步一等奖、中华中医药学会科技进步一等奖等。林洪生教授主编的《恶性肿瘤中医诊疗指南》获德国纽伦堡发明展金奖和中华中医药学会学术著作一等奖，她个人获得"诺奖之星"荣誉称号等。

成长与成才

林洪生教授行医四十余载，在中西医结合防治肿瘤方面取得了丰硕的成果，回忆往昔，她满怀感恩，她说："这一路走来，经历了太多，而今想来，七十载年华也唯有'感恩'二字能够概括。首先我要感谢自己的父母，是他们从小培养了我热爱学习、热爱生活、坚韧不拔、不断汲取的习惯和性格，使我获益终生。再者，我要感谢国家、感谢中国共产党，是国家、是党为我提供了宝贵的学习机会，使我能够在中医界最高学府开拓眼界，学习本领。再有，我要感谢广安门医院，是广安门医院为我提供了学习、工作的平台，使我有幸结识这么多名医大家、优秀人才，帮助我不断提高和成长。最后，我还要感谢全国各地从事中医肿瘤工作的同人们，在大家的共同努力下，精诚合作，进一步规范了肿瘤学科常见病中医诊断和治疗的理论与方法，使国内甚至国际同行认可了中医肿瘤的临床疗效。感恩，感谢，感谢岁月赋予我的一切。"

1. 求学之路

林洪生，1949 年 5 月出生于北京一个高级知识分子家庭，她幼承庭训，在父母的影响下，从小酷爱阅读与中国传统文化相关的书籍。特别是父亲，在林洪生还未识字时就常带着她逛书店、买图书，以至于现在的林洪生教授虽已年近古稀，却仍能清晰地回忆起父亲在书店里"慢慢地走，细细地翻，时而皱起眉头，时而露出微笑"的神态，还能回想起父亲会根据自己不同年龄阶段，定期为自己挑选购买书刊并详细为自己讲解的情景。至今，林洪生教授的书房中，四壁宽大的书架上，摆满了页面发黄的书，翻得卷了页的书，适合不同年龄段的不同主题的书，古朴幽香的线装书，经、史、子、集，医药、文学、工艺、美术，无所不有，琳琅满目，彰显着林洪生教授对知识的渴求。"腹有诗书气自华"，林洪生善于从书中汲取知识，从他人身上吸取长处，日积月累形成的儒雅气质，以及对人对事的远见卓识，无不与小时候父母的言传身教有关。林洪生回忆说，父亲留给她最珍贵的东西当属记录于父亲日记扉页的一行字——"工资用来充书架，留与儿女好读书"，字里行间体现了一位父亲对孩子殷切的希望和深沉的爱，每每读之，催人进取。林洪生常说："我能够取得今日的成就，最要感谢的人便是我的父亲。"是父亲的启蒙让她爱上了读书，学会了读书，并获益于读书。父亲送的《康熙字典》、"逼迫"练习的钢笔字和毛笔字、要求精读的《史记》等古文典籍，均成了林洪生日后了解中医、学习中医、掌握中医、运用中医的强大助力。

1969年林洪生高中毕业，中央号召知识青年向工人阶级学习，为社会主义服务，林洪生听从组织安排被分到了北京的维尼仑工厂。刚到工厂，由于林洪生体形瘦弱，难以承受重体力劳动，就被安排给一位老钳工师傅做学徒，学习制作模具。在工厂工作的第4年，因为林洪生工作态度认真、工作能力突出，顺利转为二级钳工。4年劳累而充实的学徒生活，培养了林洪生坚韧不拔的性格，而模具钳工专业更是训练了她细致入微的观察力。林洪生教授常常和学生开玩笑说："咱们可以来比一比，看谁能一口说出斜线与水平线的夹角度数。"她说出的数字经常与实际度数相差无几。每每回忆起那段艰苦的岁月，林洪生教授都是内心满怀感激，她说自己那时候就学会了什么是坚持、什么是细致，这是一笔宝贵的人生财富，为自己今后成为一名优秀的医生打下了坚实的基础。

因为在工厂的优秀表现，林洪生于1973年被送往北京中医学院（北京中医药大学前身）干训班进行深造学习。那个年代，能够上大学是非常不容易的，所以林洪生对于这个来之不易的机会异常珍惜，学习格外努力。她回忆说：那时候上学学习是非常幸福的，中医课程的授课老师都是德高望重的名医大家，讲起课来引经据典，深入浅出，让人听得如痴如醉。如《方剂学》是王绵之教授主讲，《黄帝内经》是王洪图教授主讲，《温病学》是颜正华教授主讲，《伤寒论》是刘渡舟教授主讲，《针灸学》是杨甲三教授主讲，《中医内科学》是董建华教授主讲,《中医外科学》是李乃卿教授主讲。在这么多的课程里,林洪生最喜欢的课程要数王洪图教授主讲的《黄帝内经》了。据林洪生回忆,王洪图教授上课很少拿教材,讲起课来旁征博引、口若悬河,对经文见解独到,能理论联系临床,将中医的病因病机、病位分析、治则治法等讲得非常透彻,尤其是在讲解《素问遗篇·刺法论》时,提到"正气存内,邪不可干"的经文阐释,简直就是为林洪生开启了中医治病方法论的大门,使她感受到中医的灵魂所在,为后期继承并发扬"扶正培本"学术思想埋下了种子。林洪生在各位中医大家的言传身教下,通过自身不懈努力,打下了非常扎实的中医功底。

要想成为一名优秀的医生,单单学习中医是不够的,所以林洪生对于学校开设的西医课程学习起来也是一丝不苟。她回忆说:西医课程的学习方法与中医课程完全不同,学习起来更加直观,更加具体。西医课程的学习为她了解人体、了解疾病开启了又一视角。在当年开设的西医课程中,她最喜欢的是解剖学,对人体器官组织的直观学习可以让她对医理有更深的认识,无论是对中医还是对西医的学习,帮助都是巨大的。当年晚上下课后,她常常邀约三五个志同道合的同学去解剖室翻尸体,这段学习经历,至今仍为林洪生所津津乐道。对于西医理论基础的学习,为林洪生日后成为中西医结合肿瘤知名专家打下了又一份基础。

1976 年 7 月大学毕业后,林洪生以优异的成绩被分配到广安门医院肿瘤科工作。刚到广安门医院,因野河医疗队缺人,林洪生直接被派去医疗队帮助开展食管癌普查工作。她回忆说:在农村工作这半年是艰苦的,艰苦到连固定吃饭的地方都没有,只能普查到谁家就吃到谁家,上午一家,下午一家,半年吃了 600 多家人的饭。在艰苦的工作环境下,林洪生与医疗队一同完成了当地的食管癌普查任务,上千例普查数据,成为了发现河南林县食管癌高发病率原因的重要数据组成部分。

半年后,食管癌普查工作结束,感受着癌症病情的凶险、治疗方法的局限、患者的绝望与失望，林洪生回到北京，在恩师余桂清主任的指导下，意识到只有掌握现代医学的肿瘤知识及现代化的研究手段，才能更好地为肿瘤患者提供帮助，于是在1977年，林洪生赴北京肿瘤医院肿瘤内科开始了进修学习。

进修伊始，林洪生主要选择在肿瘤医院内科门诊学习，每天提早半小时到门诊，做好跟诊的准备工作，每日跟诊都会详细记录下每位患者的病情及用药，晚上回到宿舍，对着书本系统研究白天门诊上所见的疾病。林洪生还特意准备了问题记录本，将自己弄不清楚的问题全都记录下来，只要有机会就拿出来请教带教专家，直到把问题弄懂为止。就这样，林洪生用了半年时间就基本掌握了肿瘤常见病种的一般诊断和治疗方法。后半年，为了深入并系统学习肿瘤知识，林洪生进入肿瘤病房参与管理患者的工作，通过半年的学习，林洪生全面掌握了肺癌、淋巴瘤、乳腺癌、白血病等疾病的西医诊疗方法。

因为努力上进的工作态度，以及日渐扎实过硬的临床技术，林洪生受到北京肿瘤医院肿瘤内科主任和各级医师的好评，科主任甚至亲自发出邀请，希望她能留下工作。经过认真考虑，林洪生觉得，自己是学中医的，能够发挥中医药的特色优势来为肿瘤患者谋求最大的利益才是自己真正想要的，所以最后她委婉地拒绝了北京肿瘤医院肿瘤内科的邀请，毅然回到了广安门医院。

回到广安门医院后，恩师余桂清主任对林洪生提出了更高的要求，要求她在临床学习之后还要进一步提升科研能力，所以林洪生又被派往北京肿瘤医院免疫研究所进修学习，师承刘华主任，学习肿瘤免疫学。林洪生从测定巨噬细胞吞噬功能学起，逐步掌握了细胞和动物实验的基本操作，还系统学习了文献检索、综述书写、实验设计及结题报告总结的撰写等。林洪生常说："这段时间的学习，对我未来的发展，以及今后能够取得成就是意义重大的，它让我知道了如何申报课题，如何撰写实验报告，如何发表文章，其实这就相当于攻读研究生的过程。所以在中国中医科学院刚开始申请课题的时候，我就成为了当时最年轻的能够撰写科研课题标书的医生，这都得益于我在（北京肿瘤医院）免疫所学习锻炼的经历。"

1979 年，林洪生又回到了广安门医院，为了能够更好地学习中医临床技能，提高中医诊疗水平，她开始了门诊跟师，跟随当时的中医大家张代钊、余桂清、段凤舞抄方学习。林洪生集众家之所长，汲取他们优秀的临床诊疗思路和学术思想，将他们的用药特色充实到自己的临诊处方中，这对于后来林洪生全面继承"扶正培本"学术思想，以及进一步凝练形成"固本清源"特色理论而言，有着不可估量的深远影响。

林洪生在跟诊学习中医临证诊疗思路和方法的同时，还承担了肿瘤科室的实验任务，她将在北京肿瘤医院免疫所进修所得应用于中医肿瘤基础实验中，协助科主任组织创建了广安门医院肿瘤科实验室，并以巨噬细胞为研究对象开展相关肿瘤免疫研究，在肿瘤实验室一干就是两年。研究期间，林洪生不断学习，摸着石头过河，解决了一个又一个技术难题。为了攻克实验技术上的一个难题，林洪生甚至主动要求去上海医学院生物实验室，学习了 3 个月的血液流变学。

1981 年，中国中医研究院研究生基础课开课，林洪生意识到这是弥补自身知识体量不足的好机会，遂又向科里提出脱产学习的申请，参加了为期 1 年的研究生课程学习。林洪生敏而好学，积极进取，厚积薄发，取得了一个又一个进步与成功。她常说："由于历史的原因，我没有能够拿到硕士、博士学位，但年轻时丰富的学习与实践经历成就了现在的我，这也是为什么虽然我自己学历不高，却能够指导博士、博士后做研究的原因。"

1982 年，林洪生完成了自己的学业后，开始真正投身到学无止境的临床工作当中，到病房当起了管床大夫。1 个病区 36 张病床，3 个医生管理，包括值班的工作，每天收患者、办出院、写病历、做药物治疗、抽胸腹水、行静脉穿刺等，累到不想吃饭。每每回忆起那段艰苦岁月，林洪生都会感慨临床医生的不易。她常对我们说："人只有经历痛苦才能成长，只有经受锤炼才能增长才干。那时工作虽然辛苦，但也的确锻炼了自己，将自己所学切实运用到临床，用最短的时间扎实锻炼了临床技术和临诊能力。"

随着肿瘤科逐渐壮大，人员逐渐充足，朴炳奎主任希望肿瘤科能够在科研方面更进一步，决心开展中医肿瘤的动物实验研究，用气管镜将化学药物灌到大鼠支气管诱发肺鳞状细胞癌，然后用中药进行干预，观察中药疗效。这一次，林洪生再次被委以重任，在进行临床工作的同时，也为科室承担起动物实验的重任，探索大鼠肺癌造模和中药抗肿瘤的作用机制。

用大鼠造肺癌模型在当时的中医肿瘤学界算十分先进的技术，没有太多可借鉴的内容。林洪生为了尽早攻克技术难关，每天工作至少 12 小时，从抓大鼠学起，逐渐掌握了大鼠灌胃、支气管镜等技术，3 个月之内就攻克了造模的技术难关。为了进一步评价中医药对大鼠瘤体的干预作用，在所造的大鼠肺癌模型基础上还要进行中药灌胃干预。为准确评价中药疗效，每天都要拍 80 多张 X 线片，以观察瘤体的大小变化。林洪生后来回忆说："实验工作是枯燥的、艰苦的，我也曾被大鼠咬伤过，也曾为实验的劳累痛哭过，但庆幸的是，我坚持下来了，我的实验能力也因为我的坚持而快速提高。回过头来看，其实人的每一个学习和工作过程都是有用的，只有不断工作、不断填充、不断积累，才能使能力提高，促进成长。"

2. 科研之路

1999 年 6 月，林洪生担任广安门医院肿瘤科主任，这一年她 50 岁。林洪生上任第一件事就是梳理既往肿瘤科老一辈专家对中医肿瘤的研究成果，从 20 世纪五六十年代的名老中医经验总结开始，到抑瘤药物筛选，到七八十年代的中药减轻放化疗不良反应的研究，再到九十年代中药防治肿瘤复发转移的研究，对广安门医院肿瘤科积累的大量学术成果进行梳理归纳，旨在在既往研究成果的基础上，明确今后肿瘤科的发展方向。

　　林洪生发现，虽然既往对于中医药治疗肿瘤的研究很多，但对于中医药是否能延长肿瘤患者生存期、提高生存质量这一关键科学问题仍没有令人信服的答案。所以她在既往老一辈专家学术思想的基础上，结合自身临床经验和学术特色，整合全国中医肿瘤优势力量，先后主持申报了国家"十五"科技攻关课题、国家"十一五"科技支撑计划课题、北京市首都发展基金项目、科技部国际合作项目等，采用循证医学方法，通过对 2606 例患者的多中心、大样本临床系列研究，以肺癌为主要研究病种，从各个方面证实了中医药治疗肿瘤的有效性。研究结果证实，中医药治疗将晚期非小细胞肺癌患者的中位生存期由单纯西医治疗的 13.13 个月延长到 16.60 个月，延长时间 3.47 个月；术后两年复发转移率从 24% 降低到 18%，降低 6%；有效地减轻西医治疗手段所导致的消化道反应、骨髓抑制等；而且中医药能够全面提高肺癌术后和晚期患者的生活质量。林洪生用了 20 年时间，采用科学严谨的循证医学研究方法，客观解答了中医药治疗肿瘤有效性的问题，取得的临床研究成果获得了国际认可，更是引起了美国国立卫生研究院 – 美国国立癌症研究所的关注，主动要求与广安门医院肿瘤科进行合作，共同开展中医药防治肿瘤机制的研究，至今为止已联合培养博士、博士后及访问学者 11 人，为肿瘤科的国际化发展积蓄了人才。

　　林洪生不仅在中医肿瘤的临床研究方面取得了显著成果，同时在中医药防治肿瘤的基础研究方面也颇有建树。她牵头建立了国家中医药管理局第一个肿瘤重点研究室——肿瘤细胞生物学实验室，与美国癌症研究所（NCI）补充与替代医学办公室、分子免疫调节实验室建立了长期合作关系，共同致力于中医药防治肿瘤机制的研究。林洪生在中医药调控肿瘤干细胞生物学行为方面研究较为深入，已依托 3 项国家自然科学基金、1 项国家国际科技合作专项，开展了长达 10 年的相关研究，发现根据不同治则运用中药可对肿瘤干细胞的生物学行为产生不同意义上的调控作用，进而抑制肿瘤的增殖转移，为中医药防治肿瘤提供了实验依据。该研究成果已在国内、国外多家期刊发表。

3. 管理之路

林洪生能够取得如今的成就，与她杰出的管理才能是密不可分的。在实验室管理方面，当年林洪生进修回到广安门医院，就被委派管理肿瘤实验室的工作，带领 3 名实验员开展中医药调节肿瘤免疫的实验研究。林洪生为实验员制订了详细的工作计划，最大限度发挥他们的主观能动性，经过林洪生出色的调度安排，在有限的人力、物力条件下，实验室攻克了一个又一个科研难题。

在科室建设方面，林洪生协助余桂清主任、张代钊主任及朴炳奎主任做了大量相关工作，为老先生们最大限度地分担了工作压力。梳理肿瘤科既往成果、撰写重点专科报告、申报省部级奖项、申报年度计划等，肿瘤科室在林洪生的协助管理下有条不紊地发展，很快成为了广安门医院的龙头科室之一。与此同时，林洪生还协助科主任处理协调学会方面的工作。因为在上述工作中所表现出的优秀管理才能，得到了领导和同事们的肯定，后来在各位科室学术带头人的力荐下，林洪生成为中西医结合学会肿瘤分会、中国抗癌协会肿瘤传统医学专业委员会的秘书长、副主任委员及主任委员。

林洪生回忆说，无论是实验室工作、科室工作还是学会工作，都是繁杂、辛苦的，但都是不可多得的历练机会，工作的同时也开阔了眼界，锻炼了时间管理、财务管理及人事管理的能力，认识到学科建设的重要性，了解到学术发展的正确方向，而且在工作中还能与各肿瘤单位负责人建立良好的工作关系，这些都成为了她今后能够整合全国优势力量主持完成国家级课题的基础。林洪生常借自己年轻时努力工作和学习的经历教育学生们："无论是现在做学生，还是今后到工作岗位成为医生，不要怕工作多、工作累，当时我可是一个人干着3 个甚至 4 个人的活，临床一份工作、实验室一份工作、科室建设一份工作、学会一份工作。只有坚持不懈，努力工作，才是让人快速成长的捷径。"林洪生因其杰出的管理能力，36 岁当上了肿瘤科支部书记，38 岁担任了肿瘤科副主任，在担任副主任期间，林洪生的管理才能进一步得到了展示，在完成各方面组织协调工作的同时，还协助朴炳奎主任进一步完善了肿瘤实验室的建设，上马了肿瘤流式细胞检测技术，申报了博士研究生培养站等。

50岁时，林洪生担任起肿瘤科主任的职责，此时的她，管理方法和科研思路均已成熟，借助广安门医院肿瘤科及各专业委员会的优秀平台，将其杰出的管理才能发挥得淋漓尽致。林洪生的着眼点不再局限于科室。为了能够解决中医肿瘤学界更大更多的问题，她主动承担起联合全国各省市优秀中医肿瘤力量的重任，开展了多中心、大样本的临床研究，耗时十余年，终于用科学的、循证医学的临床试验方法证实了"中医药治疗肺癌有效"这一科学问题。

有了循证医学证据，有了规范的中医诊疗方法，但如何进行推广，让更广大的医生认可并接受这种规范的中医诊疗方法，又成为业内亟待解决的问题。林洪生再次整合全国中医肿瘤优势力量，在已经取得的循证医学证据的基础上，提出符合中医特色优势的、临床可操作的"非小细胞肺癌中医治疗方案"，并依托国家公益性项目"中医药行业科研专项——肺癌中医临床指引的示范与推广"，使得这种操作性强、疗效确切的分阶段规范化中医治疗方案在全国范围内推广应用，全面提高中医对于肺癌的诊疗水平。

为了将优势成果和治疗经验进一步扩大，使得更广大的肿瘤患者获益，林洪生借助广安门医院肿瘤科平台，依托中国中西医结合学会肿瘤专业委员会、中国抗癌协会肿瘤传统医学专业委员会建立中医肿瘤诊疗指南协作组，组织全国中医药防治肿瘤领域的有关专家学者，参照"非小细胞肺癌中医治疗方案"，将当前已在临床实践中取得的成熟、可行、规范、可操作的中医肿瘤成果进行梳理、总结、归纳，召集有地域学术代表性的肿瘤内科、外科、诊断、放化疗、中药、针灸、营养、心理、循证、统计学等多学科、各专业领域内的知名专家参与论证、评议，共同编撰行业标准《恶性肿瘤中医诊疗指南》。《恶性肿瘤中医诊疗指南》是林洪生学术成就和管理才能的最好呈现，该书首次为中医肿瘤的诊断和治疗提供了有证可循的标准和依据，规范各层次中医肿瘤医师的施治方向，提升了中医肿瘤的整体疗效水平，该书一经出版，就引起了整个肿瘤学界、国内国外的广泛关注和一致好评。

林洪生行医四十余载，她常说："我是一名共产党员，是党培育了我，我要时刻以一名党员的身份要求自己，用我所学为人民服务终身。我这一生，要上对得起国家、对得起党，下对得起社会、对得起人民，中间对得起自己的理想、抱负，我要为中西医结合防治肿瘤事业再继续工作四十年。"

"固本清源"学术思想的形成

林洪生在学校打下坚实的中医、西医理论基础后，被分配到广安门医院工作，工作后的她仍不忘努力学习，跟名师、学名家，不断总结，不断汲取，不断思考，不断实践，终于集各家之所长，在老一辈"扶正培本"学术理论的基础上，进一步凝练提出"固本清源防治肿瘤"的学术思想。"固本清源"学术思想的形成过程，是林洪生从事中西医结合防治肿瘤临床与科研工作四十余载的真实写照。

1. 初出校门懵懂彷徨，敢问中医肿瘤路在何方

林洪生1976年从北京中医学院（现北京中医药大学）毕业后就被分配到广安门医院肿瘤科工作。初出校门，对于肿瘤的认识主要还是来自于当时社会上将肿瘤视为绝症的说法。林洪生熟读中医经典著作，如张仲景《伤寒杂病论》、李东垣《脾胃论》、张元素《医学启源》、朱丹溪《丹溪心法》、张景岳《景岳全书》、吴鞠通《温病条辨》等，虽然让初出校门的林洪生学会了六经辨证、脉证合参，掌握了脏腑辨证的方法要领，但并没有在这些经典著作中发现能够直接治疗恶性肿瘤的方法及方药。当时社会上充斥着"肿瘤是绝症、中医只调理

不治病"的言论，让林洪生忧心忡忡，对于"中医到底能否治疗肿瘤"这件事，内心深处画了一个大问号。

因工作需要，林洪生并未直接参加中医肿瘤的临床工作，而是到西医院进修，系统学习肿瘤的西医内科知识和肿瘤免疫学等基础实验内容。经过 2 年的学习，林洪生基本掌握了西医肿瘤内科的诊疗方法，了解了西医对于肿瘤治疗的优势和不足，但对于中医治疗肿瘤仍没有直接的认识。在接受了大量西医肿瘤的知识后，"中医能否治疗恶性肿瘤"这个问题更加困扰着林洪生。中医肿瘤路在何方？林洪生带着这个疑问，回到了广安门医院肿瘤科，希望能够用毕生的时间来找寻答案。

2. 跟随名家临床实践，始见中医肿瘤疗效佳

林洪生回到广安门医院后，首先到门诊跟师，先后跟从张代钊教授、段凤舞教授、余桂清教授和朴炳奎教授抄方学习。在此期间，林洪生见到了大批因为中医治疗而获益的肿瘤患者。大批因为中医治疗而长期存活的病例，使得林洪生意识到中医治疗肿瘤有其优势所在，这令她对中医肿瘤事业信心大增。跟诊期间，林洪生认真总结了这些名医大家在诊治肿瘤方面的优秀经验，并对其有效病例进行了详尽记录和分析。林洪生回忆说："当时跟诊真的是享受，越跟诊越发现中医的神奇之处，恨不得一下子将这些老专家的经验全学到手。"

2.1 师承张代钊，知中西医结合之原则

张代钊，男，1929 年生，汉族，四川自贡人，曾任中国中医研究院（现中国中医科学院）广安门医院第一任肿瘤科主任。林洪生从北京肿瘤医院进修回到广安门医院后，就跟随张代钊教授开始为期半年的中医肿瘤诊疗的学习。林洪生回忆说，跟随张老学习，最大的收获就是学习到了中医应当如何在现代医学为主流的条件下发挥自己的作用优势。张老提倡中西医结合综合治疗肿瘤，主张将中医药治疗始终贯彻在手术、放疗、化疗过程中，在不同阶段采用不同

的具体治疗方法，即术前以中药扶正为主，兼软坚消癥以祛邪，为手术创造条件；术后放化疗期间，予以中药健脾和胃、扶助正气，减轻毒副反应。张代钊主任强调，对肿瘤早、中、晚各期的治疗，要随时注意调理患者的脾胃功能，要在扶助正气的基础上，佐以清热解毒、活血化瘀、软坚散结、化痰利湿等祛邪方法以治疗肿瘤。张老的中西医结合治疗肿瘤，以及扶正培本为首要治则的学术思想，对林洪生后期形成"中西医结合分阶段规范化治疗肿瘤"的学术思想，以及在扶正培本理论基础上进一步凝练形成"固本清源"新理论，均产生了深远影响，为林洪生后期通过循证医学手段证实中医药治疗肿瘤的有效性奠定了坚实的理论基础。

2.2 师承段凤舞，得中医肿瘤内外治法之精髓

段凤舞，男，1921 年生，汉族，河南滑县人，中国中医研究院广安门医院主任医师，曾任肿瘤科主任。据林洪生回忆，初次到段老的诊室跟诊时，段老正在专心致志地诊病，诊室内外挤满了候诊的患者，当时林洪生极为震惊，没想到慕名而来寻求中医治疗肿瘤的会有这么多患者。在跟诊的半年时间里，林洪生对段老擅长的胃肠癌、食管癌、肝癌、肺癌及乳腺癌等的中医治疗方法进行了全面学习，并认真做了理论上的梳理，深入学习了段老以"内痰"和"外痰"为肿瘤疾病发生发展核心病机的中医理论，掌握并传承了段老以"益气养血、活血化瘀、软坚散结、攻补兼施"为主要治则治法的中医肿瘤学术思想。林洪生后来临床常用到二陈汤、半夏竹茹汤等方剂，其运用方法皆得益于段老的经验。

林洪生常说："段老家学深厚，不仅对中医肿瘤内治法深入研习，同时对于中医肿瘤外治法之使用亦颇有心得，我这些肿瘤外治法的经验全都得益于段老，现在用起来仍是每每获效。"段老运用中医肿瘤外治法主要治疗肿瘤的并发症，疗效颇为显著。其创立的肝外 1 号方外用，可缓解晚期肝癌、胰腺癌患者的剧烈疼痛；二黄煎外用，可治疗放射性皮炎、静脉炎及软组织急性炎症；还有生肌玉红膏用于放射性溃疡日久不愈等。这些外用制剂的研发，大大丰富了中医

治疗肿瘤的手段，至今仍在临床广为使用。林洪生全面继承了段老的外治法思想和有效方剂，后来在自己临床运用的过程中不断加以优化补充调整，并采用科学的试验研究手段加以验证和探索，使得中医肿瘤外治法成为自身学术思想中不可缺少的一部分。

2.3 师承余桂清，登中西医肿瘤临床科研之前沿

余桂清，男，1921 年生，汉族，湖北武汉人，1963 年初被任命为中国中医研究院肿瘤科主任。据林洪生回忆说："余老，是我跟师学习时间最长的专家，我的学术思想受余老的影响也最大。"自林洪生回到肿瘤科工作开始，就跟随余老工作和学习。余老在中医肿瘤学界率先开展对扶正培本治则的研究，将"扶正培本"确立为中医肿瘤的基本大法；并且在临床中认真比较中医、西医治疗肿瘤的特点，形成了以"扶正培本"为基本治则的中西医结合治疗肿瘤的新思路，奠定了"扶正培本"治疗肿瘤学术思想发展的基础。林洪生在继承余老提出的肿瘤治疗理论思想的基础上，还全面继承了余老提出的"以中医理论为基础，应用现代科学技术，中西医结合，临床与实验结合，开展多学科、多途径、全国大协作的研究，取得防治肿瘤优势"的学科发展思想。林洪生后来整合全国中医肿瘤优势力量开展多中心、大样本的循证医学研究，并极力促进中医肿瘤国际化进程的工作，正是沿着余老的理论思想进一步创新发展而来的。

2.4 学从朴炳奎，创现代中医肺癌治疗之先河

朴炳奎，男，1937 年生，朝鲜族，吉林省梅河口市人，1986 年担任中国中医研究院肿瘤科主任。林洪生回忆说："朴老，是我的老主任，他在继承余桂清主任扶正培本学术思想的基础上进一步完善发展，尤其是将扶正培本学术思想着重应用于肺癌，对我的启发和影响很大。"朴老经过多年临床实践研究发现，治疗恶性肿瘤使用扶正培本治则的同时佐以清热解毒中药，往往能够取得更好的效果。所以朴老通过对扶正培本理法方药的系统深入研究，在扶正培本佐以抗癌理论思想的指导下，牵头完成国家"八五"攻关课题，并研制出国家三类

新药"益肺清化膏",实现了扶正培本学术思想从理法到方药的进步。而且,朴老扶正培本佐以抗癌的理念,为后期林洪生提出"固本清源"理论奠定了基础。

3. 集众家所长,首倡"固本清源"中医肿瘤新理论

在跟诊张代钊、段凤舞、余桂清、朴炳奎四位大家的学习过程中,林洪生被他们精湛的医术和杰出的临床疗效所折服,认识到中医治疗肿瘤有着不可替代的优势;同时,通过编纂《历代中医肿瘤案论选粹》,更是让林洪生坚信中医药治疗肿瘤的优势与特色,激发了她对于中医治疗肿瘤的极大热情。通过向四位名医大家学习,梳理总结他们的学术思想,博采众长,林洪生实现了对中医肿瘤"扶正培本"学术思想的全面继承,并在临床中加以应用提高,逐渐形成了自己新的认识。

"扶正培本"防治肿瘤的理论思想已提出半个多世纪,经过几代人的努力,该理论愈发成熟。通过大量的临床试验数据证实,该理论指导下的中医药在防治肿瘤放化疗的不良反应、延长肿瘤患者生存时间、提高肿瘤患者生活质量方面都具有显著优势。林洪生从事中西医结合防治肿瘤临床与科研工作40余载,一直都在为如何提高中医肿瘤的临床疗效而不懈努力着。"法因证立,方随法出",中医辨证论治的核心是理、法的确立,所以林洪生认为要提高中医的临床疗效就应该结合临床实际,在前辈专家所确立的成熟理、法基础上,进一步梳理、总结、完善,以期寻求突破。

林洪生认为,"扶正培本"思想的核心理念是强调扶正气以御邪气,强调调节人体内在环境,从而达到"正气存内,邪不可干"的目的。随着时代的发展,随着林洪生临诊患者数量的与日俱增,她对肿瘤的病因病机、治法方药有了更为深入的认识。林洪生发现,肿瘤患者的基础病机是正气亏虚,往往兼杂痰湿、热毒、瘀结、气滞等实性邪毒。结合临床所见,追溯中医古籍,林洪生发现治疗癌瘤的有效组方多为扶正与祛邪并用;通过对近现代中医专家的用药

特点分析发现，临床中大家一般也都自觉在使用扶正与祛邪并用的方法；此外，林洪生通过数十载的基础实验研究还发现，祛邪中药如活血化瘀中药、清热解毒中药、清热利湿中药等均具有较好的抑制肿瘤细胞生长的作用。所以为了进一步提高中医肿瘤临床疗效，在继承和完善"扶正培本"学术思想的基础上，林洪生进一步凝练总结，提出了更能体现中医防治肿瘤特色的"固本清源"新理论。

"固本清源"一词源于魏征《谏太宗十思疏》："求木之长者，必固其根本；欲流之远者，必浚其泉源。"林洪生将这一哲学理念引入到中医学中，即"固其根本，清其泉源"，简称为"固本清源"，具有稳固根本、清理源头之意。林洪生将其进一步引申为防治肿瘤的大法，具体解释为：一方面要固护机体"正气"，提高患者的防病抗病能力，即固本；另一方面要祛除肿瘤发生、发展的致病因素，从源头上控制形成肿瘤的"邪毒"，即清源。"固本清源"全面体现了中医治疗肿瘤的特色内涵。

3.1 "固本清源"理论思想的提出

林洪生遍览古籍，分析近现代医家验案，并结合自己临诊所得，发现肿瘤的发病是在多种致病因素条件下，致使机体脏腑阴阳失调，经络气血运行障碍，正气耗伤，机体不能正常发挥功用，进而引起痰湿、血瘀等病理产物聚结，日久形成癌毒，发为癌瘤。由此可见，肿瘤发病的基本病机应该是正气亏虚，癌毒内蕴。所以林洪生提出了肿瘤整体属虚、局部属实，是全身疾病的局部反应之观点。

针对肿瘤以"正气亏虚"为基础的病机认识，林洪生在继承老一辈专家"扶正培本"学术思想的同时，追本溯源，结合历代医家学术观点，如"夫众病积聚，皆起于虚""凡脾胃不足及虚弱失调之人，多有积聚之病""积聚者，由阴阳不和，脏腑虚弱，受于风邪，搏于脏腑之气所为也"等，认为正气亏虚是肿瘤疾病发生发展的根本原因，所以固护机体"正气"、提高患者的防病抗病能力是中医治疗肿瘤的重中之重，并总结凝练，提出类同"扶正培本"学术思想的"固本"理论，不仅丰富了"扶正培本"的科学内涵，而且进一步凸显了"扶正培本"在肿瘤治疗中的重要地位。

林洪生在对"扶正培本"科学内涵进行梳理、总结、完善并凝练提出"固本"理论的同时，亦对癌毒蕴结的病机特点进行审视思考。通过追溯古籍文献发现，治疗肿瘤疾病的有效方药多含有祛邪抗癌中药，如小金丹、犀黄丸、飞龙阿魏化坚膏、和荣散坚丸等，以方测证，不难发现古代先贤治疗癌瘤是十分重视使用抗癌祛邪中药的。而且，林洪生对当代中医肿瘤名家的处方思路进行分析发现，大家的施治组方也多自觉或不自觉地使用抗癌中药，甚至许多著名中医肿瘤专家认为癌毒是肿瘤致病的关键，进而提出祛邪中药与扶正中药在防治肿瘤方面同等重要的观点。如钱伯文强调，在恶性肿瘤治疗中，"扶正"与"祛邪"二者是辨证的对立统一，不能形而上学地加以割裂，片面强调"祛邪"往往会使攻伐太过而损伤正气，影响患者的抗病功能；反之，如果单纯地强调"扶正"则会"姑息养奸"，不仅不会使病邪消除，反而会使病邪更加炽盛，以致助邪伤正。周仲英认为，"癌毒"是导致癌症发生发展的关键，癌毒可为外客，亦可内生，癌毒阻滞可诱生痰浊、瘀血、湿浊、热毒等多种病理因素。余桂清主任在实施健脾治疗的同时不忘针对癌邪的治疗，如对肺癌加用鱼腥草、重楼、半枝莲，对胃癌加用白英、徐长卿、白屈菜，对肠癌便血者加用败酱草、地榆，对腹胀者加用芍药、枳壳、川厚朴，同时遵循辨病及辨证原则，常选用蛇莓、山慈菇、半枝莲、山豆根等抗癌中药。

林洪生为了进一步探索祛邪抗癌中药对肿瘤疾病的作用机制，开展了大量有关活血化瘀、清热解毒、清热利湿中药干预肿瘤的基础实验，研究发现，这些祛邪抗癌中药在抑制肿瘤增殖、转移方面有着扶正中药所不能替代的优势。最终以肿瘤病因病机为导向，以继承总结前辈专家提出的"扶正培本"学术思想为基础，结合历代中医肿瘤大家对"邪气"的理解和自身临床实践四十载的经验所得，创新性地提出中医肿瘤防治的"固本清源"新理论。

3.2 "固本"是肿瘤治疗的基础

历代许多中医医家曾指出，肿瘤的发病与脏腑功能失调、正气虚弱有关，林洪生认为，脏腑功能失调是由脾肾虚损造成的。古人云："凡脾肾不足及虚弱失调之人，多有积聚之病。"故对于肿瘤防治，林洪生主张"补先天，调后天，截六淫"。首先应从温润滋养脾肾入手，把健脾益肾作为扶正培本的核心，固护机体正气。肾为先天之本，脾为后天之本，人体营养精微的补充，全身水液代谢的平衡，气机的升降及气血的充盈，均与之有着密切关系。脾肾健则气血调，气血调则正气足，正气足则本源固，机体才能抗邪外出，才能为"截六淫"提供保障，利于病体的康复。

林洪生强调"固本"的重要性，并认为固本的方法不应该仅仅是狭义局限在使用补益强壮中药上，所谓的"固本"，应该是顺应脏腑的生理特性以固护正气本源，根据患者具体病情和治疗阶段，合理运用"补""调""和""益"等方法，把调节恢复人体阴阳、气血、脏腑、经络功能的平衡稳定作为"固本"的主要手段。

"补"法，主要适用于气血亏虚、阴伤精少的肿瘤患者，本着"形不足者，温之以气，精不足者，补之以味"的原则予以治疗。气虚，以玉屏风散为主方益气固表。血虚，以当归补血汤为主方补气养血。阴虚，以沙参麦冬汤为主方养阴生津。脾弱，以六君子汤为主方健脾化湿。肾气亏，以补肾续断丸为主方补肾益气，若肾偏阳虚，加补骨脂、肉苁蓉、淫羊藿等温肾助阳，偏阴虚加枸杞、天冬、知母等滋阴补肾。

"调"法，主要适用于气机升降不利、气血郁滞不通的肿瘤患者，古人云："气血冲和，百病不生，一有怫郁，诸病生焉。"故治疗该类病机的肿瘤患者，应当以条达气血、疏畅气机为要，对此林洪生多用逍遥散、柴胡疏肝散为主方加减治疗，多选用柴胡、佛手片、大腹皮、香附、枳壳、栀子、郁金、莪术、鸡血藤、赤芍等疏肝解郁、理气活血之品。理气活血之药多有辛燥之性，长久使用亦会伤及人体正气，所以林洪生常采取"调"法与"补"法联合使用，达到补而不滞、疏而不伤、疏补同调的目的。

"和"法，多用于脾胃不和、肝脾不和、肠胃不和等患者。如食管癌、胃癌、肠癌、肝癌等消化系统肿瘤，以及经放化疗等现代医学手段治疗后的患者，多会出现恶心、呕吐、腹泻、便秘等肝脾不和、脾胃不和、肠胃不和的症状。林洪生对此多采用温胆汤、丹栀逍遥散、四逆散等方剂健脾和胃疏肝，调和肝脾、通腑和胃，调和脏腑器官，使其恢复和谐，改善患者的不适症状，最终使脏腑气血阴阳达到"平和"状态。

"益"法，主要是用来辅助"补"法，增强补益扶正的力量，以改善患者"虚"的症状，该方法多用于放化疗后出现骨髓抑制的患者。化疗后的患者多因化疗药物的毒副作用，出现白细胞减低、血红蛋白下降、血小板减少等骨髓抑制现象，气血耗伤，肝肾亏耗，严重者甚至不能恢复，从而影响后续治疗。因为放化疗的介入，使得病情多呈现虚实夹杂、寒热错杂等情况，此时，单纯使用"补"法往往难于速效，有时甚至还会出现虚不受补的情况。针对于此，林洪生在"补"法的基础上，多联合使用"益"法。比如气虚明显的患者，在补气的基础上，佐以当归、白芍、阿胶珠等养血之品；血虚明显的患者，则在养血的基础上，加以黄芪、党参、红景天等益气之药；虚寒的患者，在温阳的基础上，少佐以天冬、麦冬、沙参等养阴清热之品；虚热的患者，在清退虚热的基础上，少加以黄芪、党参、白术等益气温补之品。肾为先天之本，主骨、生髓、藏精，髓充精盛，则气血方可生化无穷。故在骨髓抑制、气血生化乏源之时，林洪生在"补""益"法合用以补气养血的基础上，还多加用熟地黄、菟丝子、黄精、川续断、桑寄生等补肾填精之品，"补""益"同调，以促进机体康复。

林洪生在临床上综合运用以上四法，固本培元，固护机体正气，提高人体防病抗病能力，既可以改善患者的不适症状，提高患者的生活质量，又可以为"清源"提供必要的条件，避免清源祛邪时正气受损。

3.3 "清源"是治疗肿瘤的关键

林洪生认为，癌毒为病邪缠绵胶着，不仅耗伤正气，更易于扩散，常常蔓延多个脏腑，损伤机体，甚至造成脏腑功能衰竭，危及生命。此外，癌瘤形成后又会阻碍经络气血运行，形成气滞、血瘀、痰凝、湿聚、热结、寒凝等多种病理机转，恶性循环，耗伤正气。癌毒好比种子，靶器官好比土壤，那么痰、瘀、湿、热、寒等病理因素就犹如肥料，只有在具备以上综合病理环境的条件下，癌毒方能在靶器官中着根生长。所以，在固护机体正气、保证土壤肥沃的基础上，用"清源"的方法祛除痰、瘀、湿、热、寒等邪气，控制肿瘤的生殖生长。因此，林洪生强调诊治肿瘤需要根据病位、病性、病势，以及所接受现代医学治疗的不同阶段，在"固本"的基础上，针对不同病理因素加以"清源"，在临床上可减缓或截断肿瘤病程的进展，以利于病体的康复。

林洪生在"固本"的基础上使用"清源"，具体分为四法：活血化瘀法、理气化痰法、清热解毒法、软坚散结法。林洪生将以上四法与"固本"法灵活配比组合，在肿瘤的中医治疗上常常取得显著疗效。

3.3.1 活血化瘀法

肿瘤属慢性疾病，自古就有"久病多瘀""久病入络"的说法，目前越来越多的现代医学研究已经证明血瘀与肿瘤之间的密切关系。临床研究发现，伴有转移的恶性肿瘤，临床表现多具有"瘀"的特点。如陈健民等对530例癌症患者观察舌脉，发现异常率为93.96%，有转移的患者舌诊大多伴有瘀象；李佩文对500例食管癌患者观察舌象，发现食管癌组舌象以紫舌、红舌为多，紫舌明显者常发现肿瘤已转移。基础实验同样证实，瘀血与肿瘤的发生发展存在密切关系，研究证实瘀血阻滞血管会导致肿瘤呈缺氧状态，缺氧微环境造成肿瘤细胞内 HIF-1α 上调，进而激活多条肿瘤信号转导通路，诱导肿瘤新生血管生成，最终促进肿瘤的发生发展，所以林洪生认为血瘀成毒是导致肿瘤发生发展的机制之一，采用活血化瘀法以"清源"是十分有必要的，通过查色、按脉、辨阴阳，了解患者的血瘀轻重情况，灵活选用活血化瘀之品。如瘀血较重的，则在主方中加用莪术、三棱、穿山甲（代）、乳香、没药等以破血通瘀；瘀血较轻的，则选用鸡血藤、赤芍、郁金、丹参等以活血养血；若血瘀伴有出血者，则加用三七，取其止血不留瘀之功效。

3.3.2 理气化痰法

古云"百病皆由痰作祟"。中医认为痰多是在人体正气虚弱的基础上，脏腑功能失调，气机升降失常，导致的水液不能正常疏布的产物。痰为阴邪，暗耗阳气，而且易与血瘀、食滞、寒热毒邪胶结，日久内生癌瘤，而且痰邪具有皮里膜外、全身上下无处不到的特点，这与肿瘤易发生转移的特性相吻合。清代医家沈金鳌认为："积聚癥瘕痃癖，因寒而痰与血食凝结病也。"《医学津梁》在论述噎膈时指出："由忧郁不升，思虑太过，急怒不伸，惊恐变故，以致血气并结于上焦，而噎膈多起于忧郁，忧郁而气结，气结于胸，臆而生痰，久者痰结块胶于上焦，通络窄狭，不能宽畅，饮或可下，食则难入，而病成矣。"《医宗必读·反胃噎膈》则认为："大抵气血亏损，复因悲思忧虑，则脾胃受伤，血液渐耗，郁气生痰，痰则塞而不通，气则上而不下，妨碍道路，饮食难进，噎塞所由成也。"不仅说明了"痰"在肿瘤疾病中的重要影响，而且阐释了痰的生成与忧郁气结相关。

林洪生祛除痰邪以"清源"主要采用的是理气化痰的方法。林洪生认为，只有气机升降出入正常，忧郁气结散去，脏腑阴阳方能调和，津液方可归于脉内，敷布全身，环周不休，最终达到气畅痰消以"清源"的目的。所以根据气滞痰凝的部位，多用柴胡、青皮、香附疏肝理气，大腹皮、枳壳、佛手宽中理气，莪术、郁金、玫瑰花活血行气，法半夏、淡竹茹、陈皮、茯苓等化痰祛湿，最终达到理气化痰、"清源"抗癌的目的。

3.3.3 清热解毒法

火热之邪蕴结不解，是为热毒蕴结，多发疮疡痈肿，与痰瘀胶结，易发为肿瘤。而肿瘤多夹痰瘀，痰瘀日久化热，发为热毒。而且，放疗作为现代医学治疗肿瘤的常用有效手段之一，治疗后的部位多出现红肿破溃，人体整体多表现口干口渴、大便干结的症状，这些均是热毒的表现。林洪生针对热毒，多在"固本"的基础上加用清热解毒类中药，如白英、半枝莲、半边莲等；若是放疗引起的热毒，林洪生还会加大清热解毒类中药的剂量，多采用金银花、连翘、蒲公英、紫花地丁等，以改善热毒症状，预防或治疗放射性炎症。清热解毒类中药的使用，一方面改善患者热毒蕴结的机体环境，调整脏腑阴阳平衡，控制肿瘤的发展；另一方面，可以改善患者的不适症状，提高患者的生活质量。

3.3.4 软坚散结法

肿瘤形成后，聚结成块，甚至坚硬如石，中医称之为"岩"，对此，《黄帝内经》很早就提出了"坚者消之……结者散之"，后来《金匮要略》中的鳖甲煎丸主以鳖甲为君，软坚散结，后世多宗此方治疗癥瘕积聚。隋朝葛洪善用海藻以软坚散结，治疗颈下瘿瘤；唐朝孙思邈的《备急千金要方》及《千金翼方》中记载了不少应用僵蚕、全蝎、鳖甲等软坚散结药治疗肿瘤的方子。明代以后，基本上已把软坚散结法列为肿瘤四大治法之一。《景岳全书·杂症谟·积聚》中说："凡积聚之治……不过四法：曰攻、曰消、曰散、曰补，四者而已。"至清代，对软坚散结法的应用更有了进一步的认识与加强。如陈士铎曾说："痞块之坚……盖坚在于腹中，若徒攻其坚，必致腹中不和而损伤胃气。法当用和解之中，软以治之，则坚之性可缓，而坚之形可化，坚之气可溃，坚之血可消，否则，有形之物盘踞于中，无形之气必耗于外。"他在《石室秘录》中列有多首治疗肿瘤的方剂，如海藻散结丸、破结散、神效开结散、通气散结丸等，皆是以软坚散结药为基础组方。

林洪生根据中医古籍对软坚散结法治疗肿瘤的认识，结合自身数十年中西医结合治疗肿瘤的临床经验，认为软坚散结法在治疗肿瘤疾病中的作用是十分重要的，在固护机体正气的前提下，联合活血化瘀法、理气化痰法或清热解毒法等治法，可以更加有效地祛除控制肿瘤生长的"邪毒"，从源头上抑制肿瘤的生长。肿瘤多为痰、气、湿、瘀、毒等胶着为病，瘤体坚实致密，犹如硬石，单纯使用清源法中的活血化瘀法、理气化痰法、清热解毒法往往不能取得理想效果，就好比坚硬的土地，单纯浇水、施肥等行为很难使土壤得到改善，只有将坚硬的土地翻开，将坚硬的土块砸碎，才能使浇水、施肥等措施发挥作用。所以，林洪生在使用"清源"法时，多选用既具有活血化瘀、理气化痰或清热解毒作用，同时具有软坚散结作用的中药，如莪术、郁金、橘核、青皮、浙贝母、土茯苓、山慈菇、夏枯草、蒲公英等，根据辨病与辨证的特点，予以加减选用。

3.4 注重"固本"与"清源"之间的相互关系

肿瘤疾病具有病机复杂、虚实错杂、毒邪混杂、随着疾病进展病机病性易于发生变化等特点，所以林洪生在临床治病过程中，强调要注意预测和把控肿瘤疾病的发展进程，尤其要关注正气与邪气之间的消长关系，分清主次矛盾，辨明用药时机，应用"固本清源"理论思想，配合相应的治则治法，依据病情变化，调整固本扶正中药与清源祛邪中药的配伍，做到"祛邪不伤正，扶正不留邪"。

辨清主次矛盾，即明确"固本"与"清源"的相互关系，在正虚为主要矛盾时，采用固本为主、清源为辅；在邪盛为主要矛盾时，则应采用清源为主、固本为辅的治疗原则。具体来说，就是在肿瘤稳定或缓解期应攻补兼施，固本与清源并重，综合运用"固本清源"的理论方法治疗，以达到稳定瘤体、控制肿瘤复发转移的目的；当肿瘤处于进展期，应加强"清源"，削弱控制肿瘤生长的邪气，同时兼以"固本"，在不伤正气的前提下，最大限度地控制肿瘤发展；肿瘤到了晚期，患者多数正气已虚，邪盛正衰，身体难以承受力量强大的攻伐之药，林洪生强调此时用药应当以"固本"为核心，根据患者的机体状况辅以"清源"，对此类患者，要把解决不适症状、提高生活质量、延长生存时间作为首要目的。

总之，运用固本清源法，既要符合攻补兼施的原则，又要紧扣肿瘤的病因病机，注重"固本"与"清源"的关系，切实做到固本不忘清源，清源不离固本。

"固本清源"理论思想的运用，还体现在对用药时机和用药剂量的把握上，这在治疗肿瘤疾病的整体过程中有着重要意义。比如正在接受放化疗的患者，因为放化疗在杀伤肿瘤的同时往往对机体也会造成一定的损伤，所以此时林洪生用药以"固护"正气为主，少用甚至不用"清源"的中药，以减轻放化疗对机体的损伤，并最大限度地保存人体正气，以保证放化疗的顺利完成。对于手术后的无瘤患者，林洪生主张采用"固本清源"的方法，随着患者身体状况的恢复，将以"固本"为主的治疗策略逐渐转为以"固本"与"清源"并重或直接以"清源"为主的策略，以巩固西医治疗成果，预防肿瘤的复发转移。对于接受放化疗后肿瘤处于稳定阶段的带瘤患者，林洪生主张采用"清源"为主、"固本"为辅的策略，在保证不伤正气的前提下，积极清源以控制肿瘤的增长。对于体质略差，不能接受全剂量或双药化疗的老年患者，可在单药化疗的基础上，加载使用以"清源"为主、"固本"为辅的中药方剂，与单药联合使用以增加疗效，达到双药化疗的作用而无双药化疗的毒副作用。对于晚期肿瘤患者，因身体功能均已出现衰竭之象，正气明显亏虚，且痰、瘀、湿、热、寒等多种病理产物互结，常常出现虚不受补的状况，此时治疗当以改善患者不适症状、提高患者生活质量为主，切不可操之过急、攻之伐之，只可缓而图之，慢慢培补，以求治病留人。

肿瘤在发生、发展、转归的过程中病因病机复杂多变，单纯应用一种治则治法很难取得较好疗效，故林洪生强调"固本"与"清源"灵活使用，多种治则治法相互配合，以期在"固本"与"清源"之间找到平衡点，恢复患者机体的阴阳平衡，达到预防复发转移、稳定病灶、改善症状、提高生活质量、延长生存时间的目的。

"固本清源"理论的实践应用

林洪生不仅提纲挈领地提出了"固本清源"理论，还具体阐释了"固本清源"理论广而深的实践应用方法，这不仅对中医肿瘤的临床与科研工作有较好的指导意义，而且还利于后学者对中医肿瘤防治方法的传承、学习和使用。在临床治疗方面，林洪生提出"固本清源"理论思想应贯穿使用于中西医结合防治肿瘤各阶段的主治概念，据此创建了非小细胞肺癌中医治疗体系，创编出版了《恶性肿瘤中医诊疗指南》，并在全国范围内推广应用，全面提高了国内中医肿瘤临床水平。在临床康复方面，基于该理论创建的中医康复"五养"体系，为各阶段的肿瘤患者提供康养指导，并与中医治疗手段相结合，大幅度提高了肿瘤患者康复的疗效。在基础研究方面，林洪生采用现代生物学手段诠释"固本清源"理论的科学内涵，以"固本清源"理论为指导，探索不同治则中药调控肿瘤疾病的不同作用机制，已取得一定突破。所以"固本清源"理论是能够切实应用于临床与科研的、符合中医特色的中医肿瘤防治理论。

1."固本清源"治疗应用原则——分阶段规范化中西医结合治疗肿瘤

随着现代医学技术的快速发展，以及中医药治疗肿瘤标准化、规范化研究的日益深入，林洪生主张"固本清源"理论指导下的中医药治疗肿瘤应当与现代医学紧密结合，遵循"治未病"思想，做到分阶段、规范化、辨证与辨病相结合施治，贯穿于肿瘤治疗的整个始末。让中医药在肿瘤治疗的各个阶段均发挥特色优势,中西医结合,体现"固本清源"的理论思想。

1.1 中医药结合手术治疗

手术是现代医学治疗大多数肿瘤疾病的主要手段之一。手术在切除肿瘤的同时,虽然达到了一定的清源目的,但不可避免会对机体造成一定损伤,耗伤气血津液,故术前建议应用固本扶正中药调理身体,保证手术的顺利进行。术后可根据患者身体状况,予以固本扶正,佐以清源祛邪的中药,近期利于患者身体康复,远期还可减少病灶的复发转移。林洪生指出,中医药在防治肿瘤术后并发症的治疗方面也有明显优势。若术后腹部胀气,大便不通,排气减少,林洪生常用香砂六君子汤以健脾行气;若脾虚失运,不思饮食,腹胀,大便稀溏,则常用参苓白术散以健脾益气;若卫表不固,虚汗淋漓,或动则汗出,头昏乏力,则用玉屏风散加减;若气血不足,面色无华,心悸气短,失眠多梦,纳谷不香,常用八珍汤加减;若阴液亏损,低热或手足心热,心烦口渴,大便秘结,常用增液汤加减。尤其在西医治疗效果不佳的乳腺癌术后淋巴水肿、消化道肿瘤术后肠粘连等并发症的防治方面亦有明显优势。林洪生主张围手术期患者在"固本清源"理论的指导下,尽早使用中医药治疗,不仅可以提高手术完成率,还可为术后进行必要的放疗、化疗等后续治疗打下基础。

1.2 中医药结合化学治疗

化疗药物往往能在短时间内迅速抑制肿瘤细胞增殖,杀伤肿瘤细胞,使肿瘤缩小、消失或稳定,所以在该阶段,化疗是针对肿瘤的"清源治疗";同时,化疗的毒副作用对机体伤害较大,通常以消化道反应、骨髓抑制、肝功能损伤、心脏毒性、周围神经毒性等表现为主。中医学认为,出现这些毒副反应主要是因为患者接受化疗时毒邪侵入人体,损伤脏腑器官,导致脾胃不和、肝肾亏虚、气血津液受损所致,因此,在该阶段,中医药的治疗应该是"固本"治疗,以求最大限度减轻化疗的毒副作用,提高化疗完成率。

林洪生认为,化疗阶段的病机为脾胃不和,气血不足,肝肾亏虚,主张以健脾和胃、调补气血、滋补肝肾为治则，以固本扶正法为主，少用或不用清源抗癌中药，同时根据毒副反应引发的不适症状，调以对症中药进行治疗。消化道反应，主要多发恶心、呕吐、反酸、烧心、纳呆、腹胀、腹泻、便秘等症状，多以参苓白术散或温胆汤加减治疗；恶心呕吐，重用法半夏、淡竹茹健脾和胃；反酸烧心，加用露蜂房、佛手片理气化湿，消肿和胃；纳呆纳差，加以焦神曲、炒麦芽健脾开胃，消食化积；腹胀脘满，加以厚朴、大腹皮行气化湿，温中导滞；大便不畅，加以肉苁蓉、玄参润肠通便。

骨髓抑制副反应，主要以白细胞、红细胞、血红蛋白或血小板降低等实验室指标异常为表现，常以当归补血汤为主方治疗，并佐以熟地黄、阿胶珠、菟丝子、黄精等固本培元，益肾填精。肝功能异常，主要表现乏力、纳呆、厌食油腻等症状，同时伴有实验室检查谷丙转氨酶（ALT）等指标异常，多以逍遥散加减治疗，并佐以炒柴胡、山栀子、覆盆子、枸杞子等疏肝气、清肝热、养肝血、滋肝阴，以保肝降酶。心脏毒性，常见心悸、怔忡、失眠、心前区不适等症状，多以生脉散为主方，加予薤白、丹参、赤芍、补骨脂、柏子仁、酸枣仁等活血通络、稳心安神之品。周围神经毒性，多见四肢麻木，时而刺痛或感觉异常，严重时甚至影响活动，多以黄芪桂枝五物汤加减治疗，并常加用桑枝、鸡血藤、威灵仙、赤芍等通经活络中药。中医药结合化学治疗，可以减轻化疗毒副反应，帮助化疗顺利完成，增强化疗疗效。

1.3 中医药结合放疗治疗

放疗是治疗肿瘤的重要方法之一，可达到控制局部病灶，或者是术后局部放疗达到消除残余肿瘤细胞、预防肿瘤局部复发的作用。所以在该阶段，放疗是针对局部肿瘤的"清源治疗"，但放疗的放射线属杀伤性物质，在防治肿瘤的同时对人体的正常组织亦会造成一定伤害。中医学认为放射线属于热毒之邪，热毒蕴结易于伤阴耗气，故临床症状常以热毒伤阴耗气为主要表现，全身表现常见神疲乏力、头痛、眩晕、厌食、心烦易怒、恶心、呕吐、小便赤涩、大便秘结、白细胞下降等；根据照射的部位不同，可以出现不同的局部反应，常见的反应如皮肤红斑、干裂或潮湿糜烂，毛发脱落，口腔、咽腔及消化道糜烂、溃疡、水肿或出血，放射性肺炎及肺纤维化，放射性直肠炎，放射性脊髓炎、关节强硬等。针对热毒之邪所致的不适症状，林洪生主张以养阴生津、活血解毒、凉补气血为主的"固本治疗"进行调理，临床常用天冬、麦冬、沙参、石斛、知母、玄参等养阴清热、生津润燥；赤芍、郁金、川牛膝、莪术、金银花、蒲公英等活血理气、清热解毒；生地黄、牡丹皮、鸡血藤、太子参、黄芪、党参、焦白术等清热凉血、补气育阴。对伴有淋巴转移或存在淋巴转移倾向的放疗患者，在方药中还多加用具有清热散结功效的夏枯草、半枝莲、山慈菇、徐长卿等中药。在"固本清源"理论的指导下，全方不仅可以提高放疗疗效，降低复发、转移发生率，还可减轻放疗引起的不良反应，提高患者生活质量。

1.4 中医药结合靶向治疗

近年来，分子靶向药物在肿瘤治疗方面飞速发展，尤其是口服小分子靶向药物在晚期非小细胞肺癌治疗上的应用，将非小细胞肺癌的治疗推向了一个前所未有的新阶段。同理，靶向治疗在此时也是"清源治疗"，而随之产生的皮疹、瘙痒、腹泻等主要不良反应需要中医的"固本治疗"来保驾护航。林洪生应用中医药配合靶向治疗的方法，在非小细胞肺癌治疗方面有着丰富的经验。可以有效减轻皮疹、瘙痒、腹泻等副反应，提高了患者的生活质量，起到减毒不减效的效果。林洪生认为，分子靶向药物药性属热、属湿。服药一段时间后，一方面热毒在体内蕴结，耗气伤阴；另一方面，湿邪内蕴中焦，伤及脾胃。《素问·五脏生成》曰："肺之合皮也，其荣毛也。"服用靶向药物，药效作用于肺，虚火与热毒相合，外犯于皮毛，形成痤疮样皮疹，血失濡润，热动生风，故而瘙痒。针对此种情况，林洪生多在扶正培本的基础上加用活血解毒、祛风止痒中药，如金银花、防风、赤芍、白鲜皮、石斛等，服药后皮疹及瘙痒症状多可减轻，目前已将此方制成颗粒剂应用于临床，经过 102 例的随机对照临床研究已经证实，该方具有改善分子靶向药致相关皮疹的作用。

此外，针对分子靶向药相关腹泻不良反应，林洪生认为口服药物先入于胃，靶向药物有类似湿邪致病的特点，而脾性喜燥恶湿，故靶向药物化生的湿气易伤及脾阳。肿瘤患者本属正气不足，脾肾虚弱，用药后易使脾气更伤而见腹泻。针对此种情况，林洪生多在健脾益肾的基础上，加以补气化湿、固涩止泻之药，如枳壳、白豆蔻、芡实、诃子等，亦可取得较好疗效，该结论也通过临床试验得到证实。而且，经过大样本的回顾性临床研究发现，中医药具有一定的逆转或延迟靶向药耐药的作用，所以林洪生主张，靶向药物使用期间辅助中医药治疗，可以减轻靶向药物相关不良反应，延长药物有效时间，提高治疗效果。

1.5 中医药结合内分泌治疗

内分泌治疗常应用于与激素失调相关而发生发展的肿瘤疾病中。目前，内分泌治疗在乳腺癌上的应用最为广泛。研究证实，内分泌治疗可以在雌激素受体阳性的乳腺癌治疗方面取得非常显著的疗效（清源治疗），但该类药物在干预雌激素受体、抑制肿瘤进展的同时，对机体正常的雌激素受体会造成一定影响，引起内分泌系统的紊乱，从而引发许多与内分泌系统相关的并发症。临床常见五心烦热、潮热盗汗、急躁易怒、心慌胸闷、体重增加、骨质疏松等。中医认为，内分泌失调多以肝郁气滞为主要表现，而且乳腺疾病多责之于肝脾。林洪生认为乳腺癌辨证多为肝郁脾虚，长时间服用内分泌治疗药物往往加重肝郁之象，肝郁化热伤阴，肝脾不和之象更显，长此以往，多兼见阴虚内热、气机失调的并发症。对此，林洪生多在疏肝健脾以固本的治法上佐以滋阴清热，调畅气机予以施治。常予天冬、麦冬、知母、玄参等滋阴清热；炒柴胡、山栀子、郁金、牡丹皮等疏肝理气，清热凉血；茯苓、佛手、香附、枳壳等健脾和胃，调畅气机；同时，加用川续断、杜仲、怀牛膝、枸杞子等补益肝肾，强筋壮骨，以从补益先天的角度、从根本上对患者的内分泌轴进行调理。林洪生在运用中医药"固本治疗"结合内分泌药物治疗肿瘤疾病的过程中，可在一定程度上调理患者体质，有效减轻内分泌治疗的不良反应，提高了患者对内分泌药物的耐受阈值，进而提高患者的生活质量，增强治疗效果。

1.6 完成现代医学治疗后的固本清源治疗

手术及放化疗疗程结束后，患者实际已进入维持或康复期，此时有目的地进行以固本清源理论为指导的中医药治疗十分重要。在此阶段合理使用中药，一则可以抑制或杀灭残留的癌细胞；二则可以修复因手术、放化疗而造成的气血津液损伤，纠正内环境的失调；三则可以提高机体免疫功能，预防肿瘤的复发与转移；四则可以改善患者的临床症状，减轻患者痛苦，最终达到提高患者生活质量、延长生存期的目的。林洪生临床常根据患者的体质状况、肿瘤的病期、手术及放化疗的程度、是否有远处转移等情况综合考虑用药。如属肿瘤早期，已行根治手术，或已行术后辅助放疗或化疗，癌细胞已基本清除，这时中药调理主要以提高机体免疫功能为主，以预防肿瘤的复发与转移，常以"固本扶正法"为主，佐以"清源祛邪"的抗癌中药；如肿瘤已入中晚期，进行了姑息性切除，并进行了放化疗，或肿瘤虽然已全部切除，但已有淋巴结转移或远处转移，这时治疗应"固本与清源"并重，在补养气血的基础上加清源祛邪的药物，在固护机体正气的基础上抑制肿瘤的发展。实践证明，通过固本清源的综合调理，可以减少现代医学治疗后患者的复发和转移，提高中晚期患者的生活质量，延长生存期。

2. 固本清源理论的具象——非小细胞肺癌中医治疗体系的创建与应用

林洪生创新性地将肿瘤疾病以现代医学NCCN指南为基础进行分类、分期、分证研究。肿瘤疾病病种繁多且主要治疗手段相近，考虑非小细胞肺癌具有患者群庞大、分期明确、易于评价、治疗手段相对固定等特点，加之广安门医院肿瘤科老一辈专家对于肺癌的研究较为深入，前期研究积累丰富，所以林洪生选取非小细胞肺癌作为范例病种，开展中医治疗体系的研究。林洪生依托广安门医院肿瘤科的基础，协同国内诸多知名肿瘤专家，开展了系列临床研究，在指导原则、辨证方法、理法方药、分型论治等方面均积累了丰硕的研究成果。在林洪生"固本清源"理论思想由萌芽到趋于成熟的这20年里，开展了大量基于循证的临床研究用以提供数据支撑。林洪生协同项目组通过1076篇合格文献的系统分析，21家医院、1518例临床调查，42名中西医权威专家的4轮调查，首次按照《WHO药物与食品应用指南证据分级标准》对现有药物进行评价和推荐，科学选用相应中成药与辨证处方，率先将循证医学证据标准应用于中医疾病诊疗规范的制订，创建了"固本清源"理论指导下的"非小细胞肺癌中医治疗方案"。

在"非小细胞肺癌中医治疗方案"中，首次根据现代医学的不同治疗阶段，将中医药治疗分为五个方面：防护治疗、巩固治疗、维持治疗、加载治疗、中医辨证治疗，创建了以证候要素为核心的非小细胞肺癌证候分类与诊断标准。证候分类包括基础证和临床常见证。基础证包括肺气虚、肺阴虚、痰湿证、血瘀证、热毒证。临床常见证分别在不同治疗中进行了限定，具体如下。

①防护治疗：适合西医围手术期、放化疗及靶向治疗阶段，治疗目的是利用中医药减轻西医治疗所引起的不良反应。其中围手术期临床常见证为气血双亏，治疗宜补益气血；化疗期间临床常见证为脾胃不和、气血亏虚、肝肾不足，治宜健脾和胃、益气养血、滋补肝肾；放疗期间临床常见证为气阴两虚、热毒瘀结，治宜益气养阴、活血解毒；靶向治疗期间临床常见证为血热毒盛及脾虚湿困，治宜凉血解毒、健脾利湿。

②巩固治疗：适合手术后的患者，利用中医药来减少术后的复发与转移。这一阶段的临床常见证为气阴两虚、瘀毒内伏，治宜益气养阴、活血解毒。

③维持治疗：适用于放化疗后病情稳定的带瘤患者，采用中医药来控制肿瘤的进展，延长生存期。这一阶段的临床常见证为肺脾气虚、气阴两虚、痰湿瘀阻、热毒壅肺，治宜益肺健脾、益气养阴、化痰活血、清热解毒。

④加载治疗：适合不能耐受高强度化疗的老年患者及身体虚弱的患者，临床常见证为气血双亏、毒瘀互结，治疗宜在补气养血基础上化瘀散结。

⑤中医辨证治疗：即单纯中医药治疗，适用于不耐受手术、放化疗、靶向治疗等现代医学治疗的患者，采用中医药控制肿瘤生长，减轻症状，提高生存质量，延长生存时间。这一阶段的临床常见证为肺脾气虚、气阴两虚、痰湿瘀阻、热毒壅肺等，根据具体病证特点，分别予以益肺健脾、益气养阴、化痰活血、清热解毒等辨证治疗。

林洪生从参与"六五""七五"国家科技攻关课题，到作为主要设计者承担"八五""九五"国家科技攻关课题，再到作为负责人主持"十五""十一五"国家科技攻关计划／支撑课题，坚持用循证的方法对中医药防治肿瘤进行研究，从最初的中医药减轻放化疗毒副反应，到科学评价中医药对晚期肿瘤的作用，再到中药防治肿瘤复发转移，再到科学评价中药延长患者生存期、提高生存质量的研究，最后制订了以治则为统领的、能够提高中医肺癌疗效的中医综合治疗方案。尤其是最近的这30年，林洪生着眼于用科学的方法对中西医结合肿瘤规范化与标准化进行研究，取得了大量的优秀科研成果和循证医学证据。

在林洪生循证医学理念指导下，基于国家"十五"科技攻关计划课题"提高肺癌中位生存期的治疗方案研究"、首都发展基金"原发性支气管肺癌的中医规范治疗体系与疗效评价"、国家"十一五"科技支撑计划课题"非小细胞肺癌中医综合治疗方案的研究"、"十一五"国际合作课题"肺癌、结肠癌等疾病的中医药治疗研究"，共收集了2606例非小细胞肺癌患者的临床数据，对比观察了"非小细胞肺癌中医治疗方案"参与的中西医结合治疗和西医规范治疗对非小细胞肺癌晚期患者生存期、术后复发转移率、放化疗不良反应、生存质量等方面的疗效，结果表明，"非小细胞肺癌中医治疗方案"参与的中西医结合治疗较西医常规治疗的疗效提高显著：①延长晚期患者的中位生存期3.47个月；②降低术后复发转移率6个百分点；③减少放化疗不良反应；④提高恶性肿瘤患者生活质量；⑤降低医疗费用。

　　林洪生主持的上述系列研究为中医药治疗非小细胞肺癌提供了高级别循证医学证据。与国内外同期临床研究比较，该治疗方案在延长晚期患者生存期、降低术后复发转移、改善临床症状、提高生活质量等方面优势明显，彰显了中医"固本清源"治疗肿瘤的特色与优势。而且，所建立的"固本清源"理论指导下的"非小细胞肺癌中医治疗方案"不仅为非小细胞肺癌的中医规范化治疗提供了有效的工具与方法，也为其他疾病制订诊疗规范提供了重要思路与范例，推动了学术进步。在此过程中，还集中使用了针对非小细胞肺癌不同治疗阶段的系列有效方药，如减轻化疗不良反应的健脾益肾颗粒（新药）、针对晚期带瘤患者提高生活质量的益肺清化膏（新药），以及在"固本"基础上兼顾"清源"的具有解毒散结功效的院内制剂肺瘤平膏、西黄解毒胶囊、软坚消瘤片等。"非小细胞肺癌中医治疗方案"为国际首个非小细胞肺癌中西医结合治疗方案，并作为重要证据纳入了《恶性肿瘤中医诊疗指南》《中医循证临床实践指南》，以及国家中医药管理局《肺癌中医诊疗路径》。为了能使更广大的非小细胞肺癌患者获益，2013 年，林洪生以"非小细胞肺癌中医治疗方案"为基础申报主持国家公益性中医药行业科研专项——肺癌中医临床指引的示范与推广，共收集 1152 例非小细胞肺癌研究病例，循证医学研究证实根植于"非小细胞肺癌中医治疗方案"的中医综合治疗方案在防护治疗阶段、维持治疗阶段、巩固治疗阶段的疗效优势，并在全国范围内推广。目前该中医治疗方案已被全国上百家医疗单位认可并在临床中使用，大幅度提高了全国范围内中医肺癌的诊疗水平。

3. 固本清源的实践蓝本——《恶性肿瘤中医诊疗指南》

　　林洪生以非小细胞肺癌作为范例病种进行体系的创建与应用无疑是成功的，国家为肯定该成果，特授予国家科学技术进步二等奖。为了充分发挥中医药防治肿瘤的优势，并将优势成果和治疗经验进一步扩大，使得更多病种的肿瘤患者获益，林洪生认为有必要整合全国中医肿瘤优势力量，共同梳理学界既往已取得的循证医学成果，依照非小细胞肺癌治疗体系为蓝本模型，实现肿瘤所有相关病种诊疗方案的确立，最终汇总形成《恶性肿瘤中医诊疗指南》，指导临床与科研，其主要特色具体有如下几点。

3.1 以证候要素为核心的恶性肿瘤分类与诊断标准的建立

辨证论治是中医治病的核心思想，但是中医的辨证体系纷繁复杂，如八纲辨证、气血津液辨证、脏腑辨证、六经辨证等，一方面这些辨证方法不易学习掌握，另一方面在中医肿瘤研究中不便于规范统一。为了解决辨证的问题，林洪生会同国内诸多中医肿瘤专家，共同提出以证候要素为核心的恶性肿瘤证候分类与诊断标准，分析既往行业内研究不同种类恶性肿瘤的症状与证候特点，以主症、主舌、主脉、或见症、或见舌、或见脉对不同证候要素进行诊断分类。结合不同肿瘤的症状特点、文献报道及国内中医肿瘤专家的意见，制订了各癌种的气虚证、阴虚证、痰湿证、血瘀证、热毒证、阳虚证等的诊断标准和量表，并通过专家认证。以证候要素为核心的辨证方法符合中医肿瘤辨证的一般规律，便于临床操作和掌握，而且易于统一规范，利于评价，有力地推动了中医肿瘤临床试验研究的发展，也为《恶性肿瘤中医诊疗指南》的制订奠定了坚实基础。

3.2 分阶段规范化治疗原则的提出

现代医学根据肿瘤各癌种的不同发展阶段，采用不同的治疗手段，实现了恶性肿瘤的规范化治疗，大幅度提高了疗效水平。既往的临床经验及临床试验数据表明，中医药的使用可以贯穿现代医学肿瘤治疗的始终，并表现出一定优势。林洪生以分阶段治疗方案研究结果为基础，首次提出中医药分阶段规范化贯穿现代医学治疗始终的恶性肿瘤治疗理念。根据现代医学的不同治疗阶段，将中医药治疗分为防护治疗、巩固治疗、维持治疗、加载治疗四个方面，对于不适合现代医学治疗的人群采用单纯中医治疗。该理念的提出不仅利于恶性肿瘤中医治疗规范化标准化的实现，而且能够最大程度突出中医肿瘤辨病与辨证相结合的个体化辨治的优势，并易于临床医师掌握操作。

3.3 对应 NCCN 指南提供不同治疗阶段的主要证候分类及治则治法推荐

结合既往大量的循证医学研究、文献系统分析、临床调查及中西医权威专家咨询，在总结各癌种基础证的基础上，根据不同治疗阶段对恶性肿瘤的临床主要常见证候进行分类，并给予相应治则治法的推荐。

①手术结合中医治疗：是指在恶性肿瘤患者围手术期（中医防护治疗）或者手术后无需辅助治疗时（中医巩固治疗）所进行的中医治疗。临床常见证为气血亏虚、脾胃虚弱，治宜补气养血、健脾益胃。

②放射治疗结合中医治疗：是指在放疗期间所联合的中医治疗，发挥放疗增敏、提高放疗疗效（中医加载治疗）、防治放疗不良反应（中医防护治疗）的作用。临床常见证为热毒瘀结、气阴亏虚，治宜清热化痰、活血解毒、益气养阴。

③化疗结合中医治疗：是指在化疗期间所联合的中医治疗，发挥提高化疗疗效（中医加载治疗）、防治化疗不良反应（中医防护治疗）的作用。临床常见证为脾胃不和、气血亏虚、肝肾阴虚，治宜健脾和胃、益气养血、滋补肝肾。

④生物靶向治疗结合中医治疗：是指在生物靶向治疗期间所联合的中医治疗，发挥延缓疾病进展（中医加载治疗）、防治生物靶向治疗不良反应（中医防护治疗）的作用。临床常见证为血热毒盛、脾虚湿盛，治宜凉血解毒、健脾利湿、涩肠止泻。

⑤单纯中医治疗：是指对于不适合或不接受手术、放疗、化疗、分子靶向治疗的肺癌患者，采用单纯中医治疗，发挥控制肿瘤、稳定病情、提高生存质量、延长生存期的作用。临床常见证为肺脾气虚、痰湿瘀阻、热毒壅肺、气阴两虚，治宜健脾补肺、益气化痰、化痰祛湿、化瘀散结、清热解毒、益气养阴。

3.4 具有循证证据评价支持的用药推荐

林洪生不仅对中医综合治疗方案的理、法、方进行了规范，而且对不同阶段的用药也以循证医学为基础进行了合理推荐。

首先查阅所有与肺癌中医药治疗有关的文献，并按照《WHO 药物与食品应用指南证据分级标准》对现有药物进行证据评级。

1 类证据：①有上市后再评价数据；②经严格的临床对照试验证实（ICH 指南）；③有非临床安全数据，包括长期毒性（ > 90 天 ）、生殖毒性、致畸、致突变毒性数据。

2 类证据：①有详细药品注册信息；②经队列研究等临床试验证实；③有非临床的长期毒性观察的安全数据（ > 90 天 ）。

3 类证据：①广泛认可的经典著作论述；②草药和处方记录于国家《药典》等法定文件；③公认较安全的草药。

根据《WHO 药物与食品应用指南证据分级标准》中的推荐等级标准，对证据评级后的药物予以推荐等级评价。

A 级推荐：①最少一个 1 类证据；②最少两个 2 类证据加一个 3 类证据。

B 级推荐：①最少两个 2 类证据；②最少一个 2 类证据加一个 3 类证据。

C 级推荐：①最少两个 3 类证据。

根据对现有药物的评价和推荐，科学选用相应辨证处方、口服中成药和中药注射液，形成了《指引》中临床辨证用药的组成部分，和《临床指南》中的用药推荐。

林洪生借助广安门医院肿瘤科平台，依托中国中西医结合学会肿瘤专业委员会、中国抗癌协会肿瘤传统医学专业委员会建立中医肿瘤诊疗指南协作组，组织全国中医药防治肿瘤领域的有关专家学者，参照"非小细胞肺癌中医治疗方案"，对目前已在临床实践中取得的成熟、可行、规范、可操作的中医肿瘤防治成果进行梳理、总结、归纳，经过 6 年时间，在全国中医药防治肿瘤领域诸多知名专家的共同努力下，编纂完成行业标准《恶性肿瘤中医诊疗指南》。该书一经出版，就引起了整个肿瘤学界的高度关注和广泛好评，获得德国纽伦堡发明展金奖，以及中华中医药学会学术著作奖一等奖，目前已翻译成英文，销售海外，得到国际行业内的一致好评。《恶性肿瘤中医诊疗指南》的成功出版，代表了中医药防治肿瘤事业的发展，为中西医结合诊疗肿瘤走向国际舞台奠定了坚实基础。

4."固本清源"理论指导下的中医肿瘤全程化管理

随着肿瘤发病率的逐渐攀升，肿瘤医学得到了迅猛发展，有研究显示，世界范围内肿瘤病死率降幅达到15%，2/3患者的生存期超过5年，肿瘤生存患者迅速增多。不断增多的肿瘤生存患者和不断升高的生存质量期望，使得整个社会对肿瘤康复的需求越来越强烈。如何提升肿瘤患者生理功能状态和生命质量，如何充分满足肿瘤生存患者的康复需求，是我国肿瘤工作者亟待解决的一个社会问题。林洪生敏锐地意识到肿瘤康复体系的相对缺失，所以在既往完成的工作内容和成果体系中，又加进了肿瘤患者康复的内容。

我国的肿瘤康复工作起步于20世纪70年代，一些肿瘤患者自发组织一些健身活动成为肿瘤康复组织的萌芽，全国性肿瘤康复组织则成立于1997年。目前，各种肿瘤患者俱乐部、抗癌乐园等民间组织成为肿瘤患者进行康复活动的主要组织，而各地也相继成立了各种类型的肿瘤康复中心，学术界也建立了各级肿瘤康复专业委员会，肿瘤康复事业有了长足的进步。但林洪生认为，我们对于肿瘤康复所做的工作是远远不够的，尚不能满足肿瘤患者日益增长的康复需求。我国肿瘤康复的临床及研究工作大多数是由康复医师或护师指导完成的。肿瘤学科是具有特殊性的，肿瘤专业知识掌握不足是肿瘤康复水平进一步提高的主要桎梏，所以，肿瘤康复工作迫切需要更多具有肿瘤专业知识的临床肿瘤医师参与其中。

林洪生认为，要想提高肿瘤患者的获益度，单纯依靠治疗手段是不够的。有研究表明，大部分肿瘤患者存在不同程度的心理障碍、功能异常、营养障碍、躯体残疾，以及回归社会障碍等各种问题，而且肿瘤本身及手术、放化疗等治疗手段对肿瘤患者的心理和躯体也会带来诸多的不良影响，这些问题、障碍往往会影响患者的生活质量、治疗效果。所以，林洪生强调，对于临床肿瘤患者来说，要想取得好的疗效，一定要有康复调养的加入。中国作为一个有着悠久历史的文明古国，有着自己独特的文化底蕴，中医药作为中国传统文化的精粹，通过药物、针灸、导引、气功及五行音乐欣赏等，在肿瘤疾病治疗、营养调摄、调节情志、体能锻炼等方面均具有一定优势。肿瘤疾病除了治疗时间外，大部分时间是休养时间，患者在这些时间里是有康复需求的，将具有中医特色的康养疗法加入到现代肿瘤康复工作中，以中医肿瘤医师作为核心指导，充分发挥中医康复的特色优势，必能够使肿瘤防治疗效得到进一步提高。

林洪生依托国家公益性中医药行业科研专项，探索制订中医肿瘤综合康复方案，对形成的中医肿瘤综合康复方案用循证医学的方法加以验证，并提出"五养"的康复思想，即饮食调养、运动调养、心理调养、功能调养、膏方调养。通过对纳入的 503 例患者数据进行分析，中医肿瘤综合康复方案（五养疗法有序使用）具有降低术后复发转移率、改善患者不适症状、调整患者不良情绪、提高患者生存质量等优势。

4.1 饮食调养

肿瘤的发生发展及转归预后与营养状况息息相关。研究发现，肿瘤疾病是一种慢性消耗性疾病，50% 以上的患者存在营养不良的情况，尤其是晚期肿瘤患者多会出现体重下降、身体虚弱、抗病能力下降等情况，严重者甚至出现恶病质。改善营养状况，进行营养支持，已经被提到肿瘤防治的决策层面。所以饮食调养对于改善患者营养状况，作为肿瘤疾病治疗的基石保障，是尤为重要的。

林洪生经过多年研究，主张中医饮食调养要以中医理论为指导，以食物特性为保障，根据食物的性味、归经、功能作用合理调配膳食，并以促进肿瘤患者康复为目的，进一步提出了适用于肿瘤患者养生保健的"三因制宜"饮食调养法则，最终实现医食相辅，辨证施膳，药借食力，食助药威。

因时制宜，是《黄帝内经》最早提出的养生原则。"春夏养阳，秋冬养阴"，林洪生将其引入饮食调养理论，认为随着季节的交替、日月的更迭，人的体质亦会相应变化，肿瘤患者正气本虚，体质因时而变会更加明显，所以饮食更要顺应时气的变化，做到勿逆天时、勿失气宜，遵循四时寒热温凉的变化，选取适当性味的食物，做到春季"省酸增甘，以养脾气"，夏季"省苦增辛，以养肺气"，长夏"省甘增咸，以养肾气"，秋季"省辛增酸，以养肝气"，冬季"省咸增苦，以养心气"。以五脏应四时，根据五脏生克乘侮关系，应以天时，配以相应膳食，调整患者五脏之气归于平衡，促进康复。

因地制宜。《素问·异法方宜论》记载："东方之域，天地之所始生也。鱼盐之地，海滨傍水，其民食鱼而嗜咸……""南方者，天地之所长养，阳之所盛处也。""西方者，金玉之域，沙石之处……其民华食而脂肥。""北方者，天地所闭藏之域也……其民乐野处而乳食。""中央者，其地平以湿，天地所以生万物之众。其民食杂而不劳……"因地域不同，气候、环境、生活方式、饮食习惯存在差异，机体的生理和病理特点不尽相同，所以林洪生强调饮食调养应考虑地域差异。如北方寒冷，人体质壮实，在进补时可选用牛肉、猪肉等食物；南方人体质柔弱，宜选用鸡肉、鱼肉等温补之品，且多以汤食为佳；西北地区，干燥多风，燥易伤肺耗津，宜多食百合、银耳、白梨等滋阴润肺之品。东南沿海地区湿气重浊，应适当食用冬瓜、扁豆、冬笋、薏米等健脾利湿的食物。一方水土养一方人，不同地域推荐不同调养食物，应以地利，促进康复。

因人制宜。林洪生认为饮食调养要因人制宜，辨证对待。尤其是患者所患癌种各异，所处西医治疗阶段不同，应选择不同的饮食调养。肿瘤多以脏腑发病部位命名，如肺癌、肠癌、胃癌、乳腺癌等，脏腑各有喜恶，所以不同癌种亦有喜恶偏好。在肿瘤患者不宜食用盐腌及烟熏火烤食物、不吃发霉变质的食品及含有防腐剂的罐头食品和香肠、戒除烟酒嗜好、避免暴饮暴食等一般原则下，饮食应根据各脏腑特殊喜恶予以相应调养。如肺癌，"肺为娇脏，不耐寒热"，所以肺癌患者应慎食羊肉、狗肉、辛辣刺激等食物，避免火热化燥，伤津耗气。再如乳腺癌，因大部分乳腺癌都是受雌激素影响的，所以结合现代医学药理学研究，对于乳腺癌患者常嘱咐其忌食蜂蜜、蜂王浆等富含雌激素的食品。对处于不同治疗阶段的患者，林洪生强调在食用新鲜蔬菜瓜果的均衡饮食基础上，还要注意饮食调养有所侧重。如术后患者，为促进康复，应加强补益气血的饮食摄入，如黄芪、当归、鸡肉、鱼肉、红枣等；化疗患者，应多吃益气养血、健脾和胃、补益肝肾的易于消化的食物，如鲈鱼、猪肝、黑木耳、薏米、黑米等；放疗患者，应多食益气养阴、清热解毒的食物，如穿心莲、蒲公英、猪蹄、三七、红豆等。

4.2 运动调养

常言道"生命在于运动"，林洪生认为适度的运动可以促进机体的新陈代谢，增强体质，提高免疫力，使体内各器官系统恢复阴阳平衡，利于肿瘤患者的康复。早在春秋战国时期，就已经将体育运动作为健身、防病的重要手段，如《庄子·刻意》云："吹呴呼吸，吐故纳新，熊经鸟申，为寿而已矣。此导引之士，养形之人，彭祖寿考者之所好也。"《吕氏春秋》中明确指出了运动养生的意义："流水不腐，户枢不蠹，动也。形气亦然，形不动则精不流，精不流则气郁。"华佗谓之："动摇则谷气得消，血脉流通，病不得生。"我国唐代名医孙思邈曾说："人欲劳于形，百病不能成。"又说："养生之道，常欲小劳。"所以说运动调养是防病抗病的重要养生方法。针对肿瘤患者，林洪生主张其运动应该视自身体质情况而定，运动量以微微出汗而不喘、疲劳休息后能缓解为度，做到动静结合、张弛有度、持之以恒，提倡轻松愉快的运动方式，切忌"暴力运动"，过劳或过逸。

目前运动养生方法有很多，我国传统的健身术包括五禽戏、太极拳、太极剑、八段锦、易筋经等。传统的健身术，有的以动为主，使人体各部位的关节、筋骨、肌肉得到充分锻炼，使百脉通畅，气血调和；有的以静为主，主动地炼"意、气、形"，强调自身的身心锻炼，使心神安定，进而达到五脏六腑皆安定的目的。通过现代循证医学研究发现，八段锦、太极拳等这些注重身心同调的传统健身功法，可以较好地解决肿瘤患者癌因性疲乏、癌因性疼痛、心肺功能障碍、焦虑抑郁状态等医学难题。所以，林洪生一直强调，中医理论指导下的运动调养是中医肿瘤康复不可缺少的一部分。

4.3 心理调养

林洪生认为癌症作为一种心理应激因素，可导致患者出现抑郁、焦虑，并可诱发肿瘤或加速肿瘤的恶化，因此，改善抑郁、焦虑情绪对癌症的治疗是非常必要的。林洪生时刻关注患者的心理变化，注意缓解患者的心理负担，与患者交流，把患者当朋友、当亲人，想患者之所想，急患者之所急，耐心倾听患者的话语，悉心解答患者提出的问题。林洪生强调，仅仅依靠医生对患者的心理调养是不够的，医生应该借助社会、家庭的力量，将他们作为患者心理治疗的主体之一，努力营造良好的社会环境和家庭氛围，对于患者的心理康复会更有益处。在大家的共同努力下，在关爱患者的前提下，通过一定的中医心理调养手段，必能帮助患者恢复心理健康，重塑生活信心。

中医心理调养源远流长，是临床治疗疾病的一种重要手段与方法。中医学主张形神合一，认为心理是生命活动的关键。《黄帝内经》言："主明则安，主不明则十二官危。"心理的变异可导致疾病，故而心理的调节对于疾病的治疗是非常重要的。常用的中医心理疗法有劝说开导法、移情易性法、暗示解惑法、顺情从欲法等。

林洪生主张，癌症康复调理的心理干预要结合中、西方各类心理疗法和技术手段的优势，根据个体的具体心理问题进行评估、干预，涵盖内容应包括个体咨询、团体咨询、中医音乐疗法、艺术欣赏疗法、情景剧疗法、冥想、催眠等。尤其是中医音乐疗法，研究发现，通过对患者心理状态的识别辨证，在五音对五脏的中医理论指导下选择乐曲予以施治，可明显改善患者的心理焦虑抑郁状态。林洪生强调，肿瘤疾病作为身心疾病，应该由心理医生和临床医生通力配合进行诊治是最为客观有效的；对于具有严重心理问题，如谵妄、严重的焦虑症、严重的抑郁症甚至自杀倾向的患者，还需要精神科医生参与，予以必要的干预治疗。

4.4 功能调养

肿瘤患者因为肿瘤的原因或者肿瘤经过治疗的原因导致机体功能损伤，严重影响了患者的生活质量，同时也影响了肿瘤患者回归社会的信心。但是，大量研究发现，通过调养锻炼，大部分肿瘤患者功能的损伤是可以得到改善甚至恢复的。所以，林洪生主张肿瘤患者应积极进行功能调养，身体功能的恢复能够直接改善患者的生活质量，给患者增强信心。

林洪生强调，中医的功能调养是以恢复人体生理功能为目的的。中医功能调养的方法有很多，最具有中医特色的当属针灸和推拿。通过对一定腧穴、经络进行适当刺激，激发经络气血的运行，进而宣通经脉、调和阴阳、协调脏腑、补虚泻实，从而达到祛邪清源、身心健康的目的。大量临床研究已经证实，中医推拿和针灸治疗可以明显改善肿瘤患者活动不利、疼痛、消化不良等功能障碍，并得到国际医学界的认可。此外，中药泡洗、香熏疗法、中医呼吸吐纳训练也都可以起到功能调养的作用。如因化疗药物毒性导致手足麻木的患者，可以采用益气活血通络的中药泡洗方泡手泡脚，帮助患者改善症状，恢复手足敏感度。化疗后胃肠功能受损，常常出现恶心欲呕的患者，以及睡眠较差、神经衰弱的患者，采用香熏疗法可以使者放松身心，改善患者恶心呕吐或睡眠差的功能状态。肺癌术后的患者，肺功能可能会受到影响，出现气喘、乏力的症状，采用中医呼吸吐纳训练可帮助患者提高呼吸功能，改善不适症状。林洪生强调，中医功能调养的手段很多，是古代先贤留给我们的财富，选择适宜的调养方法对于患者的功能康复往往会收到意想不到的效果。

4.5 膏方调养

膏方，作为中医常用剂型"丸、散、膏、丹"的重要组成部分，对肿瘤患者的康复具有促进作用。根据个人体质调配服用中药固本清源的膏方，具有增强身体免疫力、抵抗肿瘤复发转移的作用。针对肿瘤病机多"虚实夹杂，以虚为主"的特点和中医"养正积自消"的理论，通过医生察色按脉，结合患者病情、体质特点、时令季节等多种因素，采用中药膏剂对肿瘤患者进行辨证调补是一种便捷有效的调养方式。膏方又称"煎膏""膏滋"，早在《黄帝内经》中就有记载，是最古老的中药剂型之一。膏方是在中医理论指导下，以辨证论治为基础，根据患者的体质和病情等综合情况精心组方，在大型复方汤剂的基础上反复煎煮，去渣取汁，后掺入某些辅料而制成的一种稠厚状半流质或冻状剂型，是一种具有高级营养滋补和治疗、预防综合作用的成药。按照气血阴阳和脏腑虚损的不同，可分别在辨证论治的基础上制订具体的膏方。林洪生基于不同肿瘤特点和西医治疗不同阶段，配制出补气膏方、补血膏方、养阴膏方、健脾膏方、补阳膏方、肺癌 1 号方、肺癌 2 号方、乳腺癌方、化疗膏方、放疗膏方等。膏方用料均采用药食同源的中药材，尽量做到一人一方，个体化调制，一方面体现了中医肿瘤辨病与辨证相结合的个体化治疗特色，另一方面保证膏方的口感及患者长期服用膏方的安全性。

总之，林洪生不忘初心，秉承"让肿瘤患者活得更好、活得更长"这一朴素信念，在中西医结合防治肿瘤领域一做就是四十载。在确立了以"固本清源"理论为恶性肿瘤治疗大法的基础上，总结归纳提出了更易于临床实践操作、更易于传承使用的"五治五养"的学术思想。"固本清源"理论指导下的"五治五养"学术思想，治中有养，养中有治，是林洪生"分阶段规范化中西医结合防治肿瘤"及"治疗与康复并重的中医肿瘤全程化管理"学术思想的高度融合与概括。"固本清源""五治五养"学术思想的总结提出，不仅为中医肿瘤临床和科研提供了相应指导，而且为后学者对于中医肿瘤理论方法的传承、学习和使用指引了明确方向。

5. 通过现代生物学手段诠释"固本清源"理论的科学内涵

林洪生团队不仅在临床方面取得了突破性的成果，而且在肿瘤的基础研究方面也取得了诸多成绩。林洪生协同肿瘤科多位专家，依托多项国家自然科学基金和科技部国际合作项目，基于广安门医院肿瘤科与美国国立癌症研究所共建的基础研究合作平台，利用现代生物学研究手段，从国际认可的"种子"与"土壤"两方面探索"固本清源"理论相关药物的作用机制，诠释"固本清源"理论的科学内涵。

5.1 中医药重塑机体内环境的平衡，实现"固本"的治疗目标

专家学者们从干预肿瘤炎性微环境、抑制肿瘤新生血管及淋巴管生成、逆转免疫抑制状态等角度开展了中医药对荷瘤机体内环境（即肿瘤生长的"土壤"）的干预研究，结果发现，中医药的作用机制不同于现代医学对肿瘤的直接杀伤作用，而是通过调节荷瘤机体内环境来达到治疗肿瘤的效果。具体机制包括：①通过调节 TRPV1 信号通路来减轻荷瘤机体的炎性微环境；②对肿瘤相关巨噬细胞及相关细胞因子的干预，调节荷瘤机体的免疫微环境而控制肿瘤；③降低缺氧微环境下黏附分子 E-Cad、N-Cad、Vimentin、MMP-2 等蛋白的表达，抑制肿瘤的侵袭与转移；④通过抑制血管内皮细胞增殖，调控 VEGF/VEGFR-2 信号通路，抑制恶性肿瘤的血管生成。说明了"固本"对"土壤"的调节作用，即中医药通过对荷瘤机体微环境的重塑，达到了"固本"的治疗目的。

5.2 中医药调控肿瘤细胞的生物学行为达到"清源"的治疗效果

林洪生协同肿瘤科多位学者，基于分子生物学等现代医学研究手段，从肿

瘤细胞增殖、肿瘤细胞凋亡、肿瘤细胞的侵袭与转移能力、肿瘤细胞多药耐药，以及肿瘤干细胞的生物学行为等方面，研究了中药对于肿瘤细胞即"种子"的控制作用，结果发现：中药可以通过①调节 AMP 激活的蛋白激酶信号通路而抑制肿瘤起始细胞的生成；②调节 NF-κB 信号通路，诱导肿瘤细胞凋亡；③调节 ABCG-2 蛋白的活性而抑制肿瘤的多药耐药；④调节 Wnt 信号通路，抑制肿瘤干细胞的自我更新等。说明了"清源"对于"种子"的调控作用，即中药通过针对肿瘤细胞生物学行为的干预，达到"清源"的治疗目的。

5.3 推进中医肿瘤的国际化进程

林洪生从中医药重塑机体内环境的平衡达到"固本"，以及中医药通过调控肿瘤细胞的生物学行为达到"清源"两方面，初步揭示"固本清源"治疗体系所关联的药物治疗肿瘤的可能机制，用现代生物学手段在一定程度上诠释了"固本清源"理论的科学内涵，引起了国际、国内同行的极大兴趣。美国国立癌症研究所率先向广安门医院肿瘤科抛出橄榄枝，林洪生以促进肿瘤科的学术水平国际化为目的，先后派出 11 名访问学者、博士及博士后到美国交流学习，共同探索中医药防治肿瘤的作用机制。多年来，林洪生及肿瘤科诸多学者所取得的高水平学术成果，促成了广安门医院肿瘤科与美国国立癌症研究所的长期稳定合作。基于林洪生对中美中医肿瘤防治研究的突出贡献，美国国立癌症研究所补充替代医学办公室主任怀特博士与林洪生教授作为共同主席成立了"国际中医药肿瘤联盟"，旨在为中医药的发展搭建国家化平台。林洪生借助该平台，开展了加强国内外肿瘤临床与基础研究领域的科技合作、共享培训资料、加强中医药肿瘤教育、为中医药培养高端人才等诸多举措，大力推进了中医药防治肿瘤的国际化进程。

6.主要获奖情况

林洪生依托中国中医科学院广安门医院肿瘤科平台，在中医肿瘤学界各位同道的共同努力下，取得了诸多学术成果，获得国际国内多个重要奖项，主要如下。

① 2018 年度：《恶性肿瘤中医诊疗指南》——中华中医药学会学术著作奖，一等奖（中华中医药学会）

② 2016 年度：中医治疗非小细胞肺癌体系的创建与应用——国家科学技术进步奖，二等奖（中华人民共和国国务院）

③ 2015 年度：《恶性肿瘤中医诊疗指南》——金奖和评委会最高奖（德国纽伦堡国际发明展）

④ 2015 年度：中医药学·诺奖之星 [2015 诺奖之星（肿瘤领域）医学盛典；诺贝尔奖得主国际科学交流协会]

⑤ 2011 年度：以中医治则统领的治疗非小细胞肺癌的队列研究——中国中西医结合学会科学技术奖，一等奖（中国中西医结合学会）

⑥ 2008 年度：非小细胞肺癌中医综合治疗方案的循证医学研究——中华中医药学会科学技术奖，一等奖（中华中医药学会）

⑦ 2007 年度：提高肺癌中位生存期治疗方案的研究——中国中西医结合学会科学技术奖，一等奖（中国中西医结合学会）

第二部分

砥砺前行，开拓创新

——中医肿瘤循证医学及基础研究成果汇总

◎刘　杰　樊慧婷　赵志正　郑佳彬

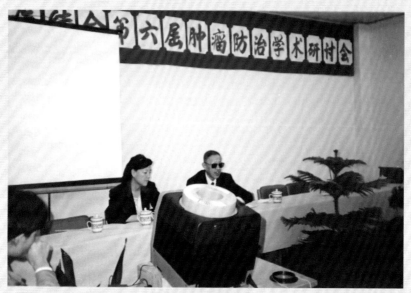

1993年，林洪生和余桂清主任主持中西医结合第六届肿瘤防治学术研讨会

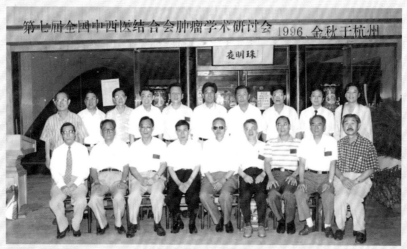

1996年，林洪生主任参加第七届全国中西医结合会肿瘤学术研讨会
（后排右1为林洪生）

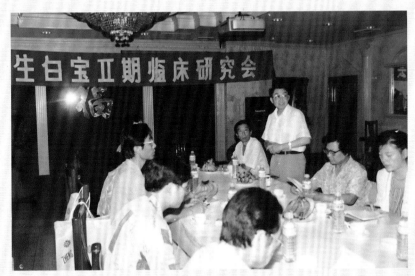

林洪生参加生白宝Ⅱ期临床研究会议（右1为林洪生）

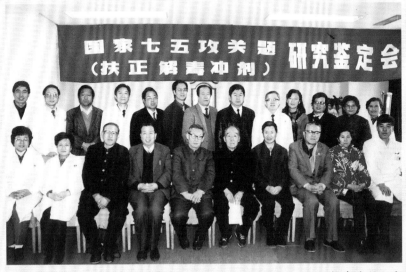

林洪生作为主要工作者参加国家"七五"攻关课题——扶正解毒冲剂研究
（后排右4为林洪生）

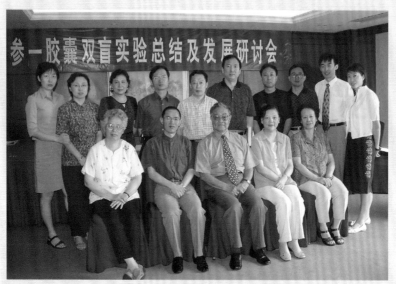

林洪生参加参一胶囊双盲实验总结及发展研讨会（前排右2为林洪生）

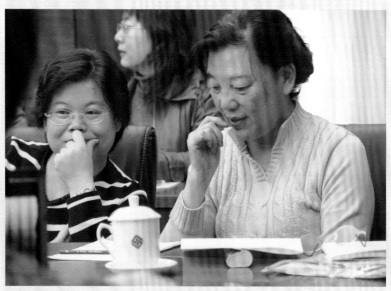

出席国家"十一五"科技支撑计划课题协调会

右：林洪生教授，左：广州中医药大学第一附属医院肿瘤科主任林丽珠教授

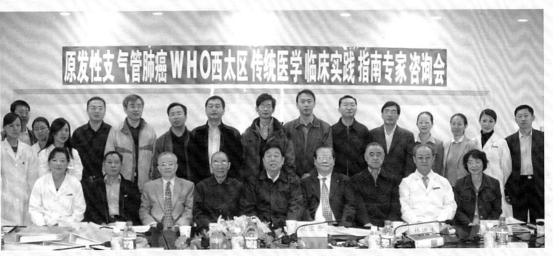

林洪生主任参加原发性支气管肺癌WHO西太区传统医学临床实践指南专家咨询会（前排左1为林洪生）

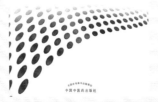

WHO西太区《中医循证临床实践指南》

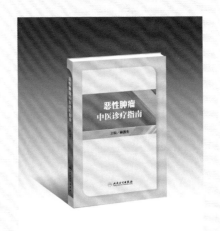

《恶性肿瘤中医诊疗指南》

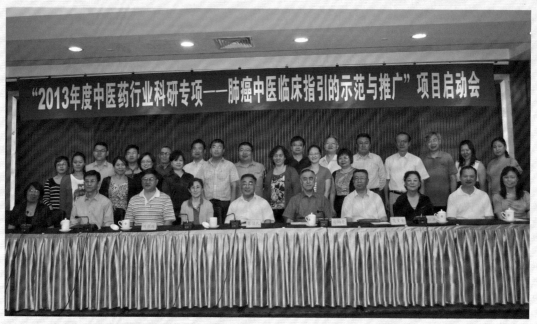

2013年，林洪生主任主持"中医药行业科研专项——肺癌中医临床指引的示范与推广"项目启动会（前排右3为林洪生）

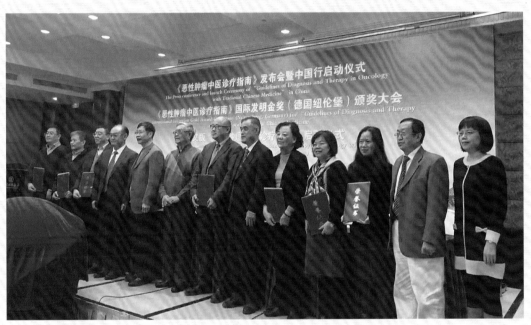

林洪生教授主编的《恶性肿瘤中医诊疗指南》发布会，获得国际发明金奖（德国纽伦堡）颁奖大会（右5为林洪生）

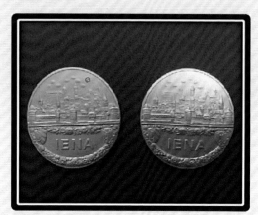

国际发明金奖（德国纽伦堡）

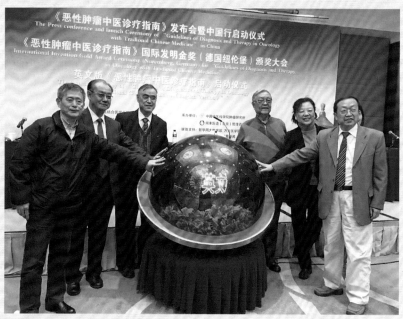

《恶性肿瘤中医诊疗指南》英文版启动仪式

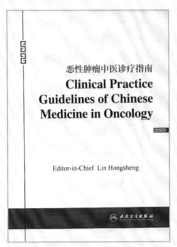

《Clinical Practice Guidelines of Chinese Medicine in Oncology》（林洪生，人民卫生出版社，2016）

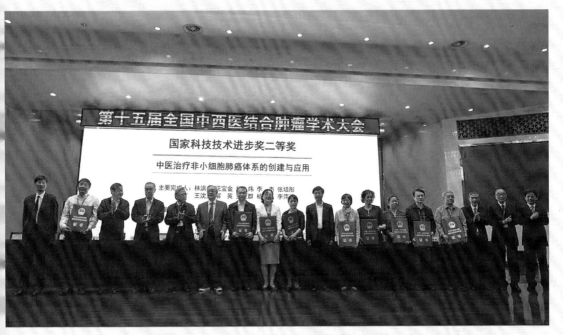

第十五届全国中西医结合肿瘤学术大会上，国家科学技术进步二等奖主要获奖成员合影（左8为林洪生）

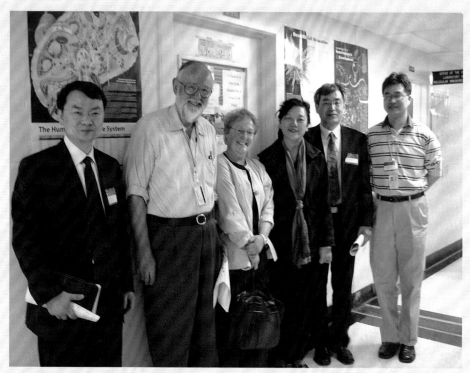

2007 年，林洪生主任、张培彤主任与美国国立癌症研究所（NCI）主任及第 1 位赴 NCI 攻读博士后、进行国际合作交流的李杰博士合影（右 3 为林洪生）

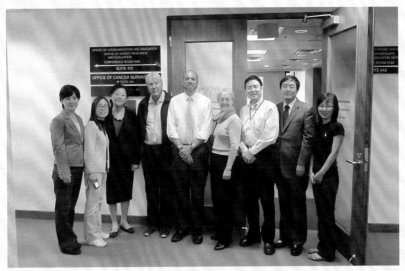

2010年，林洪生主任与侯炜主任访问 NCI，与癌症补充与替代医学办公室主任 Jeffrey D. White、Dr.Libin Jia 及几位肿瘤科交流博士后合影（左 3 为林洪生）

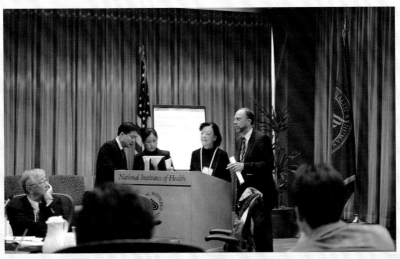

2012年，林洪生教授在美国 SIO 会议上就中医药对肿瘤治疗优势作演讲交流（右 2 为林洪生）

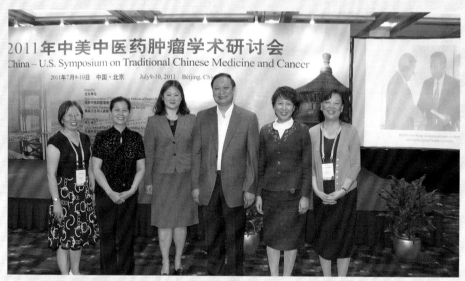

2011年，林洪生主任作为大会主席，带领科室承办中美中医药肿瘤学术研讨会，时任卫生部副部长王国强先生与会并致辞（右1为林洪生）

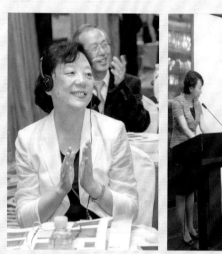
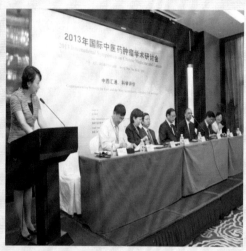

2013年，林洪生主任参加国际中医药肿瘤学术研讨会

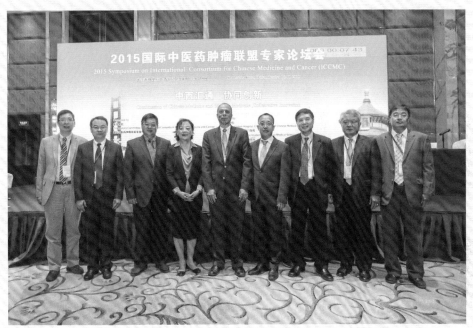

2015年，国际中医药肿瘤联盟专家论坛会，林洪生主任、侯炜主任、李杰主任与美国 NCI 癌症补充与替代医学办公室主任 Jeffrey D.White、Dr.Libin Jia、刘保延院士等专家合影，成立"国际中医药肿瘤联盟"，同时国家中医药管理局授予中国中医科学院广安门医院"首批中医药国际合作专项建设单位"（左 4 为林洪生）

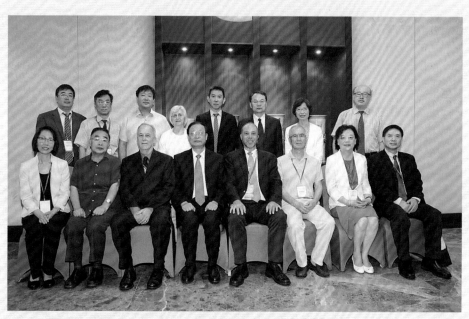

2017 年，国际中医药肿瘤联盟研讨会专家合影（前排右 2 为林洪生）

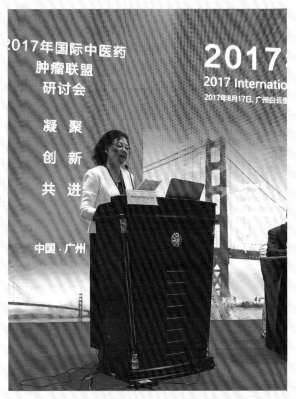

2017 年，国际中医药肿瘤联盟研讨会顺利召开

引 言

　　中医肿瘤治疗在我国肿瘤治疗中起重要作用，中西医结合治疗肿瘤是中国肿瘤治疗的特色之一。中国现代肿瘤学科的开展始于20世纪30年代，直到1958年，我国才建立第一所肿瘤医院，即中国医学科学院肿瘤医院，这是中国肿瘤学发展史上的一个重要标志。1959年冬，卫生部在天津市召开了全国第一届肿瘤工作会议，在此次会议上讨论制订的恶性肿瘤研究规划（1960—1962）中提到了"中医中药治疗恶性肿瘤规划"，在其影响下，中国中医科学院广安门医院肿瘤科的创始人余桂清、段凤舞、张代钊等老一辈专家开始思考和商议筹建中医肿瘤科的事宜。经过不懈努力，得到了上级领导的支持和批准，1963年春，在北京终于成立了中国中医研究院广安门医院肿瘤科，这是我国第一个中医肿瘤专科，也是中医肿瘤学形成和发展的起点。

　　由于历史背景所限，中医中药治疗肿瘤在很长一段时期走入误区，甚至出现浮夸之风。很多研究者认为单用中药就可治愈肿瘤，热衷于抗肿瘤中药的筛选。如"文革"时期研制的农吉力等8种抗肿瘤中药，即鼎盛一时的"八匹马"，但并未取得理想的效果。由于缺乏针对中医治疗肿瘤的符合国际标准的临床研究验证及规范化的治疗方案，中医药在肿瘤治疗中的作用和特点难以得到西医同行及国际社会的认可和重视。作为中国中医科学院广安门医院肿瘤科第三代学术带头人的林洪生老师，就是在这种历史背景下走上了中医肿瘤规范治疗及科学评价之路，并逐渐成为了国际中医肿瘤治疗临床研究的领军人物。二十多年来，林洪生带领科室同人在总结前期研究的基础上，进一步开展了大量符合国际GCP标准的临床研究，用严格的循证医学证据验证了中医药治疗肿瘤的明确疗效，并形成了"固本清源"的学术思想及"五治五养"的诊疗方案，在国内外产生了巨大的影响。

　　林洪生先后主持多项国家级课题，担任数十项新药研发课题的主要研究者（PI），始终重视临床质量控制，强调课题进行的同时应紧扣培训、审核、监查等各个环节，做到以人为本、严肃认真，切实保障临床研究工作的完整性、真实性和科学性，提高研究证据级别，提高我国中医药肿瘤治疗领域在国际上的地位。20世纪80年代开始，林洪生与朴炳奎主任共同承担了"六五"到"九五"国家攻关课题。2000年之后，广安门医院肿瘤科在林洪生的领导下，通过组织国家"十五""十一五"科技支撑计划等课题，开展了多项多中心、随机双盲、安慰剂对照的大样本临床研究，对"固本清源"治则治疗肿瘤的临床疗效进行了客观评估；同时借助国家自然科学基金等课题的资助，从多环节、多靶点对扶正培本治疗肿瘤的分子机制进行了深入探讨。在大量循证医学研究证据的基础上，林洪生带领全国中医肿瘤界同人制订并修订了肺癌、胃癌、结肠癌、直肠癌、乳腺癌等10种常见肿瘤的中医诊疗常规，规范了肿瘤学科常见病的中医诊断和治疗，提高了临床疗效，促进了学科的进一步发展，并为中医药在肿瘤领域加强国际交流创造了空间和条件。

　　多年以来，林洪生积极参与主持抗肿瘤中药的新药研究及上市后再评价工作。其担任PI的新药研究课题（Ⅰ、Ⅱ、Ⅲ期临床试验）40余项，上市后再评价课题20余项，其中不乏临床常用药物，如参一胶囊、参芪扶正注射液、复方苦参注射液等，为中医肿瘤新药的基础研究、转化应用、临床试验等设计提供大量支持，为临床使用常用中成药物提供了客观有效的循证医学证据。2011年，林洪生召集广安门医院肿瘤科同人共同编写了《肿瘤中成药临床应用手册》，详实客观地介绍了肿瘤中成药的信息，并总结了临床实际应用过程中的体会，具有十分重要的临床指导价值。2015年1月，林洪生作为课题组长主持了《中药新药治疗恶性肿瘤临床研究技术指导原则》的修订，以适应新时期中药新药的研发要求，划分更加科学的定位，建立全面、客观的评价指标。

2008 年初，依托中国中西医结合学会肿瘤专业委员会、中国抗癌协会肿瘤传统医学专业委员会，担任组长的林洪生组建了中医肿瘤诊疗指南协作组织。通过 6 年时间，组织全国中医药防治肿瘤领域的有关专家学者，将目前临床实践中成熟的、原则性的、规范化的中医药治疗肿瘤的成果、证据进行科学总结，并召集有地域、学术代表性的肿瘤内科、外科、诊断、放化疗、中药、针灸、营养、心理、循证、统计学等多学科、各专业领域内的知名专家参与论证、评议，共同制订了《恶性肿瘤中医诊疗指南》。该《指南》首度应用循证医学方法，将现有的中医肿瘤循证研究证据整理评价，从最大限度提高肿瘤患者生活质量、延长生存期的目标考虑，明确了中西医结合治疗、单纯中医治疗所适宜的人群特征；治疗上采用《WHO 药物与食品应用指南证据分级标准》进行证据级别划分，共分为一类至三类证据；成为国内第一部源于临床循证医学证据，并经多学科、各专业领域内的知名专家论证的中西医结合临床指南。该《指南》先后获得德国纽伦堡国际发明金奖和中华中医药学会学术著作奖等殊荣。

林洪生在长期的临床和科研研究中传承"扶正培本"学术思想，提出恶性肿瘤中医药防治的"固本清源"理论，并致力于采用大样本、多中心的临床系列研究，证实基于"固本清源"理论的中医药参与综合治疗可以明显提高肺癌的临床疗效。在此基础上，林洪生建立了以辨证论治为基础的"非小细胞肺癌中医治疗体系"，并被推广应用，在国际、国内产生了深远的影响。在循证医学理念的指导下，林洪生及其团队历经 20 年、2606 例患者，多中心、大样本临床系列研究证实：以"固本清源"理论为指导的"非小细胞肺癌中医治疗方案"提高了临床疗效，该项目荣获国家科技进步二等奖。

在此对林洪生教授既往临床研究的代表性成果进行梳理，以总结林洪生教授既往 40 余年来在推进中医肿瘤循证医学研究工作中取得的成果，归纳其学术思想，推动流派传承与学科建设，开拓中医药肿瘤循证医学继承创新的新思路，为同人提供一定参考。

概述

　　中医肿瘤治疗早在 2000 年前的周朝就已出现，在长期的治疗中摸索和积累了许多经验，但由于当时没有提出恶性肿瘤的概念，其治疗经验多散见于各个疾病范畴内，这个阶段中医药防治肿瘤大多限于名家述评、经验和一些验案记录，难以对确切疗效加以证明。历史的积淀为中华人民共和国成立后中医肿瘤学现代化的进步提供了前提条件。1949 年以后，由于对肿瘤认识更加系统，加之现代化循证医学概念及实验技术的引进，中医肿瘤学也有了较快较深入的发展。从 20 世纪五六十年代的临床经验总结，到 70 年代的放化疗减毒增效，80 年代的延长晚期患者生存期，90 年代的抗复发转移，到现阶段综合方案、诊疗规范的制订和研究。50 余年中医肿瘤学的创新与发展，使中医药这一珍贵的文化遗产在肿瘤的治疗中焕发了青春。

　　林洪生在从事中西医结合肿瘤防治工作 40 余载的时间里，重视和积极推进以循证医学为证据的中医肿瘤规范化治疗方案的制订和实施，首次将循证医学概念引入中医肿瘤研究领域，率先提出建立规范化方案及指引，不拘泥于现代医学临床指引的一病一方一药，强调"方以法立，随证加减"，尊重临床实际及其合理性与可重复性，除传统疗效评价指标的瘤体大小及生存期外，还重视生存质量及证候等能反映中医特色的评价指标，最大程度提高临床疗效评价的全面性、准确性，提升研究结论的真实性、客观性，展现中医疗效的特色和优势。从 20 世纪 80 年代开始，林洪生与朴炳奎主任共同承担了"六五"到"九五"国家攻关课题。2000 年之后，广安门医院肿瘤科在林洪生主任的领导下，在总结前期研究的基础上，通过组织国家"十五""十一五"科技支撑计划等课题，开展了多项多中心、随机双盲、安慰剂对照的大样本临床研究，对固本清源治则治疗肿瘤的临床疗效进行了客观评估；制定并修订了肿瘤专科肺癌、胃癌、结直肠癌、乳腺癌等 10 种常见病的诊疗常规，规范了肿瘤科常见病的诊断和治疗，提高了临床疗效，促进了学科的进一步发展，并为中医药在肿瘤领域加强国际交流创造了空间和条件；林洪生教授多年积极参与主持抗肿瘤中药新药研究及上市后再评价工作，以林洪生教授担任 PI 的新药研究课题（Ⅰ、Ⅱ、Ⅲ期临床试验）40 余项，上市后再评价课题 20 余项，其中不乏临床常用药物如参一胶囊、参芪扶正注射液、复方苦参注射液等，为中医肿瘤新药基础研究、转化应用、临床试验等设计提供大量支持，为临床使用常用中成药物提供客观有效的循证医学证据。2008 年起，林洪生教授组建中医肿瘤诊疗指南协作组织，组织全国中医药防治肿瘤领域的有关专家学者，将目前临床实践中成熟的、原则性、规范化的中医药治疗肿瘤的成果、证据进行科学总结，并召集多学科、各专业领域内的知名专家参与论证、评议。共同制订了《恶性肿瘤中医诊疗指南》。《指南》首度应用循证医学方法，将现有的中医肿瘤循证研究证据整理评价，明确了中西医结合治疗、单纯中医治疗所适宜的人群特征，成为国内第一部源于临床循证医学证据及经多学科、各专业领域内的知名专家论证的中西医结合临床指南。多年丰硕的临床研究成果，在国内外产生了巨大影响。

我们将林洪生教授既往研究成果梳理归纳，以总结林洪生教授既往 40 余年来在推进中医肿瘤学研究工作中取得的成果，展示林洪生教授学术思想，旨在推动流派传承与学科建设，开拓中医药肿瘤循证医学继承创新的新思路，为我辈同人提供一定参考。

学术思想及成就

传承是中医药治疗肿瘤的根本途径，目的是学习长期以来中医药治疗肿瘤的理、法、方、药，传承先贤的优秀经验。在传承的基础上需要根据现代科学技术的发展、人类疾病发生发展规律的变化，以及现代医学对疾病认识水平的变化，进行中医药理论的丰富和创新，即学会"古为今用，古今结合"。林洪生教授在多年的中西医结合诊疗恶性肿瘤的研究工作中注重衷中参西，倡导中西医优势互补，特别是率先把循证医学的概念引入中医肿瘤治疗领域，首次提出了中医药治疗肿瘤的"固本清源"理论，并在"固本清源"理论指导下，创建了"非小细胞肺癌中医治疗方案"，通过多年的国家科技支撑计划、国家科技重大专项等课题研究对"固本清源"理论及"五治五养"的具体治疗方针进行验证，在多中心中医临床研究的实施管理与质量控制方面积累了一定经验，为行业内相关研究树立了榜样，也证明了走中医循证之路是必然和可行的。林洪生教授的学术思想及成就对许多国内外研究者和同人产生了深刻的影响，兹论述整理如下。

1. 承续"扶正培本"，创新"固本清源"

中医学对肿瘤虚证和扶正培本法的认识有着悠久的历史。中华人民共和国成立以后，经过众多医家的努力，在中医药方面形成了"扶正培本"治疗肿瘤的学术体系。自 20 世纪 70 年代初，中国中医科学院广安门医院肿瘤科开始注重"扶正培本"治疗方法，此后，全国多名专家开展了以"扶正培本"为主治疗恶性肿瘤的相关研究，并基于该研究提出了各自的学术观点。林洪生教授立足于"扶正培本"理论，在对"固本"科学内涵进行总结的同时，发现中医肿瘤研究并没有忽视中医药在控制肿瘤方面的优势作用，即在进行"扶正培本"研究的同时，时刻兼顾中药"祛邪"（即"清源"）在肿瘤治疗中的应用与研究。基于此，林洪生教授逐渐清晰意识到中医药在肿瘤治疗中的两个主要方面：一是从源头上对肿瘤的控制作用，即"清源"；二是调节机体的内环境平衡，即"固本"。

"固本清源"理论不仅单纯停留在理论探讨层面。近 20 年来，林洪生教授致力于该理论的循证医学验证及内在机制研究，形成了以"固本清源"为指导的非小细胞肺癌中医药综合治疗方案，并依托国家科技支撑计划课题对该方案进行了多中心、大样本的循证医学研究。2606 例非小细胞肺癌患者的系列临床研究提示，以"固本清源"为指导的中医药综合治疗方案明显提高了中医肿瘤的临床疗效。晚期患者的中位生存期由单纯西医治疗的 13.13 个月延长到 16.60 个月，延长时间达 3.47 个月；术后两年复发转移率由 24% 降低到 18%，降低了 6%；有效减轻了西医治疗手段所导致的消化道反应、骨髓抑制等副反应；将化疗引起的骨髓抑制发生率降低了 31.85%，食欲下降发生率降低了 16.49%，恶心呕吐发生率降低了 49.09%；化疗所致手足综合征症状缓解率较西医常规治疗提高了 43.86%；放疗引起的皮肤损伤有效率较西医常规治疗提高了 25.06%；恶性肿瘤患者生活质量量表（FACT-L4.0）测评，生理状况、社会 / 家庭状况、情感状况、功能状况明显改善，总积分改善了 15.5%，明显改善生活质量。上述系列研究为中医药治疗非小细胞肺癌提供了高级别循证医学证据。与国内外同期临床研究比较，该治疗方案在延长晚期患者生存期、减低术后复发转移、改善临床症状、提高生活质量等方面优势明显，彰显了中医"固本清源"治疗肿瘤的特色与优势。

"固本清源"新理论传承延续了"扶正固本"的理论精髓，在"固本"的基础上深化了"清源"在肿瘤防治中的角色，阐述了二者的辩证关系和相互作用，进一步丰富和发展了中医药治疗肿瘤的理论内涵和学术思想。这一中医药治疗肿瘤新的理论思维的延续，将为我们打开肿瘤防治的新视角，推动中医肿瘤的理论创新和防治进步，是更加适合现代中医药治疗恶性肿瘤的指导思想和发展方向。

2. 提倡建立中医肿瘤规范化治疗方案

中医药治疗肿瘤历史悠久，千百年来，历代医家通过医案总结，水平不断提高，逐渐揭示其内在的科学价值。特别是近 50 年来，中医药在肿瘤综合治疗中的作用逐渐被愈来愈多的医学工作者和患者所认可，目前已是中国治疗肿瘤的主要方法之一。但是，由于肿瘤的发展进程快，病因复杂，治疗中的掺杂因素多，中医中药的应用要求也十分严格，临床中如果应用中医药不得时、不得法、不得量，常常会导致相反效果。

林洪生教授在 20 世纪 90 年代就率先认识到这个问题。她认为，为了减少盲目、不恰当地应用中医药，制订规范化、指导性的治疗方案十分必要。而作为一个有指导性的方案，最重要的便是临床证据，循证医学研究的结果正可以提供可靠的证据。林洪生教授认为，中医学与现代医学在诊疗方法上有很大不同，往往不限于一病、一方、一药，临床研究难度较高，也较复杂，因此不能简单套用现代医学的模式。若将特定的方药作为研究对象，必然脱离临床实际，其合理性与可重复性就会受到影响，难以在临床得到推广。她强调，中医治疗的特点是将中医的治则治法应用于中医临床诊疗全过程，治则治法是联系辨证与用药之间的枢纽，有相对固定的内容，制订规范化治疗方案如果抓住了这一环节，就可以做到"方以法立，随证加减"，也就抓住了进行研究的最佳切入点。

结合学术界公认的中医治则治法，顺应突出有效性和可重复性且宜于临床操作的要求，2007 年，林洪生教授提出了中医肿瘤规范化治疗方案（草案）。

①手术：手术前后，以健脾和胃、气血双补为主，促进康复；手术康复后，以益气、活血、解毒为主，提高免疫功能，减少复发转移。

②化学治疗期间：以补气养血、健脾和胃、滋补肝肾为主，减少化疗毒性，提高化疗完成率，提高化疗疗效。

③放射治疗期间：以养阴生津、活血解毒、凉补气血为主，减少化疗毒性，提高化疗完成率，提高化疗疗效。

④肿瘤缓解期或稳定期：以益气、解毒、活血为主，结合辨证论治，提高免疫功能，抑制肿瘤发展。

⑤不适宜手术、放化疗和晚期肿瘤的患者：以益气养血、解毒散结为主，结合辨证论治，抑制肿瘤生长，减轻症状，提高生存质量，延长生存时间。另需根据对患者病情发展和机体状况的整体判断，中医药治疗采取或以扶正为主，或以祛邪为主，或扶正祛邪兼顾，或交替进行等不同模式。

⑥肿瘤手术治疗、化学治疗、放射治疗、生物及其他治疗：参照相关现代

医学规范化治疗方案或临床指引制订，并在后续研究积累中将规范化治疗方案整理编纂成《恶性肿瘤中医诊疗指南》（简称《指南》）。

3. 将循证医学引入中医肿瘤研究，以循证医学标准规范治疗方案

中医治疗肿瘤源于周朝，在长期的治疗中摸索和积累了许多经验，虽然在中国运用中医药防治肿瘤已经有了很长的历史，存在很多有价值的学术流派和经验传承，但是在学术界难以确定其发挥应有价值的一席之地，更难走出国门，让更多的人接受，为全世界的肿瘤患者服务。此前中医药防治肿瘤大多限于专家述评、专家经验和一些临床典型病例报告，着重于对中医防治肿瘤理论上的理解，但是缺乏系统、有对照的方法，难以确切地证明其疗效。

随着循证医学的迅猛发展，临床医学研究改变了原有的经验医学模式，循证医学成为了以获得最佳证据为目标的医学模式。与中医传统经验总结的研究方法截然不同，循证医学给中医临床科研带来了挑战和机遇。林洪生教授通过分析当时中医肿瘤相关临床研究发现，在近 20 年我国期刊上发表的临床文献中，尽管随机对照试验发表的数量逐年增长，但中医临床研究领域仍以非随机化研究报告为主，高水平的随机对照试验仍较缺乏；低水平重复性研究众多，缺乏创新和系统研究。

林洪生教授审时度势，提出中医学的发展需要用先进的科研理念进行武装，用世界共通的语言——"证据"说话，只有提高业内话语权，才便于推向国际。因此她首次将循证医学概念引入中医肿瘤研究领域，在循证医学研究设计和执行过程中严格根据现有的评价体系如 CONSORT 声明、Jadad 标准要求，客观、科学地对中医药的有效性和安全性进行研究，从而促进中医药的优势发挥和持续发展。通过多年的国家科技支撑计划、国家科技重大专项等课题研究，林洪生教授在多中心中医临床研究的实施管理与质量控制方面积累了一定经验，为行业内相关研究树立了榜样，也证明了走中医循证之路是必然和可行的。

林洪生始终强调，高质量的课题设计是中医临床研究的核心。她提出中医临床研究在紧紧把握中医治疗特点的同时，合理运用循证医学方法，用开放的思维吸取国内外成果和有用资源，从研究目标、主要研究目的、研究方法、配套技术等各个环节缜密考虑，兼顾课题设计的先进性和可行性，奠定一个扎实而高水平的起点，这是成功的第一步；稳定、多学科、多层次人才汇集的团队是中医临床研究规范化的第二步。

开展多中心临床研究，需要管理人员、临床医生、护士、药剂师、研究助理、检测技术人员、计算机人员、监查人员等多学科人员参与，需要顾问专家、管理者、博士生、硕士生、本科生、专业技术人员等多层次人才的团队协作。此外，为了帮助中医科研成果更好地被国内外广泛认可，应定期开展国内或国际学术交流活动，特别是让国内外有关领域权威专家参与到课题设计和监督管理中，有利于他们了解课题研究的科学性、先进性和规范性，了解中医治疗的特色和优势，也有利于后续研究，特别是国际多中心临床研究的开展。另外，林洪生教授还指出，健全的管理制度是中医临床研究成功实施的保障。为保证课题研究的顺利开展和各项目标任务的按时完成，需要建立全方位的管理制度保障体系，对人员、经费、设施、运行机制、奖惩制度等有明确规范，从而充分调动研究人员的创造性和能动性，保障经费和设施的高效、合理使用，使各实施环节之间实现无缝链接，最终得以高质量、高效率、低消耗、高产出地完成研究工作。最后，通过临床研究中心—药物研发中心—基础研究中心—教育培训中心的基地建设，搭建起高水平的科研平台，实现信息资源共享，为长期可持续发展奠定基础。林洪生教授在研究中始终倡导突出中医特色、科学管理、规范实施、研发结合是将中医药科研成果推向国际舞台的必经之路。

4. 倡导在循证医学指导下，建立一套综合中医肿瘤临床疗效评价体系

中医药治疗恶性肿瘤，在稳定病灶、改善症状、提高生存质量、延长生存

期及减轻放化疗毒副反应等方面独具特色。但多年来，中医肿瘤传统总结疗效的方法或仅侧重于症状的改善、停留于个案报道，或仅单纯沿用国际上实体瘤疗效评价标准，往往得到"稳定"或"进展"的评价结果，但一直缺乏一套完整的疗效评价体系和严谨的思路方法，导致中医药对恶性肿瘤的疗效难以得到充分验证和广泛认同。

中医治疗肿瘤强调整体治疗，理论基础有别于现代医学，因此，中医界学者应努力建立有中医特色的肿瘤疗效评价体系。林洪生教授认为循证医学强调疗效评价终点指标和替代指标的区别，在肿瘤治疗中，患者的生存时间和生存质量是疗效判定的终点指标，肿瘤大小则属于替代指标，因此肿瘤的疗效标准应从瘤体的反应性（或稳定性）特别是生存质量和生存时间等方面进行综合评价。林洪生教授认为，长久以来中医重视临床实践，轻视科研方法，导致中医药从业者的科研水平不高，科学的研究方法应用不够，可信度高的研究成果相对不足，这就需要在建立中医恶性肿瘤疗效评价体系时采用科学的研究方法，以提高其疗效评价的规范化、标准化程度。循证医学关注的对象以患者为中心，其疗效判定以患者的生活能力、生活质量、生存期等终点指标为主，这与中医以人为本、带瘤生存的理念不谋而合，采用循证医学的方法建立中医恶性肿瘤疗效评价体系可能更为有利。国际公认的随机对照试验虽然应用广泛，其结论真实、可靠、客观，但是完全照搬应用于中医肿瘤疗效评价，往往不能反映中医干预的系统疗效及干预对象的个体差异，需要综合考虑这些因素，将试验方法灵活创新运用，以突显中医特色。

林洪生教授基于"以人为本""辨证论治"等思想的指导，倡导中医临床治疗恶性肿瘤更注重从机体生命活动的总体水平出发，全面考虑精神、心理、生活、环境等因素的影响，具有改善症状、提高生存质量、稳定病灶、疗效持久、毒副作用小、延长生存期和远期稳定率高等特点。她坚持在循证医学科学研究方法的指导下，建立一个规范化、标准化的综合中医肿瘤临床疗效评价体系，选择性纳入肿瘤相关主症变化、证候相关指标、生存质量、生存期、肿瘤缓解率、理化检测指标等多重考量指标，同时重视生存质量及证候等能反映中医特色的评价指标，最大限度提高临床疗效评价的全面性、准确性，提升研究结论的真实性、客观性，展现中医疗效的特色和优势。同时，林洪生认为，这样一个多领域、多层次、多指标的综合评价体系也将更有利于多元医学体系的交流，达到使广大肿瘤患者生存受益的最终目的。

林洪生教授倡导成立中医肿瘤新药研发及疗效评价专委会，她强调跨行业、多维度融合，整合肿瘤各相关领域专家的集体智慧，形成专家共识，在肿瘤中药新药的临床价值评估方面建立标准形成体系，并且明确路径，指出方法，以此优势互补，中西结合，制订出真正发挥中医药优势的疗效评价体系。

5. 在"固本清源"理论指导下，创建"非小细胞肺癌中医治疗方案"

缺乏疗效确切、辨证治疗特点突出的治疗方案是制约中医诊治非小细胞肺癌疗效提高的关键问题。从 20 世纪 80 年代开始，林洪生与朴炳奎、孙桂芝主任共同承担了"六五"到"九五"国家科技攻关课题。2000 年之后，广安门医院肿瘤科在林洪生主任的领导下，在总结前期研究的基础上，通过组织国家"十五""十一五"科技支撑计划等课题，开展了多项多中心、随机双盲、安慰剂对照的大样本临床研究，该系列临床研究均有不同侧重，在指导原则、辨证方法、理法方药、分型论治等方面均积累了丰硕的研究成果，近 20 年基于循证的临床研究试验提供了充分的数据支撑。在此基础上，林洪生教授带领团队通过对合格文献（1076 篇）的系统分析、临床调查（21 家医院、1518 例患者）、中西医权威专家咨询（42 名专家、4 轮调查），首次按照《WHO 天然药物与食品应用指南证据分级标准》对现有药物进行了评价和推荐，科学选用相应中成药与辨证处方，率先将循证医学证据标准应用于中医疾病诊疗规范的制订，创建了"固本清源"理论指导下的"非小细胞肺癌中医治疗方案"。

在循证医学理念指导下，林洪生教授及团队历经 20 年，基于"十五"科技攻关计划课题"提高肺癌中位生存期的治疗方案研究"，8 家医院、587 例晚期患者（414 例随机、双盲、对照，173 例同期单纯中医治疗）；首都发展基金"原发性支气管肺癌的中医规范治疗体系与疗效评价"，21 家医院、546 例术后患者随机、对照、多中心研究；"十一五"科技支撑计划课题"非小细胞肺癌中医综合治疗方案的研究"，13 家医院、931 例（335 例术后患者，596 例晚期患者）多中心、大样本、队列研究；"十一五"国际合作课题"肺癌、结肠癌等疾病的中医药治疗研究"，11 家医院、542 例晚期患者多中心、大样本、队列研究等，共收集了 2606 例非小细胞肺癌患者的临床数据，对比观察了"非小细胞肺癌中医治疗方案"参与的中西医结合治疗和西医规范治疗对非小细胞肺癌晚期患者生存期、术后复发转移率、放化疗不良反应、生存质量等方面的疗效，结果表明，"非小细胞肺癌中医治疗方案"参与的中西医结合治疗较西医常规治疗的疗效提高显著，具体表现在以下几方面。

①延长晚期患者的中位生存期及疾病进展时间：将晚期非小细胞肺癌患者的中位生存期由单纯西医治疗的 13.13 个月延长到 16.60 个月，延长时间为 3.47 个月；疾病进展时间由单纯西医治疗的 6.22 个月延长到 7.27 个月，延长时间为 1.05 个月。

②降低术后复发转移率：将术后非小细胞肺癌的两年复发转移率从 24% 降低到了 18%，降低 6%。

③减少放化疗不良反应：将化疗引起的骨髓抑制发生率降低了 31.85%；食欲下降发生率降低了 16.49%；恶心呕吐发生率降低了 49.09%；化疗所致手足综合征症状缓解率较西医常规治疗提高了 43.86%；放疗引起的皮肤损伤有效率较西医常规治疗提高了 25.06%。

④提高生存质量：恶性肿瘤患者生活质量量表（FACT-L4.0）测评，生理状况、社会/家庭状况、情感状况、功能状况明显改善，总积分改善了 15.5%；

肺癌相关临床症状明显改善，总积分降低了44.5%。

⑤降低医疗费用：每减少1例复发转移的患者可以节约直接医疗费用18万元；每减少一次骨髓抑制发生可以节约直接医疗费用1369元；每减少一次消化道反应发生可以节省医疗费用591元，规范治疗每例患者每月可减少不合理用药费用约1000元。

上述系列研究为中医药治疗非小细胞肺癌提供了高级别循证医学证据。与国内外同期临床研究比较，该治疗方案在延长晚期患者生存期、减低术后复发转移、改善临床症状、提高生活质量等方面优势明显。

林洪生教授所建立的"非小细胞肺癌中医治疗方案"为国际首个非小细胞肺癌中西医结合治疗方案，并作为重要证据纳入《恶性肿瘤中医诊疗指南》、WHO西太区《中医循证临床实践指南》，以及国家中医药管理局《肺癌中医诊疗路径》，已在全国65家医院推广应用，规范了治疗，提高了临床疗效，节约了医疗费用，促进了诊疗水平的提高，不仅为非小细胞肺癌的中医规范化治疗提供了有效工具与方法，也为其他疾病制订诊疗规范提供了重要思路与范例，推动了学术进步。

6.建立分级推广模式，分享推广研究成果

林洪生教授多年致力于中医肿瘤学规范化、现代化的研究，如今已逐渐探索并形成了一套较为完整的理论体系和治疗方针。大量的循证医学证据证明，中医药治疗肿瘤是有效的，各种可喜的成果使人们看到，中西医互相结合、取长补短，能够进一步提高肿瘤防治的临床疗效。

但是若没有有效的成果推广模式，优秀的研究经验成果推广便有难度，难于及时、全面、有序地向临床一线转化，不能使更多的基层临床医生掌握、操作。据此，林洪生教授研究探索出了一套可以将研究成果在全国范围内快速、有序推广应用的模式：以医疗水平和地域特点为标准，划分核心示范区、技术

示范区及其所属的基层社区农村医疗区，明确职责，分工合作，逐级推广。

在核心示范区的推广，如山西省肿瘤医院、湖南省中医药研究院附属医院、安徽省立医院、浙江省中医院、广州中医药大学附属第一医院、辽宁省肿瘤医院、新疆维吾尔自治区中医医院等三甲医院等单位，对强化、康复、巩固维持阶段的规范化治疗路径都已经完全按照《恶性肿瘤中医诊疗指南》执行了推广任务，完成了所规定的《指引》宣教和培训工作。他们作为推广计划的具体任务分配者和分层次推广的组织者，再对属地的二级医院及社区农村进行推广任务的合理分配，并协调、监督、指导下级单位保质保量完成任务。此外，核心示范区在完成上述任务的同时，还收集了反馈信息，并做了数据的抽样调查，最后将获得的所有信息和数据进行分类及汇总。作为二甲医院的技术示范区，顺利完成相应以维持、康复阶段为主的《指引》推广工作，并对下属的社区农村进行了有效管理、指导和帮助，收集并填写了反馈信息，在核心示范区的监督下完成了抽样调查。基础社区、农村医疗单位在技术示范区的监督指导下，完成了以康复治疗阶段为主的推广工作，医疗单位定期指派康复治疗师组织患者进行康复锻炼，定期组织康复讲座。在推广康复治疗阶段方案的过程中，收集了推广反馈信息，并按照上级单位要求完成了抽样调查，实时对肺癌患者进行注册入组、随访登记。这种"以点带面，点面结合的'三级推广、各司其职、分工合作'的推广应用模式"，为同行业临床研究优势成果在全国范围内推广应用提供了范式。"三级推广、各司其职、分工合作"推广模式的建立，充分考虑到推广应用所代表的地域性、文化性及经济发展等因素，这种"以点带面，点面结合"的形式，不仅实现了《指引》成果快速稳定的推广覆盖，而且促进了不同级别医疗单位医疗技术的交流与合作，并可以较全面地反馈针对《指引》的待完善信息。这种推广模式，可以作为同行业优势成果推广的范例，具有非常高的实用价值。

目前为止，林洪生教授及其团队创建的"中医治疗非小细胞肺癌体系"及

《恶性肿瘤中医诊疗指南》经中国抗癌协会肿瘤传统医药委员会、中国中西医结合学会肿瘤专业委员会讨论通过并发布，并以其推广模式在国内 65 家医院推广应用 86 147 例，被国家中医药管理局《肺癌诊疗路径》列为推广内容，在全国重点专科协作组推广。

林洪生教授承担多位国家元首、政要的医疗保健任务，多次受邀参加国际会议，进行中医药治疗研究成果的报告，并先后和韩国、新加坡、马来西亚、加拿大、澳大利亚、美国等多家研究机构进行合作研究。项目主要成员也多次在美国、韩国、世界中医药学会联合会等组织的国际会议上开展交流和讲座，为成果的国际化推广传播不断蓄力。林洪生教授多次在中国抗癌协会肿瘤传统医药委员会、中国中西医结合学会肿瘤专业委员会等组织的会议上进行交流和培训讲座，获得国际国内同行的广泛认可。

7. 行业影响力

因为林洪生教授及其团队在中医肿瘤学界取得的突出学术成果，加之她对待学术研究的精益求精、不断汲取，对待患者的热情认真、仁心仁术，对待学生永远宽容慈爱、教诲谆谆的态度，使得林洪生教授在业内外均获得了良好的口碑，奠定了崇高的学术地位。

7.1 同行认可

林洪生教授及其团队的研究成果得到了中国工程院王永炎院士、孙燕院士、程书钧院士的高度评价，他们认为该项目所提出的"固本清源"理论是在广安门医院肿瘤科前期"扶正培本"学术思想的基础上，结合中医药治疗非小细胞肺癌的现代研究进展凝练而成的创新理论，既体现了中医药治疗非小细胞肺癌的优势，又符合现代医学肿瘤治疗的发展方向。所建立的"中医治疗非小细胞肺癌体系"为从事非小细胞肺癌防治的中医、中西医结合临床医师提供了指导性规范，为提高中医临床诊疗水平提供了有力支撑。该项目通过科学研究，确证了中医药治疗非小细胞肺癌的临床疗效，与国际相关研究比较，该体系在延长晚期非小细胞肺癌患者生存期、减低术后复发转移、改善临床症状、提高生活质量等方面突显了中医药的疗效优势。该项目成果具有科学性、创新性和良好的应用前景，居国内领先水平。该项目成果的推广应用，对于促进非小细胞肺癌中医规范化治疗、提高我国非小细胞肺癌防治水平具有重要意义。

7.2 发表文章

林洪生教授编著著作 10 部，代表性论文 300 余篇（SCI、EI 收录 20 篇），他引总频次 4189 次，单篇最高他引 224 次，其中多篇文章被《*Chinese Journal of Integrative Medicine*》《*Journal of Traditional Chinese Medicine*》《*Chinese Journal of Cancer Research*》《*Cancer Letters*》《*World Science and Technology*》《*The Chinese-German Journal of Clinical Oncology*》《*Frontiers of medicine*》《中国肿瘤》《中国中药杂志》《中国肺癌杂志》《中医杂志》《中国中西医结合杂志》《中华中医药杂志》《解放军医学杂志》《中国临床医学杂志》等收录，在国内外学界产生了深刻影响。其中《*Molecular Mechanisms of Traditional Chinese Medicine Re-sculpture Effect on the Process of Tumor Immunoediting*》收录于《*World Science and Technology*》杂志，从提高免疫监测、反免疫逃逸等方面探讨中药对肿瘤免疫编辑过程的调节作用，并分析其潜在的分子机制；《*Fufang Kushen injection inhibits sarcoma growth and tumor-induced hyperalgesia via TRPV1 signaling pathways*》收录于《*Cancer Letters*》杂志，研究中成药复方苦参注射液的抗癌作用和止痛作用，并被多次引用；《*Developments in cancer prevention and treatment using traditional Chinese medicine*》收录于《*Frontiers of medicine*》杂志，综述了中医药在癌症治疗中的研究进展，阐述了中医和肿瘤综合医学在治疗理念、方法、基础和临床研究等方面取得的成果，文章被多次引用，证实了中医药在肿瘤治疗中不可替代的作用；《中医治疗晚期肺癌的疗效评价方法》收录于《中国肿瘤》杂志，被引 128 次，提出了中医、中西医、

西医专家公认的中医治疗肿瘤的疗效评价标准；《川芎嗪、苦参碱对癌细胞与内皮细胞黏附及黏附因子表达的影响》收录于《中国新药杂志》，被引224次，文章提示中药对肿瘤细胞和内皮细胞的粘连具有抑制作用，可减少相关粘附因子的表达，对于中药抗肿瘤转移机理进行了研究与探讨。

7.3 获得奖项

林洪生教授带领团队积极推进以循证医学为证据的中医肿瘤规范化治疗方案的制订和实施，获得了多项国家及业内的荣誉奖项。

"十五"科技攻关课题研究作为当时我国第一个随机、多中心、大样本、双盲的中药治疗肿瘤的临床研究，通过采用严格和科学的科研设计，首次证实了扶正中药配合化疗增效减毒，延长肺癌患者中位生存期的作用，开辟了我国在循证医学原则和医学统计学等现代临床研究科学方法学指导下，全面和客观评价中药治疗肿瘤疗效的先河，作为负责人的林洪生教授分别于2007年、2008年荣获中国中西医结合学会科学技术一等奖及中华中医药学会科学技术一等奖；基于"十五"攻关课题研究基础，"十一五"国家科技支撑计划重大疑难疾病中医防治研究项目采用大样本、多中心、前瞻性、队列研究方法，对非小细胞肺癌患者进行诊疗全程的临床研究，形成了首个基于现有证据、达成专家共识的非小细胞肺癌中医治疗规范，该成果于2011年获得了中国中西医结合学会科学技术一等奖；2014年12月，《恶性肿瘤中医诊疗指南》问世，对现有的中医肿瘤循证研究证据进行整理评价，明确了中西医结合治疗、单纯中医治疗所适宜的人群特征，清晰了规范化治疗路径，具有里程碑式的学术价值。2016年，林洪生教授及团队携《指南》应邀参加了世界三大发明展中历史最悠久的德国纽约伦堡国际发明展，《恶性肿瘤中医诊疗指南》在数十国、千余件参展项目中获得金奖和评委会最高奖，后又于2017年荣获中华中医药学会学术著作一等奖。林洪生教授多年的学术继承与创新，丰硕研究成果的积累与推广，奠定了其在国内外业界崇高的学术地位。2015年，林洪生教授荣获"中医药学·诺奖之星"称号，与团队多年的系列研究成果也在 2016 年荣获了国家科学技术进步二等奖的荣誉。

7.4 获得国内专利

2015 年度：一种用于非小细胞肺癌术后康复治疗的中药组合物及其用途

2015 年度：一种用于治疗癌症疼痛的外用中药组合物及其制备方法

2015 年度：一种用于分子靶向药物所致皮疹的中药组合物及其用途

2015 年度：一种用于防治手足综合征的外用中药组合物及其制备方法

7.5 经济效益

现有的肿瘤治疗化疗方案及靶向治疗疗效仍较有限，且费用高昂，导致患者承受巨大的经济压力，直接影响其生活质量，因此，探索经济而有效的治疗方案对于我国肺癌的防治具有特殊意义。

林洪生教授及其团队依托国家"十一五"科技支撑计划，采用多中心、前瞻性、随机对照的临床研究方法，于 2006 年 10 月至 2010 年 12 月开展对晚期非小细胞肺癌的临床研究，从药物经济学角度，对中医、西医和中西医结合 3 种治疗方案进行成本效益分析，以探讨对晚期肺癌患者经济且有效的最佳治疗方案。结果显示，在成本效益比 C/EPFS 方面，中医组最低（320.01），西医组次之（373.11），中西医组最高（428.73）。在 C/EOS 方面，中医组与西医组比较，差异无统计学意义；而中西医组为 260.29，较其他 2 组差，提示在延长 OS 方面，中医组和西医组的效费比均优于中西医组。在生存获益方面，中西医组的 mOS 为 461.2 日，优于中医组（331.2 日）和西医组（401.2 日）。研究提示中医组的效费比最优。对于老年晚期、体力状态差的患者，单纯中药治疗是一种经济而有效的方案，而对于体力状态好、能够耐受化疗、希望最大限度延长生存的患者，中西医结合治疗是其优选治疗方案。林洪生教授应用循证医学的方法，从经济学角度对于多年的研究成果进行验证，进一步证明了团队研究成果不仅仅带给患者身体上的疗效，更帮助患者缓解了经济压力，提示非小细胞肺癌中医治疗方案具有良好的性价比。

临床研究

1.临床试验研究

随着循证医学的迅猛发展，临床医学研究改变了原有的经验医学模式，循证医学成为了以获得最佳证据为目标的医学模式。与中医传统经验总结的研究方法截然不同，循证医学给中医临床科研带来了挑战和机遇。林洪生通过分析中医肿瘤相关临床研究发现，从 20 世纪五六十年代至今，从单纯的专家述评、专家经验和一些临床典型病例报告，到近 20 年发表的中医药临床试验相关论文，虽然论文数量逐年增多，但中医临床研究领域仍以非随机化研究报告为主，高水平的随机对照试验仍相对缺乏，且低水平重复性研究众多，缺乏创新和系统研究。林洪生从中看到了中医临床研究在方案设计、随机化分配、样本含量、统计方法的运用等方面均需要进一步加强。她发觉，中医学的发展一定要用先进的科研理念进行武装，只有具有与现代医学相沟通的共同语言，提高业内话语权，才能加快中医药走向世界的进度。因此她审时度势，首次将循证医学概念引入中医肿瘤研究领域，倡导临床研究在紧紧把握中医治疗特点的同时，合理运用循证医学方法，用开放的思维吸取国内外成果和有用资源，从研究目标、主要研究目的、研究方法、配套技术等各个环节缜密考虑，兼顾课题设计的先进性和可行性，运用循证医学思想，客观、科学地对中医药的有效性和安全性进行研究，从而促进中医药的优势发挥和持续发展。从 20 世纪 80 年代开始，林洪生与朴炳奎主任共同承担了"六五"到"九五"国家攻关课题。包括国家"六五"课题——扶正培本研究；国家"七五"课题——中医药在放化疗中的作用（益气养血，健脾和胃）；国家"八五"攻关课题——中医药在晚期肿瘤治疗中的作用（益气养阴，解毒散结）；国家"九五"攻关课题——中医药防止术后转移的作用（益气，活血，解毒）。2000 年之后，广安门医院肿瘤科在林洪生主任的领导下，在总结前期研究的基础上，通过组织国家"十五"攻关课题——中医药综合治疗方案的随机对照研究、国家"十一五"科技支撑计划课题——肺癌中医综合治疗方案的队列研究、首都医学发展基金项目——延长肺癌术后生存期的中医药治疗方案研究，以及中医药行业专项——肺癌中医临床指引的示范与推广等研究，在多中心中医临床研究的实施管理与质量控制方面积累了一定经验，明确了规范化中医综合治疗明显提高治疗效果，为行业内相关研究树立了榜样，也证明了走中医循证之路是必然和可行的。

多年的中医肿瘤循证医学研究，一方面促进了中医在肿瘤治疗中的介入和应用；另一方面，缩小了中医肿瘤临床科研与现代医学肿瘤临床科研之间的差距。该研究明确了中医药在恶性肿瘤治疗中的地位和作用，得到了西医同行的肯定和认可。

1.1 国家"十五"科技攻关计划课题
——"中医药综合治疗方案的随机对照研究"

1.1.1 研究目的

以非手术 Ⅲ a– Ⅳ期非小细胞肺癌为研究对象，对中西医结合治疗及中医药治疗两套方案进行系统性评估，评价中药对晚期非小细胞肺癌患者的中位生存期和生活质量方面的作用，并观察中药对西医治疗的放化疗完成率和实体瘤客观疗效的影响作用。

1.1.2 课题设计方法

采用多中心、大样本、随机的方法，将晚期非小细胞肺癌分为 3 组，中医治疗组、中西医结合治疗组、西医治疗组。其中中西医结合治疗组（化疗＋中药参一胶囊）和西医治疗组（化疗＋安慰剂）之间的对比研究采用随机、双盲、安慰剂对照、多中心临床研究方法。中医治疗组（华蟾素注射液＋榄香烯注射液＋康莱特注射液，以上三药交替使用，或单独使用）与其他两组之间的对比研究采用非随机、同期平行对照、多中心临床研究方法。观察时间为 2 年，终点指标为 1 年生存期、2 年生存期、中位生存期。

1.1.3 研究流程（图 2-1）

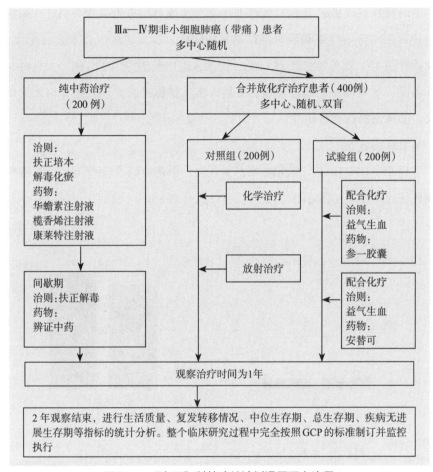

图2-1 "十五"科技攻关计划课题研究流程

1.1.4 质量控制

本研究将质量控制措施贯穿于临床试验的各环节，课题组专设监察小组和质控员，研究人员有明确合理的职责分工，制订标准操作规程（standard operating procedure，SOP）、人员培训和数据管理计划。此外，临床研究的伦理管理、人员结构、经费预算等重要环节的准确控制等都保障了课题的顺利实施。

1.1.5 结果与结论

本研究共选取Ⅲa-Ⅳ期原发性非小细胞肺癌首治患者共 587 例进入临床试验，中西医结合治疗组和西医治疗组采用随机、双盲、多中心方法，入组 414 例（治疗组 199 例，对照组 215 例），同期入组中药治疗组 173 例。入选时对人口学特征、生命体征、病理类型、分期等多项指标进行比较，差异均无统计学意义，临床资料具有可比性。

结果总结如下。

①化疗通过率比较：两组统计 $P > 0.05$，中西医结合治疗组和西医治疗组之间无统计学差异（图 2-2）。

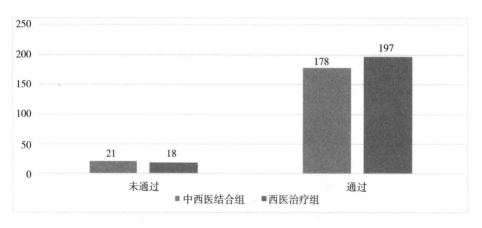

图2-2　中西医结合治疗组和西医治疗组化疗通过率比较

②中医症状改善比较：两组基线中医症状总分无统计学差异，在治疗第 1 周期末，中西医结合治疗组症状总分 2.42 ± 1.57，西医治疗组为 2.77 ± 2.02，$P < 0.05$，中西医结合治疗组优于对照组；治疗第 2 周期末，中西医结合治疗组症状总分 2.45 ± 1.73，西医治疗组为 2.92 ± 2.06，$P < 0.05$，中西医结合治疗组优于对照组，差异有统计学意义（图 2-3）。

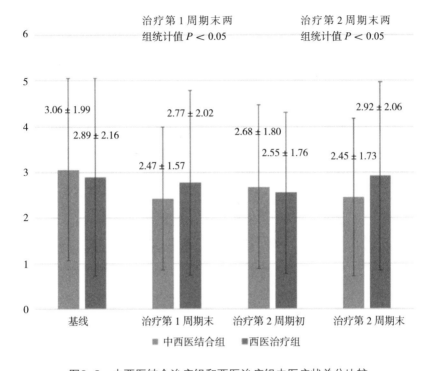

图2-3　中西医结合治疗组和西医治疗组中医症状总分比较

③体力状况评分比较：治疗第 2 周期末，试验组体力状况评分为 78.95 ± 9.14，对照组为 76.77 ± 9.15，$P < 0.05$，中西医结合治疗组优于西医治疗组，差异有统计学意义（图 2-4）。

④化疗毒副反应比较：中西医结合治疗组在血红蛋白保护方面优于西医治疗组。第 1 周期末中西医结合治疗组和西医治疗组的统计，$P=0.0029$，$P < 0.01$，差异有显著统计学意义；第 2 周期末两组统计，$P=0.02$，$P < 0.05$，差异有统计学意义（图 2-5 至图 2-6）。

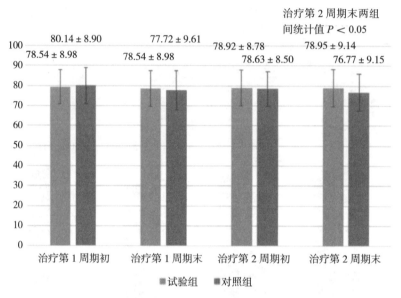

图2-4 体力状况评分比较（卡氏评分）

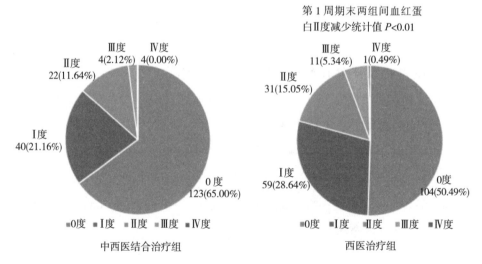

图2-5 化疗毒副反应比较（第1周期末中西医结合治疗组与西医治疗组
血红蛋白急性及亚急性评价）

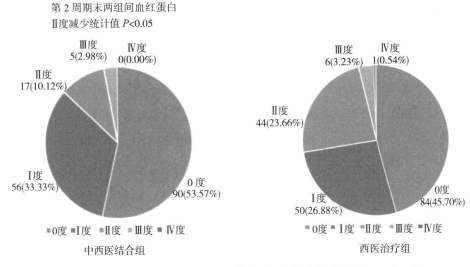

图2-6　化疗毒副反应比较（第2周期末中西医结合治疗组与西医治疗组
血红蛋白急性及亚急性评价）

⑤中位生存期比较：中西医结合治疗组12.03个月，疗效最好，西医治疗组8.46个月。两组比较有显著性差异；中医治疗组10.92个月，次之（图2-7）。

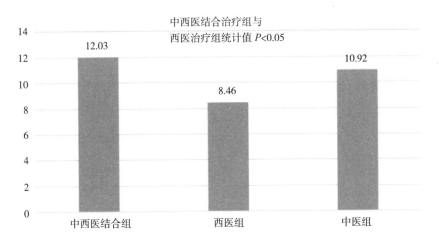

图2-7　中西医结合治疗组与西医治疗组中位生存时间（月）

1.1.6 特色与成果应用前景

①扶正培本法（固本）治疗肿瘤是广安门医院肿瘤科"六五"期间国家科技攻关课题的重要研究成果，前期研究证明该治则已成为肿瘤治疗的基本法则之一，在肿瘤的治疗中得到了广泛应用，尤其是配合化疗增效减毒、延长生存期，越来越受到专家的认可和重视。但由于缺乏随机、多中心、大样本、双盲的研究结果进行证实，中药的作用仍无法得到国际社会的认可。中医肿瘤"十五"攻关课题研究通过采用严格和科学的科研设计，首次证实了扶正中药配合化疗增效减毒、延长肺癌患者中位生存期的作用。该项研究对扶正培本法（固本）治疗肿瘤的科学内涵进行了新的揭示，并为临床肿瘤用药提供了科学依据，必将为指导今后肿瘤临床发挥重要作用。

②经检索显示，该课题是当时国内第一个随机、多中心、大样本、双盲的中药治疗肿瘤的临床研究，研究过程具有严格的质量控制，数据处理有国内著名的统计学专家参与，研究结果客观、可靠。该项研究开辟了我国在循证医学原则和医学统计学等现代临床研究科学方法学指导下，全面和客观评价中药治疗肿瘤疗效的先河。

③本课题的两个具体成果形式——非小细胞肺癌中医综合治疗规范体系及非小细胞肺癌中医综合治疗疗效评价体系，具有较好的引用和推广价值。

④明确中医药疗效对于为肿瘤治疗提供多途径的治疗方法来说，将提供更充分的理论依据，使患者和社会受益。

⑤中医药毒副作用小，使用安全，深受国内外患者的欢迎，但既往缺乏客观科学的评价。本次研究结论使中医药在肿瘤治疗中的疗效和作用特点得到了肯定，将有利于更快把中医药推向国际市场，扩大中医药的应用领域，产生巨大的经济效益。

⑥规范化的中医药治疗，有目标、有针对性用药，改善了肿瘤滥用药物的现状，有效降低患者的治疗费用。

1.1.7 学术影响

该项研究是国内近年来开展的最大一项观察中药在肿瘤治疗中作用的临床实验，首次采用多中心、随机、双盲、大样本的研究方法，科学、客观地评价了中药参与的综合治疗对肿瘤患者生存期的影响，研究结果初步明确和评价了中药对非小细胞肺癌的治疗作用及特点。该课题自立项开始就深受国内外医学界的高度关注，孙燕、王永炎院士对该项课题的设计和实施给予了具体指导，研究过程中得到国内 8 家三级甲等医院的积极参与和协作，通过 3 年的努力得以完成。研究数据处理期间，国内外专家尤其是西医专家对最终的研究结论抱有极大的兴趣。

1.2 首都医学发展基金项目
——"延长肺癌术后生存期的中医药治疗方案研究"

1.2.1 研究目的

以 Ⅰ – ⅢA 期非小细胞肺癌为研究对象，对中医药治疗方案进行研究。旨在明确：第一，中医药对术后 Ⅰ – ⅢA 期非小细胞肺癌的 1 年、2 年生存率，以及复发转移率、无病生存期的影响；第二，中医药治疗对中医证候的影响；第三，中医药治疗对生存质量的影响；第四，3 年、5 年生存期的观察（后续研究）。

1.2.2 课题设计方法

采用多中心、大样本、随机对照、部分双盲的临床试验方法，将术后 Ⅰ – ⅢA 期非小细胞肺癌分为 3 组，3 组的西医治疗方案相同，均采用 NP 或 TP 方案进行术后的常规化疗，在此基础上再随机分为益肺清化膏组、参一胶囊组、安慰剂对照组，观察时间为 2 年，终点指标为 1 年生存率、2 年生存率、复发转移率、无病生存期。同时进行生存质量、免疫功能的观察。

1.2.3 研究流程（图2-8）

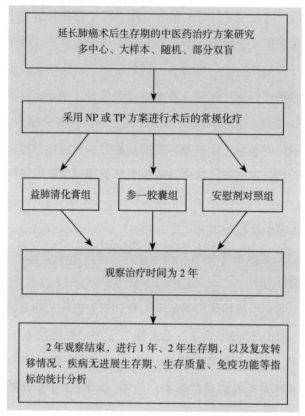

图2-8 首都医学发展基金项目研究流程

1.2.4 质量控制

研究过程中的质量控制分别从以下方面进行加强：严格药品管理、数据管理，审查研究者的资格，保证受试者的依从性，知情同意书的正规签署，入组、出组报告的统一管理等等。

1.2.5 结果与结论

本研究初步证明，对非小细胞肺癌切除术后患者，采用扶正培本为主的中药（参一胶囊、益肺清化膏）辅助治疗，可以明显改善患者的临床症状，提高患者卡氏评分，并有增加患者体重的趋势，改善术后患者身体、功能及社会家庭等领域的生存质量状况，调节患者 NK 细胞及 T 细胞亚群，延长患者 1 年及 2 年生存率，并有减少病情复发与转移的趋势，经安全性分析，无严重的不良反应，临床应用不会给患者带来风险。主要相关数据如下。

①1 年生存率比较，益肺清化膏组优于参一胶囊组，差异有统计学意义（图 2-9）。

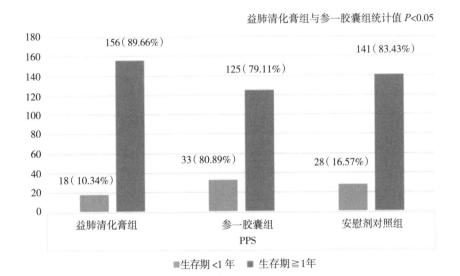

图2-9　益肺清化膏组、参一胶囊组与安慰剂对照组1年生存率比较

②2 年生存率比较，益肺清化膏组优于参一胶囊组，差异有统计学意义（图 2-10）。

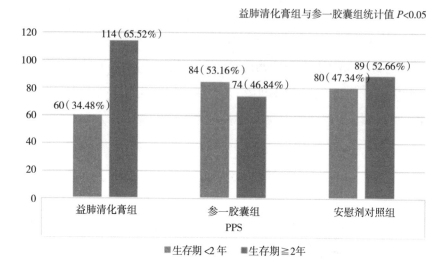

图2-10 益肺清化膏组、参一胶囊组与安慰剂对照组2年生存率比较

③3组复发转移情况比较，益肺清化膏组、安慰剂对照组优于参一胶囊组，但无统计学差异（图2-11）。

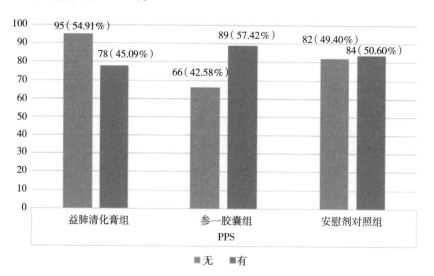

图2-11 益肺清化膏组、参一胶囊组与安慰剂对照组复发转移情况比较

1.2.6 特色与成果应用前景

①随着术后非小细胞肺癌的治疗理念从过去一味以清除病灶为主的攻击性疗法，向延长患者生存期、提高患者生存质量的方向发展，中医药在术后非小细胞肺癌治疗领域的重要性日渐凸显。然而，目前仍缺乏大样本、前瞻性、多中心的随机临床试验结果，以证实中医药治疗在延长术后Ⅰ-ⅢA期非小细胞肺癌生存期的优势所在。本研究采用了多中心、大样本、前瞻性随机对照临床研究，极大提高了研究结果的循证医学证据级别。

②量表方面，研究选择了国际公认的并有正式中文版发表的FACT–L V4.0中文版量表来弥补既往临床研究中以卡氏评分来替代患者生存质量的评价方法。在应用过程中发现，该量表的中文版对肺癌术后患者具有较好的信度、效度、反应度，能更好反映患者的生活质量情况。

③质控方面，特聘请独立的第三方统计人员（北京大学医学部统计教研室）对数据进行统计分析，撰写统计报告，以确保统计方法准确无误、真实可靠。

④数据管理，特聘请中立的第三方机构（北京迈德康医药技术有限公司）进行数据管理工作。根据临床试验方案和病例报告表进行了Epidata数据库的建立及调试，录入人员采用独立双份录入并核对后，对有疑问的病例报告表发出疑问表21份（每个中心1份），并根据回复修订了数据库，最后对数据库进行锁定。

1.2.7 学术影响

在分享世界同人肺癌循证研究成果的同时，中医肿瘤学领域为肺癌临床循证医学研究贡献太少，至今仍然缺乏以高可信度证据为原则、以循证医学为灵魂的肺癌中医药临床指引。该项研究旨在突破这一瓶颈，自2000年开始，在科技部、国家自然科学基金委员会和国家中医药管理局的支持下，由中国中医科学院广安门医院肿瘤科牵头，数十家单位协作进行了中医药防治非小细胞肺癌的循证医学研究的尝试，其中"延长肺癌术后生存期的中医药治疗方案研究"

无疑为中医药防治肺癌术后复发与转移提供了有力的循证医学证据。

——"肺癌中医综合治疗方案的队列研究"

1.3.1 研究目的

以非小细胞肺癌为研究对象，对中医综合治疗方案进行队列研究，旨在建立一套综合的、规范的中医治疗策略，在临床实践中为有序诊疗奠定良好的基础，使治疗获得更好的效果并减少费用。

1.3.2 课题设计方法

采用多中心、大样本、前瞻性队列研究的方法，对该中医综合治疗方案进行适用及验证评价，具体分为Ⅰ-ⅢA期术后西医队列、中西医结合队列，ⅢA-Ⅳ期西医队列、中西医结合队列、中医队列。符合入选标准的所有患者组成待研究人群，根据病情及患者的意愿进行治疗，根据治疗方案的不同形成不同的队列，西医治疗依据《NCCN 非小细胞肺癌临床实践指南》原则执行，中医治疗依据非小细胞肺癌中医综合治疗方案原则执行。

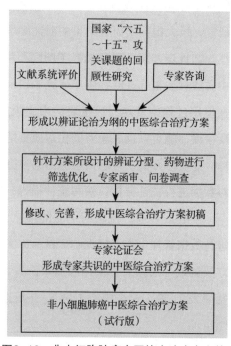

图2-12　非小细胞肺癌中医综合治疗方案的前期研究及整合优化研究流程

1.3.3 研究流程（图2-12，图2-13）

1.3.3.1 非小细胞肺癌中医综合治疗方案的前期研究及整合优化

1.3.3.2 多中心、大样本、前瞻性队列研究临床适用治疗方案再优化、完善

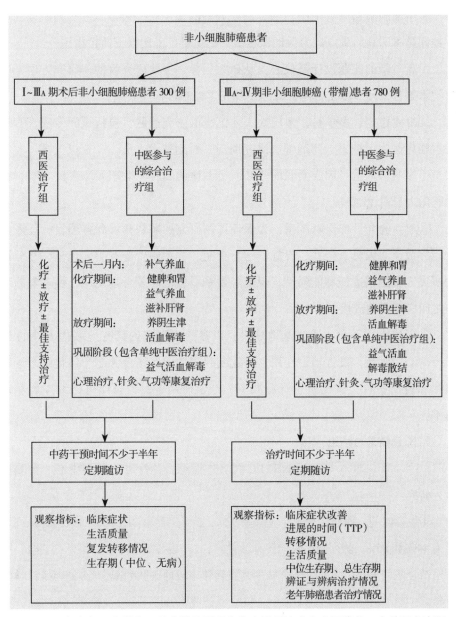

图2-13 多中心、大样本、前瞻性队列研究临床适用治疗方案再优化、完善研究流程

1.3.4 质量控制

非小细胞肺癌患者中医药综合治疗方案的多中心、大样本、队列研究的质量控制是本课题的难点。为保证课题研究的质量，采用以下质控措施。

①高质量的课题设计是核心：从研究目标、主要研究目的、研究方法、配套技术等各个环节缜密考虑，课题设计先进性和可行性兼顾。

②组建稳定、多学科、多层次人才汇集的研究团队：包括顾问专家、管理者、临床医生、护士、药剂师、研究助理、检测技术人员、计算机人员、监查人员等多学科人员。固定全职的研究人员占比约 30%，兼职人员占比 50%，临时聘用人员占比 20%。

③建立健全管理保障体系：为保证课题研究的顺利开展和各项目标任务的按时完成，对人员、经费、设施、运行机制、奖惩制度等有明确规范，充分调动研究人员的创造性和能动性，保障经费和设施的高效合理使用，使各实施环节之间实现无缝链接。

④搭建支撑平台：通过基地建设，以参与本研究的具有地域代表性的 13 个分中心为示范，发挥辐射作用，搭建起我国中西医结合肿瘤个体化综合诊疗临床和科研平台，实现信息资源共享、产学研结合，为长期可持续发展奠定基础。

1.3.5 结果与结论

1.3.5.1 Ⅰ–Ⅲ A 期术后 NSCLC 患者中医综合治疗方案的多中心、前瞻性队列研究

①生存时间：西医队列 1 年生存率 92%，2 年生存率 81%，中西医结合队列分别为 94% 和 85%，队列间比较无统计学差异；2 年复发转移率，西医队列 24%，中西医结合队列 18%，中西医结合队列复发转移率较西医队列减少 6%，但统计学无差异。

②生活质量：中西医结合队列在体重、ECOG 评分、临床症状、FACT 生

存质量及骨髓抑制和消化道反应不良反应方面均优于西医队列，具有统计学差异（表 2-1 至表 2-3，图 2-14 至图 2-20）。

表 2-1　第 2 疗程西医队列和中西医结合队列临床症状总分变化比较

临床症状总分	西医队列	中西医结合队列	P 值
第 2 疗程			<0.0001
Total（missing）	165（100%）	170（100%）	
显效	1（0.61%）	16（9.41%）	
有效	11（6.66%）	38（22.35%）	
无效	153（92.73%）	116（68.24%）	
无法评价	0（0.00%）	0（0.00%）	

表 2-2　第 4 疗程西医队列和中西医结合队列临床症状总分变化比较

临床症状总分	西医队列	中西医结合队列	P 值
第 4 疗程			<0.0001
Total（missing）	165（100%）	170（100%）	
显效	1（0.61%）	24（14.12%）	
有效	9（5.45%）	40（23.53%）	
无效	152（92.12%）	105（61.76%）	
无法评价	3（1.82%）	1（0.59%）	

表 2-3　第 1 次随访西医队列和中西医结合队列临床症状总分变化比较

临床症状总分	西医队列	中西医结合队列	P 值
第 1 次随访			<0.0001
Total（missing）	165（100%）	170（100%）	
显效	2（1.21%）	23（13.53%）	
有效	21（12.73%）	35（20.59%）	
无效	133（80.61%）	103（60.59%）	
无法评价	9（5.45%）	9（5.29%）	

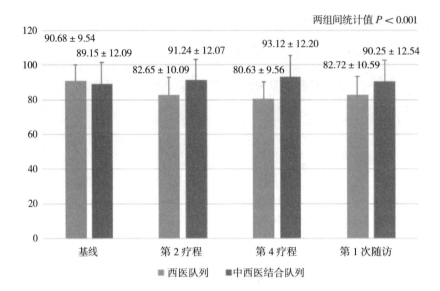

图2-14 西医队列和中西医结合队列FACT总分变化比较

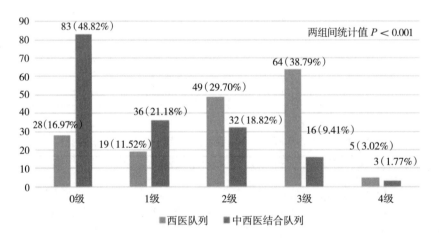

图2-15 西医队列和中西医结合队列NCI不良反应-白细胞变化比较

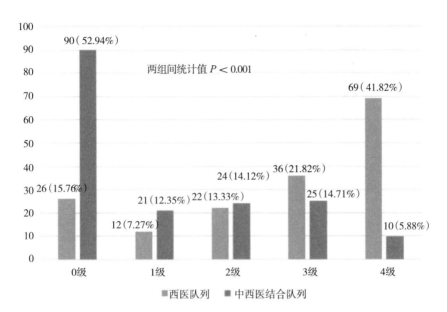

图2-16　西医队列和中西医结合队列NCI不良反应-中性粒细胞变化比较

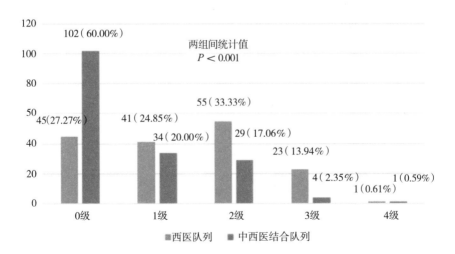

图2-17　西医队列和中西医结合队列NCI不良反应-血红蛋白变化比较

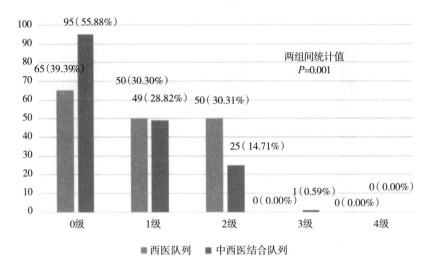

图2-18 西医队列和中西医结合队列NCI不良反应–食欲下降比较

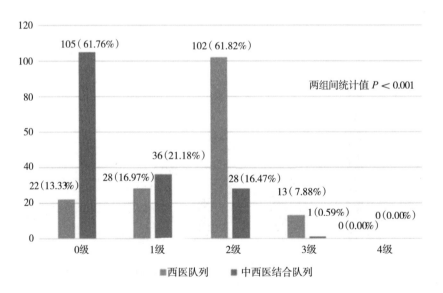

图2-19 西医队列和中西医结合队列NCI不良反应–恶心比较

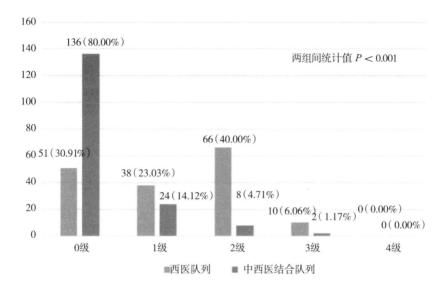

图2-20　西医队列和中西医结合队列NCI不良反应-呕吐比较

1.3.5.2 Ⅲ A–Ⅳ期 NSCLC 患者中医综合治疗方案的多中心、前瞻性队列研究

①生存时间：中医队列为 292 天，西医队列为 394 天，中西医结合队列为 498 天。中医队列和西医队列间差异没有统计学意义，中西医结合队列优于中医队列、西医队列，差异均有统计学意义。

②生活质量：体力评分 ECOG 疗效，第 4 疗程中西医结合队列优于西医队列；第 1 次随访中医队列和中西医结合队列均优于西医队列，差异有统计学意义。具体数据见图 2-21 至图 2-23。

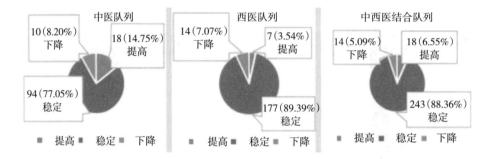

图2-21 第2疗程中医队列、西医队列、中西医结合队列ECOG评分比较

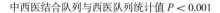

中西医结合队列与西医队列统计值 $P < 0.001$

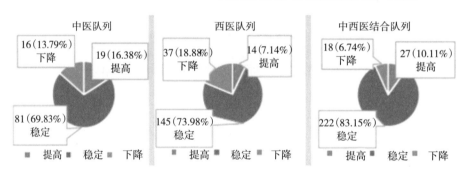

图2-22 第4疗程中医队列、西医队列、中西医结合队列ECOG评分比较

中医队列与西医队列统计值 $P < 0.01$　　　　　　　中西医结合队列与西医队列统计值 $P < 0.01$

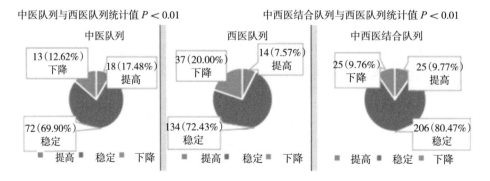

图2-23 第1次随访中医队列、西医队列、中西医结合队列ECOG评分比较

临床症状，第 2 疗程、第 1 次随访中医队列、中西医结合队列均优于西医队列；第 4 疗程中西医结合队列优于西医队列，差异有统计学意义。具体数据见图 2-24 至图 2-26。

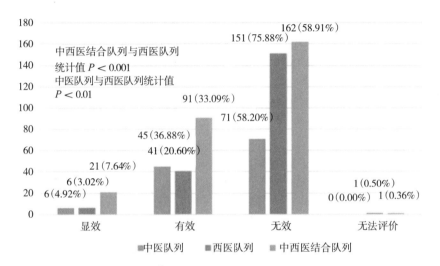

图2-24　第2疗程中医队列、西医队列、中西医结合队列临床症状总分变化比较

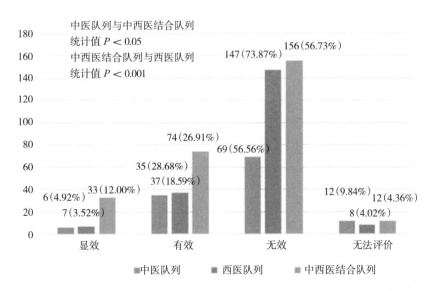

图2-25　第4疗程中医队列、西医队列、中西医结合队列临床症状总分变化比较

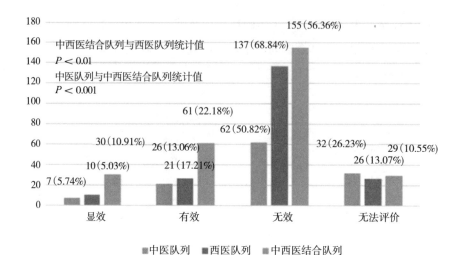

图2-26　第1次随访中医队列、西医队列、中西医结合队列临床症状总分变化比较

FACT生存质量改善情况，中西医结合队列优于中医队列优于西医队列，差异有统计学意义。具体数据见图2-27。

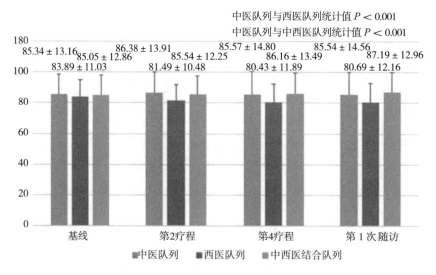

图2-27　中医队列、西医队列、中西医结合队列FACT总分变化比较

骨髓抑制、肝功能损害、疲劳、体重降低、口干方面的不良反应，中医队列均优于西医队列和中西医结合队列，后两者之间无统计学差异；食欲下降、恶心、呕吐方面的不良反应，中医队列优于中西医结合队列，中西医结合队列优于西医队列，差异有统计学意义。具体数据见图2-28至图2-41。

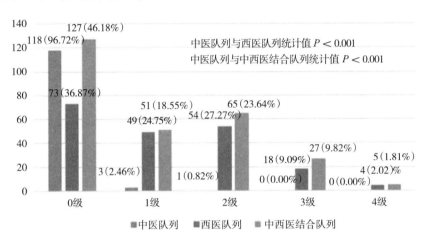

图2-28　中医队列、西医队列、中西医结合队列NCI不良反应-白细胞变化比较

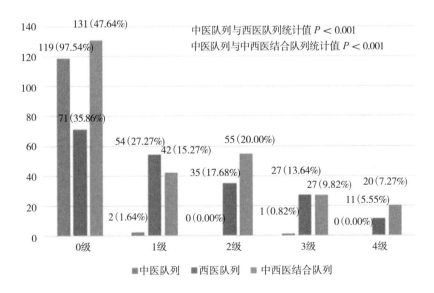

图2-29　中医队列、西医队列、中西医结合队列NCI不良反应-中性粒细胞变化比较

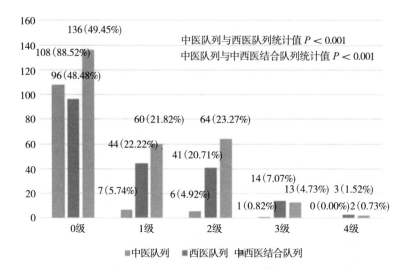

图2-30　中医队列、西医队列、中西医结合队列NCI不良反应–血红蛋白变化比较

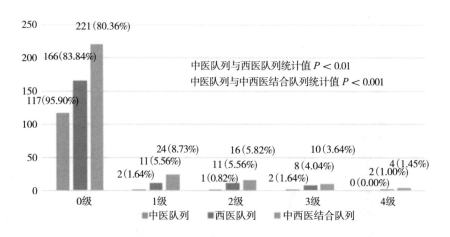

图2-31　中医队列、西医队列、中西医结合队列NCI不良反应–血小板变化比较

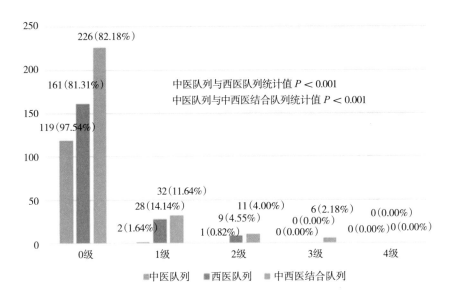

图2-32　中医队列、西医队列、中西医结合队列NCI不良反应-血清谷丙转氨酶变化比较

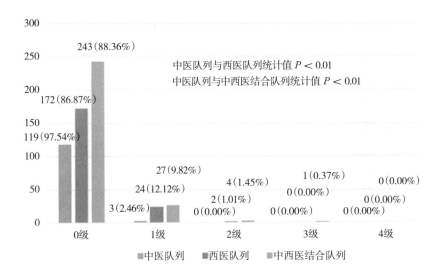

图2-33　中医队列、西医队列、中西医结合队列NCI不良反应-血清谷草转氨酶变化比较

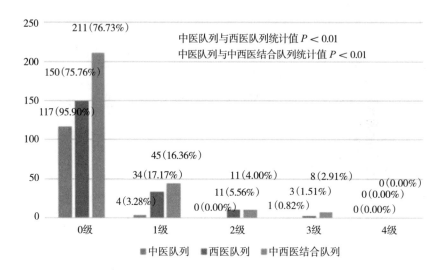

图2-34　中医队列、西医队列、中西医结合队列NCI不良反应-血清谷氨酰转氨酶变化比较

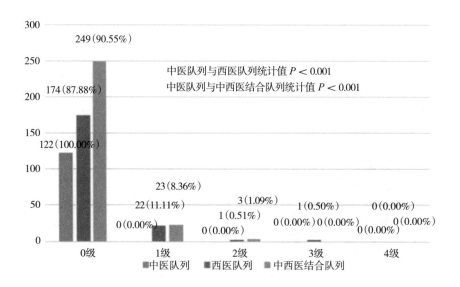

图2-35　中医队列、西医队列、中西医结合队列NCI不良反应-碱性磷酸酶变化比较

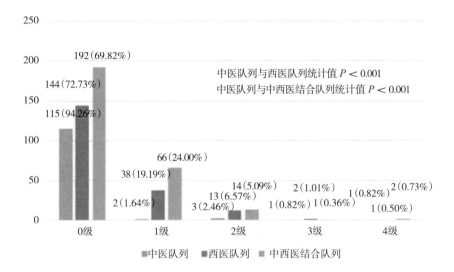

图2-36 中医队列、西医队列、中西医结合队列NCI不良反应-疲劳变化比较

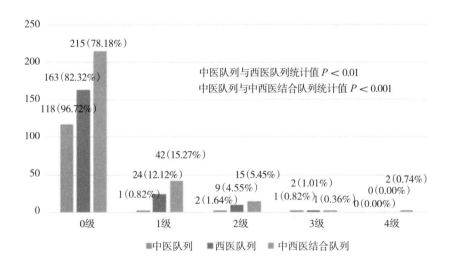

图2-37 中医队列、西医队列、中西医结合队列NCI不良反应-体重降低比较

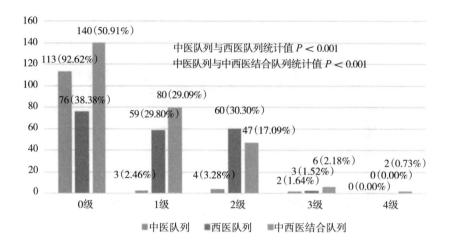

图2-38　中医队列、西医队列、中西医结合队列NCI不良反应-食欲下降比较

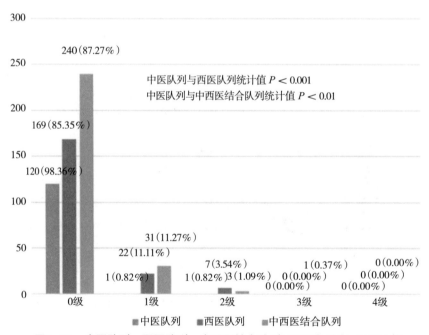

图2-39　中医队列、西医队列、中西医结合队列NCI不良反应-口干比较

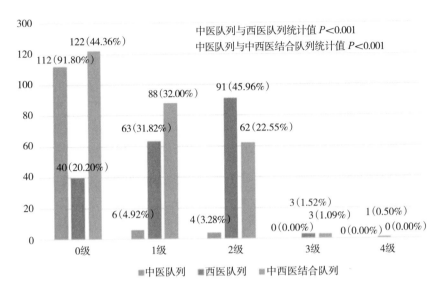

图2-40　中医队列、西医队列、中西医结合队列NCI不良反应-恶心比较

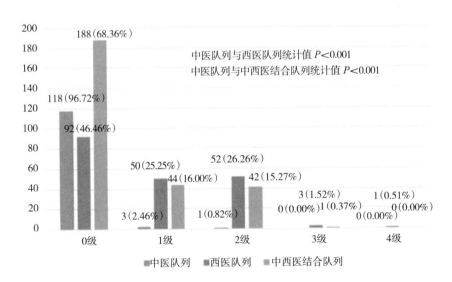

图2-41　中医队列、西医队列、中西医结合队列NCI不良反应-呕吐比较

1.3.6 特色与成果应用前景

①形成非小细胞肺癌中医综合治疗方案：实现了中医药治疗非小细胞肺癌的规范化、综合性、个体化的目标，充分发挥了中医药的优势和特色，证实了以治则统领、分阶段治疗的科学性和可行性，提高了临床疗效。

②制订肺癌中医临床路径：通过对非小细胞肺癌中医综合治疗方案的客观评价和系统分析，总结提炼出"非小细胞肺癌中医临床诊疗路径"，实现成果转化，为临床诊疗提供规范指导，科学有效、多途径的治疗方法，减少社会上滥用药物的现象，减低患者的治疗费用，使患者和社会受益，并进一步扩大中医药的应用领域，产生巨大的经济效益。

③建立规范的中西医结合个体化综合诊疗平台：通过建立起规范的中西医结合个体化综合诊疗平台，以参与课题研究分中心为中医、中西医治疗肿瘤的临床和科研示范基地，向全国医院推广应用并进一步评估修正后，最终形成"非小细胞肺癌中医综合治疗方案临床实践指南"。同时推动我国其他临床常见肿瘤的规范化治疗，如胃癌、乳腺癌、肠癌等。

④形成肺癌综合疗效评价标准：建立一个全新的集软指标、硬指标于一体的综合疗效评价标准，比单一评价实体瘤疗效或生存期的评价方法更能反映中医药治疗肿瘤的特色和优势。

⑤形成非小细胞肺癌中医辨证标准：建立以证候要素为核心的辨证标准，不但具有临床可操作性，而且提高了辨证准确度。

1.3.7 学术影响

该项研究是"十一五"国家科技支撑计划重大疑难疾病中医防治研究项目，采用大样本、多中心、前瞻性、队列研究方法，对非小细胞肺癌患者进行诊疗全程的临床研究，形成了首个基于现有证据、达成专家共识的非小细胞肺癌中医治疗规范。以治则统领规范非小细胞肺癌中医综合治疗，并体现个体化辨证论治、未病先防、已病防变的中医特色，充分发挥我国特有的中医药的作用优势，以提高肺癌患者生存质量、延长生存期、防治放化疗不良反应、减少肿瘤复发转移为主要目标，建立我国综合的、规范的非小细胞肺癌中医综合治疗方案，使治疗获得更好的效果和减少费用，使患者和社会受益，并进一步扩大中医药的应用领域，为新药研发、评价现有药物的优势人群和最佳联合治疗模式提供依据和支撑，从而加快创新药物研制和创制国际品牌药物。同时，推动我国其他临床常见肿瘤的规范化治疗。

1.4 中医药行业专项——"肺癌中医临床指引的示范与推广"

1.4.1 研究目的

①有效整合现有资源，以上海中医药大学附属龙华医院为协作单位，将既往科研成果形成的《指引》向临床一线转化推广。

②对《指引》进行大样本、多中心的分层次推广研究，提供较大样本的《指引》推广效果评估，明确《指引》的可操作性和优越性，提供较大样本的循证医学证据，为《指引》在更大范围的推广奠定基础，提供依据。

③提高示范区域的肺癌中医疗效水平，延长肺癌患者生存期，改善生活质量，降低复发转移率。

④完成《指引》从核心示范区到技术示范区，再到基层的逐级推广和应用，探索中医药临床优势成果的推广机制，完成中医肿瘤示范区域内科研及临床研究人才队伍的培养。

1.4.2 课题设计方法

根据《指引》内容，针对非小细胞肺癌治疗的不同阶段相对应使用中医治疗，评价强化治疗阶段方案、康复治疗阶段方案、巩固（维持）治疗阶段方案的推广效果。

①强化治疗阶段，采用多中心、大样本、前瞻性随机对照研究的方法，对NCCN指南标准化疗方案联合肺癌强化治疗阶段中医综合方案进行验证评价，具体分为中西医结合组和西医组。采用随机数字表法纳入符合入选标准的所有

患者。西医治疗依据《NCCN非小细胞肺癌临床实践指南》原则执行，中西医结合治疗是在西医治疗的基础上加用《指引》指导下的肺癌强化治疗阶段中医综合方案。

②康复治疗阶段，采用多中心、大样本、前瞻性队列研究的方法，对Ⅰ–ⅢA期非小细胞肺癌术后患者采用《指引》指导下的肺癌康复治疗阶段中医综合方案进行验证评价，符合入选标准的所有患者组成研究人群，根据病情及患者意愿进行治疗，根据治疗方案的不同形成不同的队列，对照队列未使用或未规范使用《指引》指导下的肺癌康复治疗阶段中医综合方案，治疗组规范使用《指引》指导下的肺癌康复治疗阶段中医综合方案。

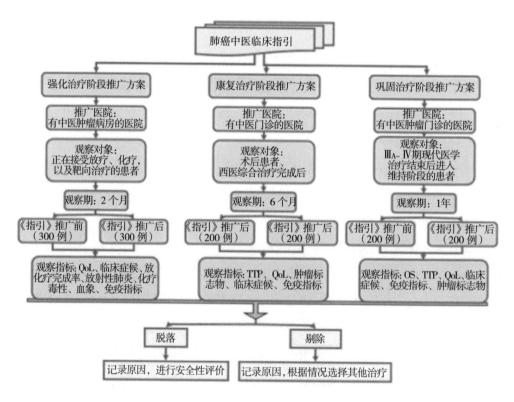

图2-42　《指引》分层次推广效果评估研究技术路线

③巩固（维持）治疗阶段，采用多中心、大样本、前瞻性队列研究的方法，对Ⅲ - Ⅳ期非小细胞肺癌带瘤患者采用《指引》指导下的肺癌巩固（维持）治疗阶段中医综合方案进行验证评价，符合入选标准的所有患者组成研究人群，根据病情及患者意愿进行治疗，根据治疗方案的不同形成不同的队列，西医队列采用西医维持化疗方案，中医队列采用《指引》指导下的肺癌巩固（维持）治疗阶段中医综合方案维持治疗。

1.4.3 研究流程（图2-42，图2-43）

1.4.3.1《指引》分层次推广效果评估研究技术路线

1.4.3.2《指引》在示范区全面推广的技术路线

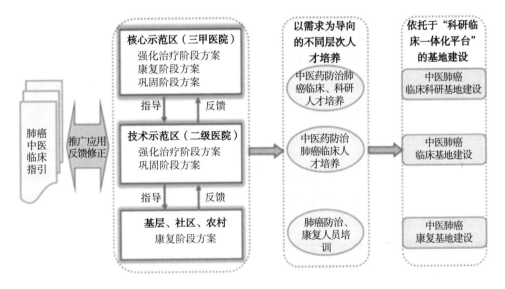

图2-43　《指引》在示范区全面推广的技术路线

1.4.4 质量控制

研究过程中质量的控制分别从以下方面进行加强：严格药品管理；数据管理；审查研究者的资格，保证受试者的依从性，知情同意书的正规签署，入组、出组报告的统一管理等等。

1.4.5 结果与结论

1.4.5.1 强化治疗方案、减轻化疗毒副反应课题组于全国 8 个中心，共入组Ⅰ－Ⅳ期非小细胞肺癌患者 400 例，398 例患者进行数据统计，其中试验组 199 例，对照组 199 例。统计两组化疗引起的多项不良反应，试验组优于对照组。

1.4.5.2 课题组于全国 14 个中心，共Ⅰa－Ⅲa 期非小细胞肺癌患者 503 例，观察队列 237 例，中医队列 266 例。中医队列较观察队列中位无病生存期（DFS）延长；而对最易发生复发转移的Ⅲa 期亚组分析，中医队列也存在明显优势。

1.4.5.3 于全国 11 个中心，共入组 249 例Ⅲa－Ⅳ期非小细胞肺癌维持治疗患者，西医维持队列 123 例，中医维持队列 126 例，249 例受试者全部完成治疗。中医维持队列较西医维持队列延长中位生存期并不处于劣势。

1.4.6 特色与成果应用前景

中国中医科学院广安门医院肿瘤科自 20 世纪 80 年代开始，对中医药治疗肺癌的临床研究做了大量工作。从承担国家"六五"科技攻关课题开始，一直到"十一五"科技支撑计划项目的主持研究，自名老中医经验方总结开始，到中医药放化疗减毒增效、预防肺癌术后复发转移、延长肿瘤患者生存期等，进行了大量临床研究，从证实中医药治疗肺癌的有效性，再到规范性综合治疗方案的形成，最终得出可以推广应用的具有行业规范代表性的《肺癌中医临床指引》和《恶性肿瘤中医诊疗指南（肺癌部分）》。近 40 年的成果积淀，循证数据的积累，已形成了可以直接推广应用的科学成果，中医药行业专项课题的申请为将既往成果向临床一线转化提供了平台，通过《指引》分层次推广效果评估研究，进一步完善并确证了中医综合治疗方案的优越性和可操作性，将《指引》在示范区全面推广，开拓性地建立了推广应用模式，为在更大范围应用提供依据的同时，在一定程度上提高了全国中医肺癌的诊疗水平，完善了全国各地医疗单位的临床与科研基地建设和医疗人才培养。对《指引》的分层次推广方案疗效进行评价的过程，不仅进一步证实了中医药分阶段、规范化治疗非小细胞肺癌的有效性，而且为建立规范化的中西医结合个体化综合诊疗体系，提高我国肺癌综合防治能力和科研水平奠定了基础。

1.4.7 学术影响

该项研究是大样本、多中心的课题，涉及全国十多个省市，基本可以代表全国的中医肿瘤诊疗水平。以 EDC 软件为背景，整合全国优势力量，建立、完善中医肺癌临床研究数据库，能够为大力推动中医肺癌临床的科学研究提供助力。而且，随着时间的延长，可以不断入组新患者，同时定期随访老患者的终点事件发生，对患者的 3 年生存率、5 年生存率进行统计分析，在整合全国中医肿瘤优势力量的前提下，得到滚动式的科学研究成果，并进一步指导临床。

该成果的形成，为中医院等医疗单位或医疗集团提供了指导办法，各级医疗单位学习并掌握该成果内容，为非小细胞肺癌患者进行规范的中医药治疗，促进中医肺癌医疗产业发展；为中医非小细胞肺癌治疗药物的产业发展指明了方向。根据不同中医治疗阶段所出现的病与证，药厂可以研发具有针对性的符合中医辨证特色的中成药；成果中关于医患对于中医肿瘤康复知识掌握情况和康复需求的调查，为今后肿瘤康复产业发展提供了参考，中医肿瘤康复培训班系统培训模式的建立，直接可以转化为肿瘤康复产业，全面促进中医肿瘤康复产业发展。

1.5 北京市科委课题——"放射性皮肤损伤等恶性肿瘤治疗相关不良反应的中医药外治法规范化研究"

1.5.1 研究目的

客观评价中医药外治法治疗常见恶性肿瘤相关不良反应（放射性皮肤损伤、化疗所致周围神经病变、抗肿瘤药物所致手足综合征）的疗效，建立疗效确切、特色突出、适宜推广的中药外治法技术规范，从而为进一步在更大范围推广"中医药外治法治疗常见恶性肿瘤相关不良反应"、提高肿瘤患者生活质量提供依据。

1.5.2 课题设计方法

1.5.2.1 采用多中心、大样本、随机对照的方法，将 166 例常规接受放射治疗的肿瘤患者分为治疗组（二黄煎纱布湿敷，每次20分钟，2～3次/日）和比亚芬对照组（比亚芬外治，2～3次/日），连续2周为1个疗程，1个疗程后观察结果，如放疗完成率、疼痛程度、皮肤损伤程度，分析总体疗效、症状、体征、生活质量，评估安全性。

1.5.2.2 采用多中心、大样本、中央随机的方法，将146例胃肠道肿瘤常规接受含卡培他滨化疗的患者分为治疗组（自拟外用通络方外用）和对照组（硅油乳剂外用），7天为1个疗程，观察时间为2个疗程，研究"自拟外用通络方"治疗卡培他滨所致手足综合征（HFS）的临床疗效及相关化疗完成率，以及对患者生活质量的改善等作用。

1.5.2.3 采用多中心、大样本、中央随机对照的方法，将176例恶性肿瘤伴

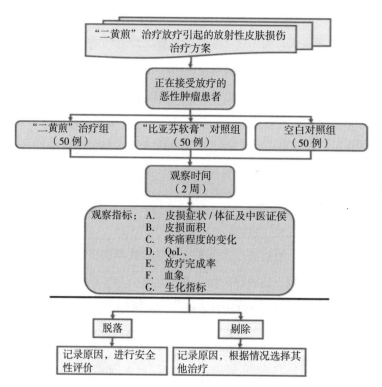

图2-44　"二黄煎"治疗放疗引起的放射性皮肤损伤治疗方案研究流程

有化疗相关周围神经病变的患者 1:1 分为治疗组（自拟外用通络方足浴）和对照组（黄芪桂枝五物汤中药足浴），7 天为 1 个疗程，观察 2 个疗程，观察两组间中医证候、周围神经毒性、生活质量及肌电图等变化，客观评价中药熏洗外治法治疗化疗所致周围神经毒性反应的临床疗效；并于 2 个疗程后采用个体深入访谈法，通过主题分析方法进行相关定性研究。

1.5.3 研究流程（图 2-44 至图 2-46）

1.5.3.1 "二黄煎" 治疗放疗引起的放射性皮肤损伤治疗方案

1.5.3.2 "自拟外用通络方" 治疗抗肿瘤药物所致手足综合征（HFS）治疗方案

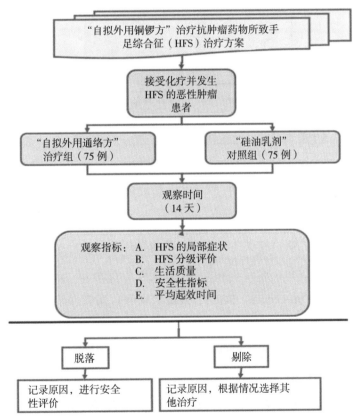

图2-45　"自拟外用通络方" 治疗抗肿瘤药物所致手足综合征（HFS）治疗方案研究流程

1.5.3.3 "自拟活血通络汤"治疗化疗相关周围神经病变（CIPN）治疗方案

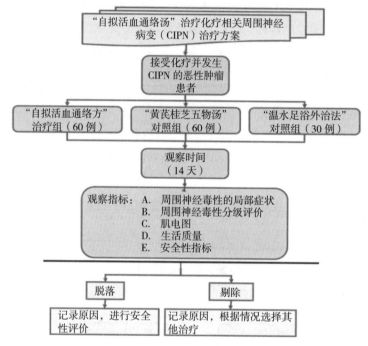

图2-46 "自拟活血通络汤"治疗化疗相关周围神经病变（CIPN）治疗方案研究流程

1.5.4 质量控制

本研究将质量控制措施贯穿于临床试验的各环节，试验方案设计、课题组专设监察小组和质控员，研究人员有明确合理的职责分工，制订标准操作规程（standard operating procedure，SOP）、人员培训和数据管理计划。此外，各研究中心的患者人流量、医师数量、临床研究的伦理管理、人员结构、经费预算等重要环节等都保障了课题顺利实施。

1.5.5 结果与结论

研究结果显示，中医药外治法针对放疗损伤、手足综合征、周围神经病变均具有独特优势。

1.5.6 特色与成果应用前景

1.5.6.1 首次进行多中心、大样本的前瞻性临床研究，试验设计科学，将中药熏洗作为肿瘤科综合治疗的一部分，突破以往以内治为主的中医药治疗模式，客观评价其临床有效性。建立由三级、二级、一级社区医院共同参与的中医药治疗恶性肿瘤相关不良反应的研究团队，研究与推广同步进行。

1.5.6.2 本试验成果具有广泛的应用前景，恶性肿瘤目前是人类疾病致死的主要原因之一，其治疗主要依赖于手术、放疗、化疗、生物治疗、靶向治疗等，其中放疗、化疗是临床不可或缺的治疗手段。放化疗导致的周围神经毒性、放射性皮肤损伤、手足综合征是常见不良反应，影响治疗效果和患者的生活质量，现代医学尚无特效的治疗手段和方法，大量文献报道，中医药在这些方面具有优势与特色。本课题研究符合临床治疗的迫切需要。中医药外治法治疗肿瘤相关不良反应的研究也符合国家政策的发展趋势，具有长久的发展空间。

1.5.7 学术影响

目前针对这三种恶性肿瘤的相关不良反应，现代医学缺乏特效的治疗手段和方法，本课题通过多中心、前瞻性临床试验，客观评价中医药外治法治疗常见恶性肿瘤相关不良反应的疗效，建立疗效确切、特色突出、适宜推广的中药外治法技术规范，促进北京地区外治法治疗常见恶性肿瘤相关不良反应特色的发展与创新，可进一步在更大范围推广该方法，提高肿瘤患者的生活质量。

1.6 中医药行业专项——基于临床科研一体化技术平台的肺癌等疾病中医药临床诊疗研究

1.6.1 研究目的

利用"中医临床和科研一体化技术平台"，以临床事实数据为导向，以假设和模型为驱动，将临床研究与计算机模拟研究相结合，构建中医药、针灸干预治疗肺癌、乳腺癌等疾病的大型临床诊疗数据库。运用数据挖掘方法，对中医药、针灸临床辨证论治方法进行系统研究，形成基于科学数据和辨证论治实践的临床优化诊疗方案和医生实时分析决策的创新方法，分析符合辨证论治个体化诊疗特点的临床辨证规范和临床评价方法，发掘中医药疗效优势，提高临床诊疗水平，增强中医药临床研究自主创新能力，促进中医药临床人才的培养。

1.6.2 课题设计方法

利用既往初步建立的临床科研一体化技术平台，以临床医疗单位为中心，在临床业务科室安装和使用结构化临床信息采集系统，并根据医院信息化水平，有条件地实现与医院 HISS 系统、LIS 系统、PACS 系统等的无缝对接，实现疾病病历信息与相关理化检查等诊疗数据的交互、汇总和共享。

完善术语分析体系，适时收集和规范疾病的中医临床术语，建立语义关联并整理入库，为数据采集的规范化提供技术支撑。在有条件的医院和科室，利用 PDA、无线网络等技术，加强患者床旁信息的动态、适时采集和录入，有条件者，运用舌诊仪、脉象仪等信息采集手段，与传统手段结合，增加舌、脉诊信息的收集。

根据疾病的特点和分析研究需要，将国内外有公认度或经测评有较好效度的各类评分量表及适合于疾病临床评价的自制 PRO 量表嵌入临床信息采集系统，以获得疾病定量或半定量临床数据信息，为后期临床评价提供必要的数据支持。

以此为基础，完成肺癌、乳腺癌等疾病的中医药、针灸诊疗数据的全面、完整和规范采集，建立数据库。结合中医临床数据的复杂性特点，完善数据抽取、转换和装载软件的功能，提高数据处理效率，结合中医临床"病、症、证、治、方、药"等基本要素，构建适宜于中医临床辨证论治特点的多点关系数据分析模型。

在此基础上，整理、集成商务智能软件，建立适合于中医复杂数据类型的细节数据模型、多维数据模型，实现从数据概况、方剂、药物、疾病、症状、治法和证候等多方面、多关系对知识进行探索性分析、适时查询和在线展示，形成临床、科研一体化技术平台。

同时加强对多种经典数据挖掘方法（如支持向量机、二步聚类分析、多层次网络分析、随机行走模型建模分析、动态决策过程和多关系数据挖掘方法等）在中医领域的应用研究。

根据研究需求和分析主题，选择适合的临床评价方法，对以上疾病的临床实际诊疗数据信息进行研究、总结和不断优化，最终形成有中医特色的辨证规范和中医药、针灸综合诊疗方案。总结和分析适合中医数据特点和不同分析主题的数据挖掘方法或评价方法。

1.6.3 研究流程（图2-47）

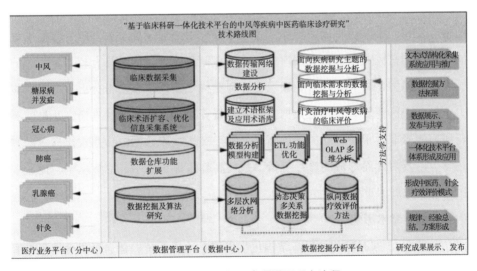

图2-47　中医药行业专项课题研究流程

1.6.4 质量控制

本研究将质量控制措施贯穿于临床试验的各环节，通过成立相关专家咨询委员会，由信息技术专家、临床研究专家和运用数学及统计学专家等，进行项目实施的技术评估、监督和咨询。成立项目研究办公室、项目管理委员会，进行项目协调与沟通，由项目执行领导小组负责项目设计、研究人员培训等，设立二级监察，监督项目进度、实施情况等。

1.6.5 特色与成果应用前景

综合多学科内容，如信息学、计算机、运用数据等技术，结合临床流行病学、循证医学及数据挖掘等方法，建立集数据采集、数据仓库构建、数据挖掘分析和展示为一体的中医临床科研一体化技术体系。以临床实践为基础构建中医药、针灸干预治疗肺癌、乳腺癌等重大疾病的中医药临床诊疗数据库。

中医药临床术语库的构建是临床科研一体化技术体系的重要内容，是临床研究规范化、系统化、标准化的重要基础；结构化临床信息采集系统的使用是医院信息化发展的必然趋势，医院信息化的飞速发展有助于临床信息采集系统的推广使用。中医药临床数据库的建立是数据中心建设的重要基础。数据中心的主要功能是完成对大型数据库的汇总、存储和管理，同时具有较强的数据分析和处理能力，具有整合行业领域资源和对科学数据信息进行分析和发布的能力。针对中医药复杂干预的数据挖掘及分析算法等方法学的探索研究，是中医药研究能否取得重要突破的关键问题，基于疾病临床数据的诊疗规律形成的方法学，以及因此而形成的诊疗规范，是提高临床评价水平、诊疗质量、促进中医药快速发展的重要方法。

1.6.6 学术影响

完成了15家医院相关科室结构化临床信息采集系统构建，形成满足于临床业务和科学研究需求的一体化平台，实现与医院现有信息系统的无缝链接和数据共享；创建了适合于中医药临床研究的数据挖掘及分析方法，建立了满足于不同研究主题需求的数据分析模型，研究形成了关于肺癌、乳腺癌等疾病的临床辨证规范及中医或针灸综合治疗方案，研究、分析、总结了中医药、针灸诊疗方案形成的方法学原理及临床评价方法。

2.临床新药研究

目前我国抗肿瘤中成药生产企业在中药基础研究和中药现代化发展上对吸收利用率、给药途径、剂型、生产工艺等方面做了很大改进，抗肿瘤中成药由于使用方便、疗效稳定、机制明确等特点，已为广大肿瘤患者和医生专家所接受。迄今为止，根据国家食品药品监督管理总局批准已上市的治疗肿瘤的中药新药总计有107种，其中多数为口服的中药复方制剂、15种中药注射剂、6种外用制剂、少量民族药。林洪生教授多年参与主持抗肿瘤中药的新药研究、上市后再评价、疗效标准制订、新药指导原则修订等工作，其中以林洪生担任主要研究者（PI）的新药研究课题（Ⅰ、Ⅱ、Ⅲ期临床试验）40余项，上市后再评价课题20余项，包括临床常用药物，如紫龙金片、参芪扶正注射液、复方苦参注射液等，为中医肿瘤新药的基础研究、转化应用、临床试验等设计提供大量支持，为临床使用常用中成药提供客观有效的循证医学证据。《肿瘤中成药临床应用手册》翔实客观地介绍了抗肿瘤中成药的信息，并总结了临床实际应用过程中的体会，具有十分重要的临床指导价值。

结合近年来中医系列研究进展，《中药新药治疗恶性肿瘤临床研究技术指导原则》（2002版）（下称《原则》）已不能适应新时期中药新药的研发要求，有待进行更加科学的定位，建立全面、客观的评价指标，为筛选出更加有效的抗肿瘤中药提供依据。林洪生教授作为课题组长主持了《原则》的修订，并进行了《中药新药治疗恶性肿瘤临床试验设计与评价》专题演讲，针对《原则》的修订工作听取了中药新药临床试验一线研究者和研发单位的意见和建议。2015年1月23日，课题组在北京召开了中西医专家参加的指导原则定稿会，再次征询专家意见，依据专家意见形成了《中药新药治疗恶性肿瘤临床研究技术指导原则》（2012版）。新版《原则》从整体思路上讲，强调注册申请上市的抗肿瘤中药新药应充分体现抗肿瘤中药的优势与特点；科学合理地明确临床定位，尤其是关键内容（主要疗效指标及评价标准等）需获中西医领域专家的共识。与

《抗肿瘤药物临床试验技术指导原则》相比，重点突出了抗肿瘤中药的特点。

林洪生教授主持新药研究多年，倡导在循证医学科学研究方法的指导下，在研究设计和执行过程中严格依据现有试验研究评价标准的要求，借鉴国外高质量的研究设计，客观、科学地对中药的有效性和安全性进行研究，从而促进中医药的优势发挥和持续发展。

目前的中医肿瘤新药研究主要集中在以下三方面：一是创新药物的研发。其核心在于创新和疗效。二是扩大适应证的研究。由于中医素有同病异治、异病同治的特色，所以继续探索上市品种的新的适应证可以让更多的患者从中获益，该类研究如"观察复方苦参注射液不同剂量用于癌肿疼痛的治疗效果和安全性的随机、双盲、多中心临床试验"。三是上市后再评价。我国已逐渐开展对上市后药物的疗效、不良反应进行监测，并开始重视其对患者生存质量、患者病死率等指标的影响。已获上市批准的中药，有很多在不良反应的发现和管理上存在着时滞现象，且在临床有效性和安全性方面存在一定问题，中药上市后的再评价工作对我国中药的现代化与国际化进程具有重要作用。如"生血丸治疗胃肠肿瘤化疗所致血象下降的临床疗效观察"即是一项对目前临床应用广泛的肿瘤辅助用药的上市后再评价，有一定的临床价值。

以下整理介绍一些林洪生教授担任 PI 的代表性临床研究，梳理林洪生教授在循证医学指导下进行新药研究的学术成果，旨在开拓中医药肿瘤循证医学继承创新的新思路。

2.1 生血丸

2.1.1 研究题目　生血丸治疗非小细胞肺癌脾肾阳虚证化疗所致血象下降的临床疗效观察

2.1.2 药物来源　天津达仁堂制药厂，7060015

2.1.3 研究方法与内容　选择 2009 年 9 月 –2011 年 9 月在中国中医科学院广安门医院、天津肿瘤医院、山西省肿瘤医院、天津医科大学总医院、首都医科大学附属北京中医医院接受化疗的非小细胞肺癌患者 118 例。入选患者为有明确病理诊断为原发性非小细胞肺癌者，符合脾肾阳虚证，拟进行全身化疗，年龄 18 ～ 80 周岁，卡氏评分 ≥ 60 分，预计生存 3 个月以上。

将 118 例非小细胞肺癌化疗患者随机分为两组。治疗组 62 例，采用生血丸联合化疗治疗；对照组 56 例，单纯化疗。观察患者化疗第 7、14、21、28、35、42 天的血象变化情况，以及化疗完成率、生活质量、中医证候疗效、瘤体变化等。

2.1.4 研究结果

①治疗效果比较

血象情况分析：第 1 个化疗周期（第 1 天到第 21 天为 1 个周期），第 14d 的血红蛋白、白细胞、血小板测定值组间比较，治疗组优于对照组，差异均有统计学意义（$P < 0.05$）；第 2 个化疗周期，35d、42d 血红蛋白、28d、35d、42d 白细胞，35d、42d 血小板测定值组间比较，治疗组优于对照组，差异均有统计学意义（$P < 0.05$，$P < 0.01$）；考虑合并升白药因素影响，以基线为协变量，排除中心与组别的交互作用后，两组血象测定值基线与 42d 治疗前后的差值，治疗组均小于对照组，经组间比较，治疗前后血红蛋白、白细胞组间差异有显著性统计学意义（表 2–4 至表 2–9）。

表 2–4　两组血红蛋白各访视点情况比较（$\bar{x} \pm s$）

组别	例数	7d	14d	21d	28d	35d	42d
对照组	56	117.38±13.94	111.39±12.33	17.86±14.33	114.48±14.20	108.13±15.10	112.16±13.82
治疗组	62	119.36±16.17	116.26±13.27*	120.53±16.57	118.79±14.88	114.37±14.99*	118.17±15.33*

注：与对照组同期比较，*$P < 0.05$

表 2–5　各组血红蛋白测定值治疗前后差值的方差分析情况

组别	Mean ± Std	95% CI	P 值
对照组	14.98±1.48	[12.0506–17.9078]	0.0039**
治疗组	8.99±1.42**	[6.1716–11.8021]**	

注：与对照组同期比较，**$P < 0.01$

表 2-6　两组白细胞各访视点情况比较（$\bar{x} \pm s$）

组别	例数	7d	14d	21d	28d	35d	42d
对照组	56	5.04±2.12	3.70±1.53	5.30±1.49	4.55±1.60	3.36±1.95	4.98±1.59
治疗组	62	5.37±1.64	4.12±1.35*	5.65±1.88	5.36±1.42**	4.55±1.88**	5.84±1.78**

注：与对照组同期比较，*$P < 0.05$，**$P < 0.01$

表 2-7　各组白细胞治疗前后差值的方差分析情况（$\bar{x} \pm s$）

组别	Mean ± Std	95% CI	P 值
对照组	2.08±0.23	[1.6269–2.5302]	0.0047**
治疗组	1.17±0.22**	[0.7365–1.6065]**	

注：与对照组同期比较，**$P < 0.01$

表 2-8　两组血小板各访视点情况比较（$\bar{x} \pm s$）

组别	例数	7d	14d	21d	28d	35d	42d
对照组	56	204.13±74.93	91.68±16.36	209.93±84.31	193.63±71.99	83.93±18.26	193.45±73.46
治疗组	62	203.39±80.79	101.34±24.53*	211.21±75.84	197.56±66.02	96.10±30.36*	212.32±71.80*

注：与对照组同期比较，*$P < 0.05$

表 2-9　各组血小板治疗前后差值的方差分析情况（$\bar{x} \pm s$）

组别	Mean ± Std	95% CI	P 值
对照组	49.70±8.83	[32.2021–67.1977]	0.1005
治疗组	29.73±8.42	[13.0489–46.4039]	

②中医证候疗效评价：在脾肾阳虚证候控制方面，治疗组显效率为41.94%，有效率为32.26%；对照组显效率12.50%，有效率为25.00%。治疗组显效率与有效率之和（74.20%）明显优于对照组（37.50%），组间比较，差异有显著性统计学意义。在腹胀、腰膝酸软、神疲乏力、气短等单项症状的控制方面，治疗组优于对照组，组间比较，差异有显著性统计学意义（$P < 0.05$）（表2-10、表2-11）。

表 2–10　两组证候疗效评价比较 [例（％）]

组别	例数	显效	有效	无效	两组疗效统计量（Z）	P 值	两组总有效率统计量（χ2）	P 值
对照组	56	7（12.50）	14（25.00）	35（62.50）	17.9778	0.0001	15.1401	0.0001
治疗组	62*	26（41.94）*	20（32.26）*	16（25.80）*				

注：与对照组同期比较，*P < 0.05

表 2–11　两组中医单项症状疗效评价（FAS）[例（％）]

症状	组别	例数	痊愈	显效	有效	两组疗效统计量（Z）	P 值	两组总有效率统计量（χ2）	P 值
食欲减退	对照组	55	12（21.82）	6（10.91）	37（67.27）	3.5419	0.0598	4.0092	0.0453
	治疗组	57*	20（35.09）	10（17.54）	27（47.37）				
腹胀	对照组	30	5（16.67）	3（10.00）	22（73.33）	4.6678	0.0307	4.2367	0.0396
	治疗组	25*	10（40.00）	4（16.00）	11（44.00）				
腰膝酸软	对照组	40	15（37.50）	5（12.50）	20（50.00）	6.2343	0.0125	5.2964	0.0214
	治疗组	45*	29（64.44）	5（11.11）	11（24.44）				
神疲乏力	对照组	54	6（11.11）	10（18.52）	38（70.37）	10.0082	0.0016	6.6193	0.0101
	治疗组	60*	23（38.33）	10（16.67）	27（45.00）				
气短	对照组	51	5（9.80）	10（19.61）	36（70.59）	8.0146	0.0046	5.0259	0.0253
	治疗组	50*	18（36.00）	9（18.00）	23（46.00）				

注：与对照组同期比较，*P < 0.05

③生活质量

卡氏评分：生血丸配合化疗能在一定程度上改善患者的卡氏评分，但是与单纯化疗组相比，无显著差异。

FLIC：结果表明，在各个项目治疗前后组间比较上，生血丸配合化疗能在一定程度上改善患者的生活质量，但是与单纯化疗组相比，无显著统计学差异；而与总量表相比，有显著差异（表 2-12，表 2-13）。

表 2-12　两组生活质量评价（卡氏评分疗效）[例（%）]

组别	例数	提高	稳定	降低	两组疗效统计量（Z）	P 值	两组总有效率统计量（χ2）	P 值
对照组	56	8（14.29）	39（69.64）	9（16.07）	0.5432	0.4611	0.3091	0.5782
治疗组	62	13（20.97）	41（66.13）	8（12.9）				

表 2-13　FLIC 评分治疗前后差值的组间比较

项目	时间段	FAS	
		统计量	P 值
总量表	组间比较基线 –42dFAS	-	0.0001
躯体良好和能力	组间比较基线 –42d	z=-0.4951	0.6205
心理良好	组间比较基线 –42d	t=-0.726	0.4693
因癌造成的艰难	组间比较基线 –42d	z=1.6039	0.1087
社会良好	组间比较基线 –42d	z=0.8485	0.3962
恶心	组间比较基线 –42d	z=-0.8658	0.3866

④安全性评价和实验室检查：本次试验过程中发生不良事件 3 例，治疗组共 1 例（为白细胞减少症），对照组共 2 例（1 例为白细胞减少症，1 例为白细胞减少症并发感染），经研究者判断，均与试验用药无关，均非药物的不良反应。试验中未发生与试验药物有关的实验室检查指标的异常改变。

2.1.5 研究亮点

①试验设计：该试验采用前瞻性对照研究方法。该方法易验证到治疗效果试验中治疗 / 干预措施与结果的因果关系，使研究者明确正在研究什么。患者经过严格纳入和排除标准进行筛选，使试验具有更好的同质性样本，试验结果便于推广应用。对患者进行严格的控制，可进行随访和分析。

②质量控制：试验组织全国 5 家三甲医院共同开展研究工作。分中心负责人一般为三级甲等医院相关科室的负责人或者本地区有很高造诣的肿瘤学专家。研究者均具有较丰富的肿瘤临床经验和一定的临床研究经历，有足够的时间在

规定的期限内正确实施和完成临床研究。监察员由申办者指定的，有适当医学相关专业背景，并经过必要训练，熟悉 GCP 及现行管理法律法规，熟悉临床研究药品的信息、临床研究方案和相关文件的人员担任。

③疗效评价：除常规疗效评价如 WHO 急性、亚急性毒性标准外，生活质量方面选用生活功能指标量表（FLIC）来评估治疗方案对患者生活质量的影响。更加全面客观地反映药物对于患者功能状态及生活质量的改善情况。

④研究结果：治疗组化疗后血象下降的控制率均优于对照组，具有显著性差异（$P < 0.05$）。在生活质量改善、中医证候改善等方面，治疗组也显著优于对照组（$P < 0.05$）。证明生血丸在预防非小细胞肺癌化疗所致血红蛋白下降、白细胞下降方面有一定疗效，且安全可靠。

2.2 复方苦参注射液

2.2.1 研究题目　观察不同剂量复方苦参注射液用于治疗癌肿疼痛的效果和安全性的随机、双盲、多中心临床试验

2.2.2 药物来源　山西振东制药有限公司，国药准字 Z14021231

2.2.3 研究方法与内容　2013 年 12 月 -2015 年 3 月，在安徽医科大学第二附属医院、山西省肿瘤医院、湖南省肿瘤医院、徐州市中心医院、南通市肿瘤医院、天津医科大学附属肿瘤医院、四平市中心人民医院、新乡医学院第一附属医院选择有确切诊断的恶性肿瘤中、晚期癌痛患者 206 例。入选患者年龄 18 ～ 70 周岁，体重 ≥ 45kg，并符合中医湿热毒结证；最近 1 个月内未进行化疗，最近 2 周内未进行放疗；ECOG 评分 ≤ 2 分；预计生存期 3 个月以上。将入选患者随机分为 3 组，试验组（1）68 例，试验组（2）69 例，对照组 69 例，试验组（1）采用复方苦参注射液，20mL/ 次；试验组（2）采用复方苦参注射液，40mL/ 次；对照组采用复方苦参注射液，12mL/ 次。3 组均用 0.9% 的氯化钠注射液 500mL 稀释，静脉滴注，1 次 / 日，连用 14 日；探讨不同剂量的复方苦参注射液用于癌肿疼痛的治疗效果和安全性。

2.2.4 研究结果

①治疗效果比较：治疗第 14 日，3 组受试者 VAS 疼痛缓解率组间比较有统计学差异（$P=0.03$）。3 组受试者 NRS 和 VAS 评分随治疗时间的延长而递减，NRS 和 VAS 疼痛缓解率随治疗时间的延长而递增。3 种不同剂量的复方苦参注射液用于癌肿疼痛受试者时均能在一定程度上减轻受试者的疼痛，且作用相当。3 组的镇痛维持时间、无痛天数、中医证候疗效、生活质量的评估无明显差异（表 2-14）。

表 2-14　3 组受试者 VAS 疼痛缓解度和疼痛缓解率比较

缓解情况	12mL 组	40mL 组	20mL 组	P 值
FAS				
无缓解	21 例	19 例	26 例	
轻度缓解	17 例	9 例	11 例	
中度缓解	23 例	21 例	23 例	0.048
明显缓解	5 例	12 例	2 例	
完全缓解	3 例	7 例	4 例	
疼痛缓解率	44.9%	58.0%	42.6%	>0.05

②安全性评价：进行安全性评价的受试者共 206 例，统计共有 59 例受试者发生了不良事件（AE），12mL 组、40mL 组、20mL 组 AE 发生率分别为 23.2%、29.0%、33.8%，共有 24 例受试者发生了药品不良反应（ADR），12mL 组、40mL 组、20mL 组 ADR 发生率分别为 7.2%、13.0%、14.7%。两组受试者 AE、ADR 组间比较无统计学差异（表 2-15）。

表 2-15　3 组 AE 与 ADR 发生率比较

		12mL 组	40mL 组	20mL 组	总计
AE	例数	16	20	23	59
	发生率	23.2%	29.0%	33.8%	
ADR	例数	5	9	10	24
	发生率	7.2%	13.0%	14.7%	

2.2.5 研究亮点

①试验设计：该试验采用多中心、双盲、平行对照的研究方法，该方法易验证到治疗效果试验中治疗/干预措施与结果的因果关系，使研究者明确正在研究什么。患者经过严格纳入和排除标准进行筛选，使试验具有更好的同质性样本，试验结果便于推广应用。对患者进行严格的控制，可进行随访和分析。这种标准化设计和同质性对象人群更容易检测到治疗效果，而且结果的临床和统计学可以进行一致性比较分析。

②质量控制：试验组织全国8家三甲医院共同开展研究工作。分中心负责人一般为三级甲等医院相关科室的负责人或者本地区有很高造诣的肿瘤学专家。研究者均具有较丰富的肿瘤临床经验和一定的临床研究经历，有足够的时间在规定的期限内正确实施和完成临床研究。监察员由申办者指定的，有适当医学相关专业背景，并经过必要训练，熟悉GCP及现行管理法律法规，熟悉临床研究药品的信息及临床研究方案和相关文件的人员担任。

③疗效评价：除常规疗效评价WHO急性、亚急性毒性标准外，采用NRS和VAS评分来评估患者的疼痛缓解度，更加客观地反映药物对于恶性肿瘤中、晚期患者癌痛的改善情况。

④研究结果：3组受试者VAS疼痛缓解率组间比较有统计学差异（$P=0.03$）。3组受试者NRS和VAS评分随治疗时间的延长而递减，NRS和VAS疼痛缓解率随治疗时间的延长而递增。3种不同剂量的复方苦参注射液用于癌肿疼痛受试者，均能在一定程度上减轻受试者的疼痛，且作用相当。3组的镇痛维持时间、无痛天数、中医证候疗效、生活质量的评估无明显差异。研究证明，复方苦参注射液对于缓解恶性肿瘤中、晚期患者的癌痛有一定疗效，且安全可靠，为临床应用提供一定证据。

2.3 参一胶囊

2.3.1 研究题目　参一胶囊减轻肿瘤患者化疗毒副作用的临床观察

2.3.2 药物来源　吉林亚泰制药股份有限公司，国药准字Z20030044

2.3.3 研究方法与内容 选择 2000 年 3 月 –2001 年 7 月在中国中医科学院广安门医院诊疗的患者 378 例。入选患者为有明确诊断的原发性非小细胞肺癌、胃肠癌、乳腺癌、肝癌、淋巴瘤、卵巢癌患者，且凡属原发性非小细胞肺癌和原发性肝癌需有可测瘤灶，并符合气虚证，年龄 18 ～ 80 周岁，卡氏评分 ≥ 60 分。

将 378 例患者随机分为 2 组，治疗组采用参一胶囊联合化疗治疗，对照组采用单纯参一胶囊治疗，观察患者肿瘤客观缓解率及中医症状、免疫功能、体力状况评分、体重等，探讨参一胶囊减轻肿瘤患者化疗毒副作用的临床疗效。

2.3.4 研究结果

①客观缓解率（ORR）：观察结果，化疗组（肺癌）37.12%，化疗组（肝癌）35.18%，明显高于实验组（肺癌）7.57%，而在化疗组中，肝癌与肺癌患者 ORR 差别不大（图 2-48）。

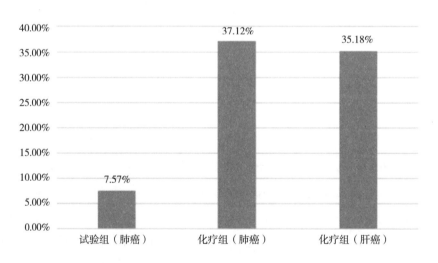

图2-48 实验组与化疗组客观缓解率（ORR）比较

②临床症状：患者的临床症状总有效率为 61.36%，其中显效 40.48%，有效 20.88%（图 2-49）。

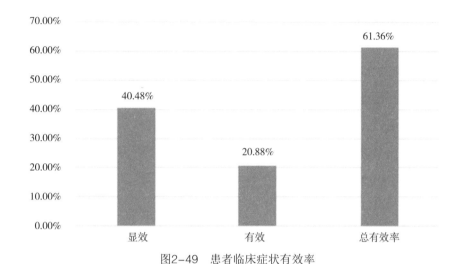

图2-49　患者临床症状有效率

③生活质量：患者生活质量得到明显改善，其中，体力状况评分（KPS）上升率为23.99%，稳定率61.20%，而体重上升率为20.41%，稳定率46.73%（图2-50）。

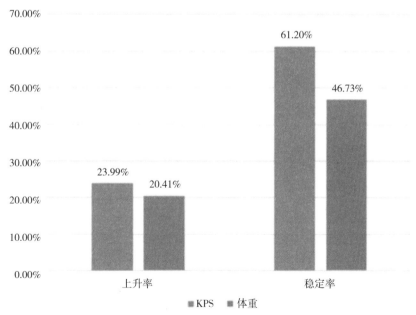

图2-50　生活质量上升率与稳定率比较

2.3.5 研究亮点

①试验设计：该试验采用双盲随机对照研究方法，该方法易检测到治疗效果试验中治疗/干预措施标准化，使研究者明确正在研究什么，患者经过严格纳入和排除标准进行筛选，使试验具有更好的同质性样本，试验结果便于推广应用。对患者进行严格的控制，可进行随访和分析。这种标准化设计和同质性对象人群更容易检测到治疗效果，而且结果的临床和统计学可以进行一致性比较分析。

②质量控制：试验单位为中国中医科学院广安门医院。研究者均具有较丰富的肿瘤临床经验和一定的临床研究经历，有足够的时间在规定的期限内正确实施和完成临床研究。监察员由申办者指定的，有适当医学相关专业背景，并经过必要训练，熟悉 GCP 及现行管理法律法规，熟悉临床研究药品的信息及临床研究方案和相关文件的人员担任。

③研究结果：实验组在肿瘤客观缓解率及中医症状、体力状况评分（KPS）、体重方面均有明显的改善或上升。

缓解率（RR）：试验组（肺癌）7.57%，化疗组（肺癌）37.12%，化疗组（肝癌）35.18%；临床症状的总有效率为61.36%，显效40.48%，有效20.88%；KPS 的上升率为23.99%，稳定率61.20%；体重的上升率为20.41%，稳定率46.73%。

研究证明，参一胶囊对于减轻气虚证肿瘤患者化疗期间的毒副反应有一定的疗效，且安全可靠，为临床应用提供一定证据。

2.4 威麦宁胶囊

2.4.1 研究题目　威麦宁胶囊治疗肺癌的临床疗效观察

2.4.2 药物来源　华颐药业有限公司，国药准字 Z20010072

2.4.3 研究方法与内容　选择 2000 年 4 月 –2001 年 8 月在中国中医科学院广安门医院接受治疗的肺癌患者 523 例。入选患者均有明确病理诊断，年龄

18 ～ 65 周岁，有瘤体，生存期大于 2 个月。将入选患者随机分为 3 组，单用威麦宁治疗肺癌，采用自身对照；威麦宁协同放疗，设放疗对照组；威麦宁协同化疗，设化疗对照组。观察探讨威麦宁胶囊的有效剂量、显效时间、安全性及毒副反应；威麦宁胶囊对肺癌患者生存质量、主要症状及实验室检查指标的影响；单用威麦宁胶囊及威麦宁胶囊合并放化疗治疗肺癌的客观疗效。

2.4.4 研究结果

① RR：单用威麦宁胶囊组有效率 13.24%，稳定（S）79 例，占 58.08%；威麦宁协同放疗组有效率 77.50%，单用放疗 50.00%，两组比较差异显著；威麦宁协同化疗组有效率 35.58%，单用化疗 15.38%，威麦宁协同化疗的有效率明显优于单用化疗（图 2–51）。

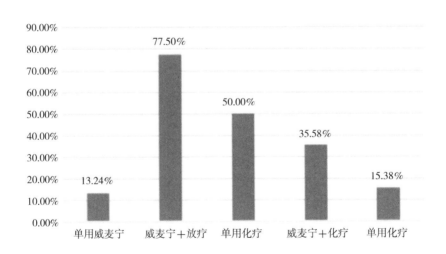

图2-51　治疗组与对照组有效率比较

② KPS：单用威麦宁组上升率 66.70%，单用化疗组 13.30%，两组比较有显著差异（图 2–52）。

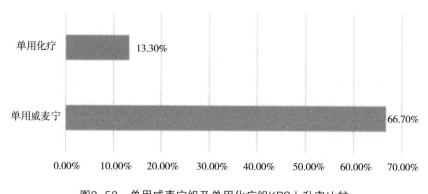

图2-52　单用威麦宁组及单用化疗组KPS上升率比较

③体重：单用威麦宁组上升率20％，单用化疗组7％，单用威麦宁组明显
优于单用化疗组（图2-53）。

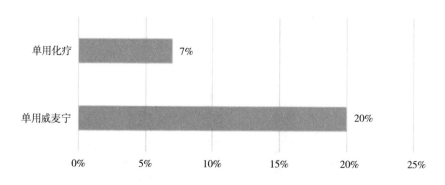

图2-53　单用威麦宁组及单用化疗组体重上升率比较

2.4.5 研究亮点

①试验设计：该试验采用双盲随机对照研究方法，该方法易检测到治疗效
果试验中治疗／干预措施标准化，使研究者明确正在研究什么；患者经过严格
纳入和排除标准进行筛选，使试验具有更好的同质性样本，使试验结果便于推
广应用。对患者进行严格的控制，可进行随访和分析。这种标准化设计和同质

性对象人群更容易检测到治疗效果，而且临床和统计学结果可以进行一致性比较分析。

②质量控制：试验单位为中国中医科学院广安门医院。研究者均具有较丰富的肿瘤临床经验和一定的临床研究经历，有足够的时间在规定的期限内正确实施和完成临床研究。监察员由申办者指定的，有适当医学相关专业背景，并经过必要训练，熟悉 GCP 及现行管理法律法规，熟悉临床研究药品的信息及临床研究方案和相关文件的人员担任。

③研究结果：实验组在肿瘤客观缓解率及中医症状、体力状况评分 KPS、体重方面均有明显的改善或上升。RR，单用威麦宁胶囊组有效率 13.24%，稳定（S）79 例，占 58.08%。威麦宁协同放疗组有效率 77.50%；威麦宁协同化疗组有效率 35.58%。KPS，单用威麦宁组上升率 66.70%，单用化疗组 13.30%。证明单用威麦宁胶囊及威麦宁胶囊协同放化疗治疗肺癌有一定疗效，且安全可靠，为进一步临床试验提供证据。

2.5 康艾注射液系列研究

2.5.1 康艾注射液联合一线含铂化疗治疗晚期非小细胞肺癌

2.5.1.1 研究题目　康艾注射液联合一线含铂化疗治疗晚期非小细胞肺癌的随机对照多中心临床试验

2.5.1.2 药物来源　吉林长白山制药股份有限公司，国药准字 Z20026868

2.5.1.3 研究方法与内容　选择 2013 年 6 月 –2014 年 12 月在中国中医科学院广安门医院、广州中医药大学第一附属医院、湖南省中医药研究院附属医院、山西省肿瘤医院、浙江省中医院、安徽省立医院、辽宁省肿瘤医院、新疆维吾尔自治区中医医院的非小细胞肺癌患者 390 例。入选患者为经病理学或细胞学确诊的Ⅲ b– Ⅳ期非小细胞肺癌患者；至少有一个客观可测量肿瘤病灶（影像学：CT、MRI），可评价病灶可以精确测量，最大径 ≥ 20mm 或 ≥ 10mm（采用螺旋 CT 扫描）；ECOG 评分：0 ～ 2；预计生存期 ≥ 3 个月；年龄 18 ～ 75 岁；

中性粒细胞＞ 1.5×10^9/L，血小板＞ 100×10^9/L，血红蛋白＞ 9.0g/dL；胆红素正常或＜ 1.5 倍 ULN；AST（SGOT）、ALT（SGPT）＜ 2.5 倍 ULN（如果肝转移则＜ 5 倍 ULN）；血清肌酐＜ 1.5 倍 ULN。

将入选患者随机分为两组，试验组采用康艾注射液 60mL，静脉滴注，第 1～14 日，每周期 21 日，同步进行一线含铂化疗，每周期 21 日；对照组一线含铂化疗，每周期 21 日。

GP 方案：吉西他滨（Gemcitabine）1250mg/m²，静脉滴注，每 3 小时，第 1 日、第 8 日；顺铂（DDP）75mg/m²，静脉滴注，第 1 日；或 CBP（卡铂），AUC 5～6，静脉滴注，第 1 日；每 3 周重复。

TP 方案：紫杉醇（Paclitaxel）150mg/m²，静脉滴注，第 1 日；顺铂（DDP）75mg/m²，静脉滴注，第 1 日；或 CBP（卡铂），AUC 5～6，静脉滴注，第 1 日；每 3 周重复。

注：一线含铂两药联合化疗方案遵循《NCCN 非小细胞肺癌临床实践指南》执行。探讨评价康艾注射液联合一线含铂化疗治疗原发性Ⅲb–Ⅳ期非小细胞肺癌的有效性和安全性。

观察患者有效率（RR）、疾病控制率（DCR）、不良反应、无疾病进展时间（PFS），以及临床症状、生活质量、免疫功能、肿瘤标志物、体重等。

2.5.1.4 研究结果

①有效性：康艾组有效控制率为 28.2%，含铂组 19.4%，康艾组优于含铂组，但两者比较无统计学差异；在疾病控制率方面，康艾组为 79.5%，优于含铂组的 75.3%，但两者比较无统计学差异（图 2-54）。

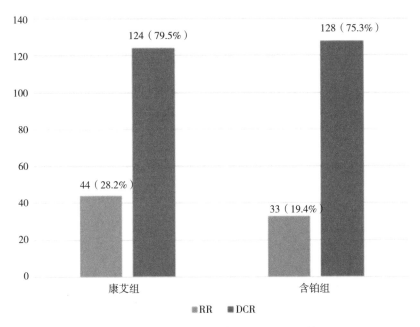

图2-54 康艾组和含铂组RR、DCR比较

康艾组与含铂组对 FAS 的无疾病进展时间无统计学差异。对 PPS 的总结结果类似（图 2-55）。

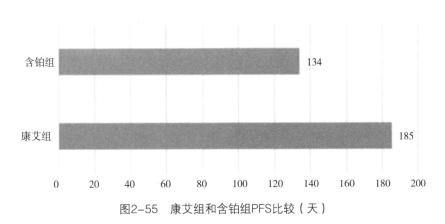

图2-55 康艾组和含铂组PFS比较（天）

TNM 分期为Ⅳ期的亚组人群中，第 2 个疗程后的临床症状改善等级的分布比较有统计学意义（P=0.036），康艾组显效和有效的比例大于含铂组。通过对 FAS 和 PPS 肺癌生存质量测定评分的总结可知，生理状况和情感状况评分相对基线变化，两组之间的比较有统计学差异。年龄 ≤ 60 岁的人群中，第 2 个疗程后的 FACT-L 总分、生理状况、情感状况相对基线变化，两组之间的比较有统计学差异。

TNM 分期为Ⅳ期的人群中，第 2 个疗程后的生理状况、情感状况相对基线变化，两组之间的比较有统计学差异。通过对 FAS 的肿瘤标志物测量值和相对基线变化的总结可知，CA125 对康艾组在第 2 个疗程后与基线的前后比较，下降幅度有统计学差异（P=0.049）。CyFRA21-1 对两个治疗组在疗程后与基线的前后比较，下降幅度均有统计学差异（第 1 个疗程后，康艾组 P=0.026，含铂组 P=0.017；第 2 个疗程后，康艾组 P=0.005，含铂组 P=0.041）。对 PPS 的总结结果类似。

②安全性：通过对治疗期间出现的不良事件的总结可知，康艾组有 4 例患者（2.1%）发生不良事件，含铂组有 2 例患者（1.0%）发生不良事件，两组发生率的比较无统计学差异。

2.5.1.5 研究亮点

①试验设计：该试验采用多中心随机平行对照研究方法，该方法易检测到治疗效果。试验中治疗／干预措施标准化，使研究者明确正在研究什么，患者经过严格纳入和排除标准进行筛选，使试验具有更好的同质性样本，使试验结果便于推广应用。对患者进行严格的控制，可进行随访和分析。这种标准化设计和同质性对象人群更容易检测到治疗效果，而且临床和统计学结果可以进行一致性比较分析。

②质量控制：试验组织全国 8 家三甲医院共同开展研究工作。分中心负责人一般为三甲医院相关科室的负责人或者本地区有很高造诣的肿瘤学专家。研

究者均具有较丰富的肿瘤临床经验和一定的临床研究经历，有足够的时间在规定的期限内正确实施和完成临床研究。监察员由申办者指定的，有适当医学相关专业背景，并经过必要训练，熟悉 GCP 及现行管理法律法规，熟悉临床研究药品的信息及临床研究方案和相关文件的人员担任。

③疗效评价：除常规疗效评价 RR、CDR 外，生活质量方面选用体力状况评分（KPS）来评估治疗方案对患者生活质量的影响。更加全面客观地反映药物对于患者功能状态及生活质量的改善情况。

④研究结果：康艾注射液联合一线含铂化疗治疗晚期非小细胞肺癌可以提高非鳞癌、ECOG 评分为 0 ~ 1 分患者的 RR（有效率）；可以延长 Ⅳ 期晚期 NSCLC 患者的 PFS（无进展生存期）；提高患者生存质量、改善患者临床症状。研究证明，康艾注射液联合一线含铂化疗治疗晚期非小细胞肺癌有一定疗效，且安全可靠，为临床应用提供一定证据。

2.5.2 康艾注射液联合 XELOX 方案治疗结直肠癌

2.5.2.1 研究题目　康艾注射液联合 XELOX 方案治疗结直肠癌的随机对照多中心临床试验

2.5.2.2 药物批号　吉林长白山制药股份有限公司，国药准字 Z20026868

2.5.2.3 研究方法与内容　选择 2013 年 6 月 –2014 年 12 月在广东省中医院、新疆维吾尔自治区中医医院、山西省中医院、云南省中医院诊治的结直肠癌患者 148 例。入选者为需要 XELOX 方案化疗的 Ⅱ、Ⅲ、Ⅳ 期术后及不能手术的结直肠癌患者；ECOG 评分：0-1；年龄 18 ~ 75 岁；中性粒细胞 > 1.5×10^9/L，血小板 > 100×10^9/L，血红蛋白 > 9.0g/dL；胆红素正常或 < 1.5 倍 ULN；AST（SGOT）、ALT（SGPT）< 2.5 倍 ULN；血清肌酐 < 1.5 倍 ULN。

将入选患者随机分为两组，试验组给予康艾注射液 60mL，静脉滴注，第 1 ~ 14 日，每周期 21 日，联合化疗。化疗方案：奥沙利铂 130mg/m²，静脉滴注，2 小时，第 1 日；卡培他滨 1000mg/m²，每日 2 次，需要时服用，第 1 ~ 14

日，每周期 21 日。

对照组化疗，化疗方案：奥沙利铂 130mg/m^2，静脉滴注，每 2 小时，第 1 日；卡培他滨 1000mg/m^2，每日 2 次，口服，第 1～14 日。每周期 21 日。

评价康艾注射液联合 XELOX 方案治疗结直肠癌的有效性和安全性。

每 3 周为 1 个周期。观察患者化疗引起的不良反应、化疗通过率、临床症状、生活质量、中医证候疗效、瘤体变化等。

2.5.2.4 研究结果

①中医症状评分：分析结果显示，治疗第 36 日时，试验组和对照组的中医症状计分相对基线变化的平均值分别是 –3.75 和 –1.22；治疗后第 43 日时，试验组和对照组的中医症状计分相对基线变化的平均值分别是 –2.76 和 –0.62。成组 t 检验的组间比较结果表明，治疗后 36、43 日相对基线的变化在两组间的差异有统计学意义。治疗结束时疗效判定结果表明，试验组与对照组的疗效有统计学差异；按照临床痊愈、显著改善、部分改善为有效、无改善为无效计算，两组有效率分别为 53.73% 和 35.38%，差异有统计学意义。

② QoL–C30 评分：分析结果显示，治疗后第 43 日时试验组和对照组的 QoL–C30 评分相对基线变化的平均值分别是 –2.29 和 0.14。成组 t 检验的组间比较结果表明，治疗后 43 日相对基线的变化在两组间的差异有统计学意义。

2.5.2.5 研究亮点

①试验设计：该试验采用多中心、随机、平行对照的研究方法，该方法易检测到治疗效果试验中治疗 / 干预措施标准化，使研究者明确正在研究什么、患者经过严格纳入和排除标准进行筛选，使试验具有更好的同质性样本，试验结果便于推广应用。对患者进行严格的控制，可进行随访和分析。这种标准化设计和同质性对象人群更容易检测到治疗效果，而且临床和统计学结果可以进行一致性比较分析。

②质量控制：试验组织全国 6 家三甲医院共同开展研究工作。分中心负责

人一般为三级甲等医院相关科室的负责人或者本地区有很高造诣的肿瘤学专家。研究者均具有较丰富的肿瘤临床经验和一定的临床研究经历，有足够的时间在规定的期限内正确实施和完成临床研究。监察员由申办者指定的，有适当医学相关专业背景，并经过必要训练，熟悉 GCP 及现行管理法律法规，熟悉临床研究药品的信息及临床研究方案和相关文件的人员担任。

③疗效评价：除了应用 QoL-C30 评分量表和检查肿瘤标志物 CEA 之外，生活质量方面选用体力状况评分（KPS）来评估治疗方案对患者生活质量的影响。更加全面客观地反映药物对于患者功能状态及生活质量的改善情况。

④研究结果：研究发现，康艾注射液能够改善中医症状，并有减轻化疗引起的周围神经毒性的不良反应、降低肿瘤标志物 CEA、缓解疼痛的趋势，且具有良好的安全性，为临床应用提供一定证据。

2.5.3 康艾注射液治疗老年（60～75岁）晚期非小细胞肺癌（NSCLC）

2.5.3.1 研究题目　康艾注射液治疗老年（60～75岁）晚期非小细胞肺癌（NSCLC）的随机对照多中心临床试验（非劣效）

2.5.3.2 药物批号　吉林长白山制药股份有限公司，国药准字 Z20026868

2.5.3.3 研究方法与内容　选择 2013 年 6 月 –2014 年 10 月在广东省中医院、佛山中医院、汕头大学医学院附属肿瘤医院的非小细胞肺癌患者 150 例。入选患者为经组织病理学或细胞学确诊的Ⅲ～Ⅳ期 NSCLC 者；至少有一个客观可测量肿瘤病灶，最大径≥ 20mm(X 线）或≥ 10mm(CT);ECOG PS 评分：0-2；预计生存期≥ 3 个月；年龄 60～75 岁；无手术适应证或不愿意行手术治疗者；符合化疗适应证；停止放、化疗＞ 1 个月。将入选患者随机分为两组，试验组（康艾组）以康艾注射液同步进行单药化疗，对照组（含铂组）采用含铂两药的联合化疗，评价康艾注射液联合单药化疗治疗老年原发性Ⅲ-Ⅳ期 NSCLC 的有效性和安全性。观察疾病控制率（DCR）、有效率（RR）、总生存期（OS），以及无疾病进展时间（PFS）、生活质量、中医证候疗效、瘤体变化等。

2.5.3.4 研究结果

①有效性总结：本研究主要终点为疾病控制率（DCR）、有效率（RR）和
总生存期（OS）。DCR 非劣效界值为 20%，RR 非劣效界值为 15%，OS 非劣效
界值为 1.25。全分析集为主要分析集，符合方案集为支持性分析集。

在康艾组与含铂组关于 DRC 与 RR 的比较中，两组间差异不大（图 2-56）。

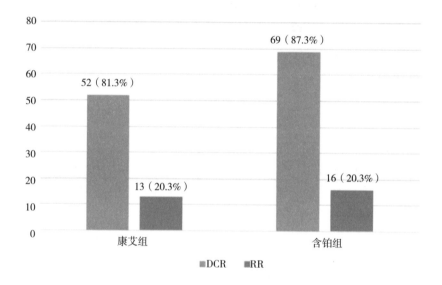

图2-56　康艾组和含铂组的RR、DCR比较

康艾组中位总生存期为 206 天，含铂组为 232 天，含铂组高于康艾组，但
两组相差不大（表 2-16）。

表 2-16　康艾组和含铂组中位总生存期比较

	康艾组	含铂组	风险比 HR	是否非劣效
中位总生存期	206 天	232 天	1.16	未显示

本研究的次要疗效分析包括无疾病进展时间（PFS）、临床症状、体重、PS评分、生活质量、免疫功能和肿瘤标志物临床症状改善等级的总结如下，两组等级分布的比较有统计学差异（P=0.032），康艾组显效和有效的比例分别为10.9%与56.3%，优于含铂组的5.1%与41.8%（图2-57）。

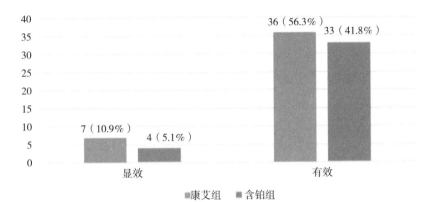

图2-57　康艾组和含铂组临床症状改善等级比较

由肿瘤标志物测量值和相对基线变化的总结可知，CEA15-3从基线期至第1个疗程第21天的变化值，两组比较有统计学差异（P=0.014）。含铂组在第2个疗程第21天的CEA15-3与基线的前后比较，下降幅度有统计学差异（P=0.034）。

②安全性总结：通过对常见不良反应的总结可知，康艾组有40例（58.8%）患者发生不良反应，含铂组有55例（67.1%）患者发生不良反应，两组发生率的比较无统计学差异。

2.5.3.5　研究亮点

①试验设计：该试验采用多中心随机平行对照研究方法，该方法易检测到治疗效果试验中治疗/干预措施标准化，使研究者明确正在研究什么，患者经过严格纳入和排除标准进行筛选，使试验具有更好的同质性样本，试验结果便于推广应

用。对患者进行严格的控制，可进行随访和分析。这种标准化设计和同质性对象人群更容易检测到治疗效果，而且结果的临床和统计学可以进行一致性比较分析。

②质量控制：试验组织全国 4 家三甲医院共同开展研究工作。分中心负责人一般为三级甲等医院相关科室的负责人或者本地区有很高造诣的肿瘤学专家。研究者均具有较丰富的肿瘤临床经验和一定的临床研究经历，有足够的时间在规定的期限内正确实施和完成临床研究。监察员由申办者指定的，有适当医学相关专业背景，并经过必要训练，熟悉 GCP 及现行管理法律法规，熟悉临床研究药品的信息及临床研究方案和相关文件的人员担任。

③疗效评价：除 RR 和 CDR 测定评分外，生活质量方面选用体力状况评分（KPS）来评估治疗方案对患者生活质量的影响。更加全面客观地反映药物对于患者功能状态及生活质量的改善情况。

④研究结果：试验组临床症状改善等级为显效 7 例（10.9%），有效 36 例（56.3%）；对照组为显效 4 例（5.1%），有效 33 例（41.8%）。两组等级分布的比较有统计学差异（P=0.032），证明康艾注射液联合单药化疗治疗老年 NSCLC 能有效缓解患者的临床症状，减轻不适，缩小瘤体，其安全性较高、依从性好，为临床应用提供一定证据。

2.5.4 康艾注射液联合 OFL 方案治疗胃癌

2.5.4.1 研究题目　康艾注射液联合 OFL 方案治疗胃癌的随机对照多中心临床试验

2.5.4.2 药物批号　吉林长白山制药股份有限公司，国药准字 Z20026868

2.5.4.3 研究方法与内容　选择 2013 年 6 月 –2016 年 6 月在太和中医院、芜湖中医院、安徽省中医院、六安市中医院接受治疗的胃癌患者 150 例。入选患者为经病理学或细胞学确诊的胃癌患者；KPS 评分≥ 60 分；年龄 18 ～ 75 岁；中性粒细胞＞ $1.5×10^9$/L，血小板＞ $100×10^9$/L，血红蛋白＞ 9.0g/dL；胆红素正常或＜ 1.5 倍 ULN；AST（SGOT）、ALT（SGPT）＜ 2.5 倍 ULN；血清肌酐＜ 1.5

倍 ULN。将入选患者随机分为两组，试验组以康艾注射液联合 OFL 方案化疗，对照组单纯化疗，每 3 周重复，评价康艾注射液联合 OFL 化疗方案治疗胃癌的有效性和安全性。观察患者的不良反应，以及无进展生存时间（PFS）、生活质量、中医证候疗效、瘤体变化等。

2.5.4.4 研究结果

①有效性总结：本研究主要终点为神经毒性、消化道反应及骨髓抑制。全分析集为主要分析集，符合方案集为支持性分析集。

神经毒性总结如下，组间差异为 -28.0%[95%CI（-42.5%，-13.5%）]，两组比较有统计学差异（$P < 0.001$）。康艾联合化疗组感觉神经毒性的发生率为 20%，明显低于单纯化疗组的 48%，显示优效性（图 2-58）。

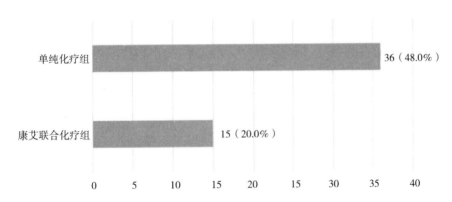

图2-58 康艾联合化疗组和单纯化疗组神经毒性发生率比较（至少1次感觉神经毒性）

通过对消化道不良反应的分级总结可知，康艾联合化疗组在食量、食欲等方面的不良反应发生率明显低于单纯化疗组，两组比较有统计学差异，显示优效。在呕吐、便秘、烧心感及反酸方面，康艾联合化疗组也显示出较低的不良反应发生率。

通过对骨髓抑制不良反应的分级总结可知，康艾联合化疗组在红细胞

（RBC）减少、血红蛋白（Hb）降低方面的不良反应发生率明显低于单纯化疗组，两组比较有统计学差异，显示优效。

通过对神经毒性、消化道及骨髓抑制的总结可知，康艾联合化疗组不良反应发生率明显低于单纯化疗组。通过多因素 Logistic 模型分析基线不均衡因素，治疗组是导致主要疗效指标神经毒性、消化道及骨髓抑制不良反应有显著统计学差异的主要因素之一。

本研究的次要疗效分析包括无疾病进展时间、卡氏评分、生活质量、体重和肿瘤标志物。

生活质量评分总结如下，康艾联合化疗组有明显降低（$P < 0.001$），相对基线变化，两组之间的比较有统计学差异（$P < 0.001$），康艾联合化疗组的生活质量评分治疗后相对基线变化均值为 -9.8 ± 8.41 分，而单纯化疗组为 1.2 ± 6.01 分。生活质量评分由逆向条目组成，评分越高，表明症状或副作用越严重，因此，康艾联合化疗组在改善生活质量方面明显优于单纯化疗组（表 2-17）。

表 2-17　康艾联合化疗组和单纯化疗组生活质量评分比较

	生活质量评分均值	相对基线变化均值
康艾联合化疗组	37.7±7.39 分 *	−9.8±8.41 分 *
单纯化疗组	37.5±10.10 分	1.2±6.01 分

注：带 * 数据比较具有统计学差异（$P < 0.05$）

②安全性总结：康艾联合化疗组实验室检查血生化、大部分血常规参数，治疗后发生 1 级及以上毒性的比例低于单纯化疗组。

2.5.4.5 研究亮点

①试验设计：该试验采用多中心、随机、平行对照的研究方法，该方法易检测到治疗效果试验中治疗 / 干预措施标准化，使研究者明确正在研究什么，患者经过严格纳入和排除标准进行筛选，使试验具有更好的同质性样本，试验结果便于推广应用。对患者进行严格的控制，可进行随访和分析。这种标准化

设计和同质性对象人群更容易检测到治疗效果，而且结果的临床和统计学可以进行一致性比较分析。

②质量控制：试验组织全国 5 家三甲医院共同开展研究工作。分中心负责人一般为三级甲等医院相关科室的负责人或者本地区有很高造诣的肿瘤学专家。研究者均具有较丰富的肿瘤临床经验和一定的临床研究经历，有足够的时间在规定的期限内正确实施和完成临床研究。监察员由申办者指定的，有适当医学相关专业背景，并经过必要训练，熟悉 GCP 及现行管理法律法规，熟悉临床研究药品的信息及临床研究方案和相关文件的人员担任。

③疗效评价：除关注神经毒性、消化道反应、骨髓抑制等指标之外，生活质量方面选用体力状况评分 KPS 来评估治疗方案对患者生活质量的影响，更加全面客观地反映药物对于患者功能状态及生活质量的改善情况。

④研究结果：通过对 FAS 和 PPS 的神经毒性、消化道及骨髓抑制的总结可知，康艾联合化疗组不良反应发生率明显低于单纯化疗组。证明康艾注射液联合 OFL 化疗方案治疗胃癌有一定疗效，且安全可靠，为临床应用提供一定证据。

2.5.5 康艾注射液治疗晚期消化系统肿瘤

2.5.5.1 研究题目　康艾注射液治疗晚期消化系统肿瘤患者的随机对照多中心临床试验

2.5.5.2 药物批号　吉林长白山制药股份有限公司，国药准字 Z20026868

2.5.5.3 研究方法与内容　选择 2013 年 6 月 –2014 年 12 月在湖南中医药大学第一附属医院、湖南省肿瘤医院、邵阳市中医医院、株洲市中医院接受治疗的肝癌或结直肠癌肿瘤患者 150 例。入选患者为经病理学或细胞学确诊的Ⅳ期肝癌或结直肠癌肿瘤患者；既往未行放化疗或末次放化疗结束后 1 个月以上；KPS 评分 50 分以上；年龄 18 ～ 75 岁。将入选患者随机分为两组，试验组采用康艾注射液同步进行最佳支持治疗，对照组行单纯最佳支持治疗，最佳支持治疗药物按照 NCCN 指南标准进行。评价康艾注射液治疗Ⅳ期消化系统肿瘤的有效性和安全性。观察患者的临床症状、生活质量、中医证候疗效、瘤体变化等。

2.5.5.4 研究结果

①有效性总结：本研究主要重点为临床症状、生活质量。对临床症状改善等级在 FAS 上的总结如下。康艾组显著改善和部分改善的比例分别为 19.8% 和 69.1%，高于对照组的 1.6% 和 65.6%，两组等级分布的比较有统计学意义（$P < 0.001$），康艾组较对照组显示优效性（表 2-18）。

表 2-18　康艾组和对照组临床症状改善等级比较

临床症状改善	显著改善	部分改善	无改善
康艾组	16（19.8%）	56（69.1%）	9（11.1%）
对照组	1（1.6%）	40（65.6%）	20（32.8%）

对卡氏评分变化等级在 FAS 上的总结如下，两组等级分布的比较有统计学意义（$P < 0.001$），康艾组提高的比例为 56.8%，对照组为 13.1%，康艾组明显优于对照组，显示优效性（表 2-19）。

表 2-19　康艾组和对照组卡氏评分变化等级比较

卡氏评分变化等级	提高	稳定	下降
康艾组	46（56.8%）	32（39.5%）	3（3.7%）
对照组	8（13.1%）	35（57.4%）	18（29.5%）

通过对 QLQ-C30 评分测量值和相对基线变化的总结可知，康艾组在功能和总健康状况方面，治疗前后改善程度高于对照组；在症状方面，治疗前后好转幅度大于对照组。

本研究的次要疗效分析包括无疾病进展时间（PFS）、总生存期（OS）、疾病控制率（DCR）、有效率（RR）、体重和肿瘤标志物的总结及组间比较。康艾组对疾病控制率为 85.3%，优于对照组 67.8%，两组比较有统计学意义（$P < 0.05$）；康艾组有效率为 20%，对照组为 3.4%，康艾组明显优于对照组，两组比较有统计学意义（$P < 0.01$）（表 2-20）。

表 2-20　康艾组和对照组疾病控制率与有效率的总结比较

	康艾组	对照组	P 值	是否有统计学意义
DCR	64（85.3%）*	40（67.8%）	0.016	是
RR	15（20.0%）**	2（3.4%）	0.004	是

注：带 * 数据比较具有统计学差异（$P < 0.05$），带 ** 数据比较具有统计学差异（$P < 0.01$）

对治疗后体重变化等级的总结如下，康艾组体重增加率为 25.9%，明显优于对照组的 8.2%，采用 CMH 卡方检验的两组等级分布的比较有统计学意义（$P < 0.01$）。对 PPS 的总结结果类似（表 2-21）。

表 2-21　康艾组和对照组治疗后体重变化等级比较

体重变化等级	增加	稳定
康艾组	21（25.9%）**	45（55.6%）**
对照组	5（8.2%）	33（54.1%）

注：带 ** 数据比较具有统计学差异（$P < 0.01$）

通过对肿瘤标志物测量值和相对基线变化的总结可知，仅有 CA19-9 从基线期至治疗结束后变化值的两组比较有统计学意义（$P=0.045$）。对照组治疗后，仅有 CA19-9 与基线的前后比较，下降幅度有统计学意义（$P=0.005$）。

②安全性总结：本研究未收集不良事件。

由血常规的总结、肝肾功能的总结、粪尿常规的总结可知，治疗结束后常规检查异常有临床意义的患者比例，康艾组小于对照组。

2.5.5.5 研究亮点

①试验设计：该试验采用多中心、随机、平行对照的研究方法，该方法易检测到治疗效果试验中治疗 / 干预措施标准化，使研究者明确正在研究什么，患者经过严格纳入和排除标准进行筛选，使试验具有更好的同质性样本，试验结果便于推广应用。对患者进行严格的控制，可进行随访和分析。这种标准化设计和同质性对象

人群更容易检测到治疗效果，而且结果的临床和统计学可以进行一致性比较分析。

②质量控制：试验组织全国 5 家三甲医院共同开展研究工作。分中心负责人一般为三甲医院相关科室的负责人或者本地区有很高造诣的肿瘤学专家。研究者均具有较丰富的肿瘤临床经验和一定的临床研究经历，有足够的时间在规定的期限内正确实施和完成临床研究。监察员由申办者指定的，有适当医学相关专业背景，并经过必要训练，熟悉 GCP 及现行管理法律法规，熟悉临床研究药品的信息及临床研究方案和相关文件的人员担任。

③疗效评价：除常规疗效评价临床症状、肿瘤标志物外，生活质量方面选用生活质量量表 [生命质量核心问卷（QLQ—C30）] 来评估治疗方案对患者生活质量的影响，更加全面客观地反映药物对于患者功能状态及生活质量的改善情况。

④研究结果：康艾组临床症状显著改善和部分改善的比例高于对照组，显示优效性。证明康艾注射液治疗晚期消化系统肿瘤能有效改善患者的临床症状，提高生活质量，增加患者体重，其安全性高、依从性好，并有一定的延长生存期的作用。

2.6 新药临床研究汇总

中药作为防治肿瘤的手段之一，已经引起了人们的极大关注和高度重视，并且在肿瘤研究中也取得了一定成绩，尤其在中医病机、治法、方药筛选、实际应用等方面取得了一系列成果，既有对古代名方名药等经典方剂的研究，也包括一些抗癌中药提取有效成分后形成的现代中药，产生了一批临床应用广泛、疗效确切的中药制剂。其中对单味中草药的抗癌成分研究相对较多，这与西医研究的天然药物有相似之处，但临床治疗肿瘤比较有效的多是在"固本清源"中医理论指导下制订的中药复方。根据治则分类，可以分为固本、清源、固本清源兼顾的药物，要根据患者正邪虚盛的情况酌情选用。以下将林洪生教授担任主要研究者（PI）组织开展的新药研究课题（Ⅰ、Ⅱ、Ⅲ期临床试验）35 项、上市后再评价项课题 13 项梳理列表如下（表 2-22）。

表 2-22 新药临床研究汇总

固本/清源		药物名称	实验名称	研究时间	研究类型	样本量	药物批号	厂家	功能主治	适用范围
固本	1	生白宝口服液（Ⅱ期）	生白宝治疗恶性肿瘤化放疗后白细胞减少症疗效观察	1987 年 12 月—1990 年 10 月	新药研究（Ⅱ期临床）/多中心、分层随机	412 例	/	郑州东方药业	补肾填精，益气生血	用于因化疗、放疗所致的白细胞减少症，预防和治疗都有特效。亦用于防治其他原因引起的白细胞减少、贫血、头晕、耳鸣、腰膝酸软、神疲乏力、久病虚弱等
固本清源兼顾	2	梅花点舌胶囊（Ⅱ期）	梅花点舌胶囊对肿瘤患者放化疗增效减毒作用的临床观察	1990 年 10 月—1992 年 10 月	新药研究（Ⅱ期临床）/多中心、随机区组	566 例	/	山西省新绛中药厂	清热解毒、活血消肿、益气扶正	主要用于贲门食管癌、胃癌、原发性肝癌、移性肝癌、非小细胞肺癌及转移性肺癌、其他转移癌放化疗疗期间
固本	3	生白宝口服液（Ⅲ期）	生白宝治疗脾肾两虚患者的临床疗效观察	1992 年 2 月—1993 年 12 月	新药研究（Ⅲ期临床）/多中心、分层随机	940 例	/	郑州东方药业	补肾填精，益气生血	用于因化疗、放疗所致的白细胞减少症，预防和治疗其他有特效。亦用于防治其他原因引起的白细胞减少、贫血、头晕、耳鸣、腰膝酸软、神疲乏力、久病虚弱等
固本清源兼顾	4	参芪抑癌注射液（Ⅱ期）	参芪抑癌注射液Ⅱ治疗原发性肝癌疗效观察	1993 年 3 月—1995 年 5 月	新药研究（Ⅱ期临床）/多中心、随机区组	344 例	/	丽珠集团利民制药厂	扶正祛邪、消痰散结、解毒止痛	原发性肝癌患者

（续表）

固本/清源		药物名称	实验名称	研究时间	研究类型	样本量	药物批号	厂家	功能主治	适用范围
固本	5	生白口服液（Ⅱ期）（中药三类）	生白口服液治疗恶性肿瘤放化疗后白细胞减少症疗效观察	1995年5月—1995年10月	新药研究（Ⅱ期临床）/多中心、随机区组	602例	国药准字Z20113006	湖北梦阳药业股份有限公司	温肾健脾，补益气血	用于癌症放化疗引起的白细胞减少，属脾肾不足证候者，症见疲劳乏力，少气懒言、畏寒肢冷、纳差便溏、腰膝酸软等。以及白细胞低下者，甲亢患者、电脑操作员，高辐射环境下的工作人员，药物及其他疾病所致白细胞减少症
固本	6	养正合剂（Ⅱ期）	养正合剂治疗恶性肿瘤化疗毒副反应效果观察	1995年6月—1995年11月	新药研究（Ⅱ期临床）/多中心、随机区组	684例	国药准字Z10970042	陕西步长制药有限公司	益气健脾，滋养肝肾	用于肿瘤患者化疗后引起的气阴两虚，症见神疲乏力、少气懒言、五心烦热、口干咽燥
固本清源兼顾	7	东方保肝胶囊（Ⅱ期，中药三类）	东方保肝胶囊对原发性肝癌的疗效及化疗后增效减毒作用的观察	1995年6月—1996年4月	新药研究（Ⅱ期临床）/随机、多中心	366例	/	?	疏肝理气，活血化瘀	原发性肝癌患者化疗期间，或原发性肝癌患者气滞血瘀证型
固本清源兼顾	8	康莱特注射液（Ⅲ期）	观察康莱特注射液治疗原发性肺癌的疗效及不良反应	1996年2月—1997年5月	新药研究（Ⅲ期临床）/随机组、前瞻性	305例	国药准字Z10970091	浙江康莱特药业有限公司	益气养阴，消瘀散结	适用于不适合手术的气阴两虚，脾湿困型原发性非小细胞肺癌

（续表）

固本/清源		药物名称	实验名称	研究时间	研究类型	样本量	药物批号	厂家	功能主治	适用范围
固本	9	生血康口服液	生血康口服液对化疗后患者毒副反应的改善	1996年4月—1997年2月	新药研究（Ⅱ期临床）/多中心、随机区组	486例	国药准字Z20010107	哈药集团三精制药有限公司	补气生血，健脾益肾，化瘀解毒	主治恶性肿瘤放化疗引起的白细胞与红细胞减少，属于气血两虚兼脾肾虚
固本	10	爱康胶囊（一类中药新药保密品种）	爱康胶囊对机体中化疗后免疫功能的影响	1998年5月—1999年4月	新药研究（Ⅱ期临床）/多中心、随机、区组入选、数字表分配	388例	/	大连经济技术开发区天富科技开发有限公司	补气生血	原发性非小细胞肺癌、胃肠癌、乳腺癌、肝癌化疗期同，或气虚证型患者
固本	11	黄芪多糖粉针Ⅱ期（中药二类）	黄芪多糖粉针对气虚证的改善临床观察	1998年5月—1999年6月	新药研究（Ⅱ期临床）/多中心、随机区组	522例		山西省中医药研究院	补气生血	肺癌、胃肠癌和乳腺癌等患者，气虚证型，或血象下降者，或免疫功能下降者
固本	12	正元胶囊Ⅱ期（中药三类）	正元胶囊对放化疗减毒增效的临床观察	1998年5月—2000年4月	新药研究（Ⅱ期临床）/多中心、区随机对照、组前瞻性	466例	国药准字Z20148001	扬子江药业集团广州海瑞药业有限公司	益气健脾，补肾填精	肿瘤放化疗之辅助用药，用于肾气虚证，症见神疲乏力、少气懒言、呼吸气短、纳谷少馨、腰脊酸痛、自汗、体重减轻等
固本	13	白龙片	观察白龙片对放化疗肺癌患者的增效减毒作用	1998年10月—2000年2月	新药研究（Ⅱ期临床）/多中心、随机、多中心研究	482例	国药准字B20020891	中新公司	益气活血，健脾通络	用于多种癌症治疗，尤其是肝癌、肺癌患者
固本清源兼顾	14	芪珍胶囊	观察芪珍胶囊辅助恶性肿瘤化疗的增效减毒作用	1999年5月—2000年9月	新药研究（Ⅱ期临床）/多中心、随机分组、前瞻性研究	472例	国药准字Z20010074	宁波大昌药业有限公司	益气化瘀，清热解毒	用于肺癌、乳腺癌、胃癌患者的辅助治疗
固本	15	参一胶囊	参一胶囊减轻肿瘤患者化疗毒副作用的临床观察	2000年3月—2001年7月	新药研究（Ⅳ期临床）/多中心、双盲	378例	国药准字Z20030044	吉林亚泰制药股份有限公司	培元固本，补益气血	与化疗配合用药

（续表）

固本/清源兼顾		药物名称	实验名称	研究时间	研究类型	样本量	药物批号	厂家	功能主治	适用范围
固本清源兼顾	16	养正消积胶囊	养正消积胶囊配合介入化疗辅助治疗脾肾两虚、瘀毒内阻型原发性肝癌随机对照、安慰剂对照、多中心Ⅱ期临床试验	2000年4月—2001年2月	新药研究（Ⅱ期临床）/随机、双盲、安慰剂对照、多中心	200例	国药准字Z20040095	以岭药业	健脾益肾化瘀解毒	适用于不宜手术的脾肾两虚、瘀毒内阻型原发性肝癌辅助治疗，与肝内动脉介入灌注加栓塞化疗合用
固本	17	参一胶囊	参一胶囊Ⅳ期多中心临床研究	2000年7月—2003年2月	新药研究（Ⅳ期临床）/随机、双盲对照临床研究	1909例	国药准字Z20030044	吉林亚泰制药股份有限公司	培元固本补益气血	与化疗配合用药
固本	18	志苓丹胶囊	志苓丹胶囊治疗恶性肿瘤临床疗效观察	2000年9月—2001年8月	新药研究（Ⅱ期临床）/多中心、随机、双盲、平行对照	250例	国药准字Z20163030	福州志苓医药研究所	益气健脾、滋阴润燥	用于缓解肺、食管、胃、肝、结肠、直肠、乳腺等晚期癌症出现的发热、疼痛、咳嗽、气喘、吞咽困难、食欲不振、失眠、神疲乏力、体重减轻等症状
固本清源兼顾	19	养正消积胶囊	养正消积胶囊配合介入化疗辅助治疗脾肾两虚、瘀毒内阻型原发性肝癌随机对照多中心Ⅲ期临床试验	2001年2月—2002年4月	新药研究（Ⅲ期临床）/随机、空白对照、多中心	400例	国药准字Z20040095	以岭药业	健脾益肾化瘀解毒	适用于不宜手术的脾肾两虚、瘀毒内阻型原发性肝癌的辅助治疗，与肝内动脉介入灌注加栓塞化疗合用

（续表）

固本/清源		药物名称	实验名称	研究时间	研究类型	样本量	药物批号	厂家	功能主治	适用范围
固本	20	生白颗粒	生白颗粒治疗化疗所致白细胞减少症的临床观察	2001年6月—2002年9月	新药研究（Ⅱ期临床）/平行单盲对照、分层区组随机、多中心	228例	/	郑州东方药业有限公司	温肾健脾、补气益血	用于癌症放化疗引起的白细胞减少
固本	21	牛膝多糖胶囊	牛膝多糖胶囊Ⅰ期临床研究	2001年10月—2001年12月	新药研究（Ⅰ期临床）	42例	/	中国科学院上海有机化学研究所	补益肝肾	用于肿瘤化疗中引起的白细胞减少症
固本清源兼顾	22	参丹散结胶囊	观察参丹散结胶囊对肺癌患者的减毒增效作用	2001年10月至2002年3月	新药研究（Ⅱ期临床）/多中心、双盲、双模拟和以安慰剂平行对照临床试验	522例	国药准字Z20040121	山东绿因药业有限公司	益气健脾、理气化痰、活血行瘀	合并化疗治原发性非小细胞肺癌、胃肠癌、乳腺癌
固本	23	牛膝多糖胶囊	观察牛膝多糖对化疗患者的减毒增效作用	2002年7月—2004年4月	新药研究（Ⅱ期临床）/多中心、安慰剂平行对照	522例	/	中国科学院上海有机化学研究所	补益肝肾	用于肿瘤化疗中引起的白细胞减少症
固本	24	脐疗升白散	脐疗生白散治疗肿瘤化疗后白细胞减少症的有效性、安全性随机、双盲双模拟、阳性药平行对照、多中心临床试验	2004年2月—2005年6月	新药研究（Ⅱ期临床）/随机双盲双模拟、阳性药平行对照、多中心	240例	/	北京麦迪信医药科技发展有限公司	补益肝肾、健脾益胃	用于肿瘤放疗引起的白细胞减少症、胃肠道不良反应

（续表）

固本/清源	序号	药物名称	实验名称	研究时间	研究类型	样本量	药物批号	厂家	功能主治	适用范围
固本	25	双灵固本散	双灵固本散对肿瘤患者化疗减毒的随机双盲双模拟、阳性药平行对照、多中心临床试验	2004年8月10日—2006年2月14日	新药研究（Ⅲ期临床）/多中心、随机、双盲双模拟、阳性药平行对照	480例	/	西安绿谷制药有限公司	滋补强身、扶正固本	对消化道肿瘤及术后体弱引起的体弱、厌食、失眠等症状有康复保健作用
固本	26	岩宁胶囊Ⅱ期（中药二类）	岩宁胶囊对非小细胞肺癌化疗减毒增效的随机双盲、平行对照、多中心Ⅱ期临床试验	2005年10月—2006年9月	新药研究（Ⅱ期临床）/多中心、随机、双盲、平行对照	240例	/	沈阳中天生物工程有限公司	健脾益气、补肾添精	主要用于治疗中晚期非小细胞肺癌、延长非小细胞肺癌患者的生存期、提高其生存质量，治疗精气两亏型中晚期肺腺癌
固本	27	参仙口服液	参仙口服液对非小细胞肺癌化疗减毒增效的随机双盲、安慰剂、平行对照、多中心研究	2006年6月—2010年6月	新药研究（Ⅱ期临床）/随机双盲、安慰剂、平行对照、多中心	20例	/	上海德蓝药业有限公司	温补心肾、活血化瘀	用于阳虚血瘀证
固本	28	岩宁胶囊Ⅲ期（中药二类）	岩宁胶囊对肿瘤患者化疗减毒的平行随机双盲、多中心临床试验	2006年9月—2008年4月	新药研究（Ⅲ期临床）/安慰剂区组平行对照、随机、双盲、多中心	480例	/	海南斯达制药有限公司、沈阳中天生物工程有限公司	健脾益气、补肾添精	主要用于治疗中晚期非小细胞肺癌、延长非小细胞肺癌患者的生存期、提高其生存质量，治疗精气两亏型中晚期肺腺癌

（续表）

固本/清源		药物名称	实验名称	研究时间	研究类型	样本量	药物批号	厂家	功能主治	适用范围
固本清源兼顾	29	紫龙金片	紫龙金片对肿瘤患者化疗期间的减毒增效临床观察	2004年9月—2006年10月	多中心、随机、双盲、安慰剂平行对照	566例	国药准字Z20010064	天津中新药业集团股份有限公司隆顺榕制药厂	益气养血，清热解毒，理气化瘀	本品为肺癌气血两虚兼瘀热证患者化疗的辅助用药，具有一定的改善临床症状、提高体力状况评分的作用，对免疫指标NK细胞、CD4细胞等有改善作用，可减少化疗所致的外周血象损害及肝肾功能损害及恶心呕吐、脱发等临床反应
固本	30	槐耳颗粒	槐耳颗粒配合化疗治疗原发性非小细胞肺癌、胃肠癌、乳腺癌减毒增效随机双盲、安慰剂平行对照多中心临床试验	2005年4月—2006年4月	随机、双盲、安慰剂平行对照多中心试验	原发性非小细胞肺癌、胃肠癌、乳腺癌各患者144例	国药准字Z20000109	启东盖天力药业有限公司	扶正活血	用于不宜手术治疗和化疗的原发性肝癌的辅助治疗，有改善肝区疼痛、腹胀、乏力等症状的作用
固本	31	生血丸	生血丸治疗非小细胞肺癌脾肾阳虚证化疗所致血象下降的临床疗效观察	2009年9月—2011年9月	随机双盲、阳性对照、多中心临床试验	118例	国药准字Z10880005	天津中新药业集团股份有限公司达仁堂制药厂	补肾健脾，填精补髓	用于失血血亏，放化疗后全血细胞减少及再生障碍性贫血

（续表）

固本/清源		药物名称	实验名称	研究时间	研究类型	样本量	药物批号	厂家	功能主治	适用范围
固本	32	归元口服液	归元口服液辅助肺癌患者化疗临床效果观察	2013年9月—2014年9月	上市后再评价/RCT研究	472例	/	北京宏泰康达医药科技有限公司和北京中医药大学	补气养血，健脾益肾	肿瘤的放疗、化疗和术后的辅助治疗
固本	33	康艾注射液	①康艾注射液联合一线含铂化疗治疗晚期非小细胞肺癌的随机对照多中心临床试验 ②康艾注射液联合XELOX方案治疗结直肠癌的随机对照多中心临床试验 ③康艾注射液治疗老年（60～75岁）晚期非小细胞肺癌（NSCLC）的随机对照多中心临床试验（非劣效） ④康艾注射液联合OFL方案治疗胃癌的随机对照多中心临床试验 ⑤康艾注射液治疗晚期消化系统肿瘤患者的随机对照多中心临床试验	①2013年6月—2014年12月 ②2013年6月—2014年12月 ③2013年6月—2014年10月 ④2013年6月—2016年6月 ⑤2013年6月—2014年12月	①多中心、随机、平行对照研究；上市后再评价研究 ②同上 ③同上 ④同上 ⑤同上	①390例 ②148例 ③150例 ④150例 ⑤150例	国药准字Z20026868	吉林长白山制药股份有限公司	益气扶正，增强机体免疫功能	原发性肝癌、肺癌、直肠癌、恶性淋巴瘤、妇科恶性肿瘤；各种原因引起的白细胞低下及减少症。亦可用于慢性乙型肝炎的治疗

（续表）

固本/清源		药物名称	实验名称	研究时间	研究类型	样本量	药物批号	厂家	功能主治	适用范围
固本	34	参一胶囊	①扶正中药（参一胶囊）延长生存NSCLC术后临床研究 ②中药改善根治NSCLC术后非小细胞肺癌（NSCLC）无病生存的研究 ③中药改善带瘤生存的非小细胞肺癌	2002年1月—2009年12月（参扶正中药—胶囊）延长期的临床研究（2002年1月—2005年10月）	随机、双盲、大样本、多中心	①1226例 ②1384例 ③648例	国药准字Z20030044	吉林亚泰制药股份有限公司	培元固本，补益气血。与化疗配合用药，有助于晚期原发性肺癌、肝癌的疗效，可改善肿瘤患者的气虚症状，提高机体免疫功能	适用于各种恶性肿瘤，如肺癌、胃癌、肠癌、肝癌及乳腺癌等
固本清源兼顾	35	骆驼蓬碱片（中药二类）	骆驼蓬碱片对消化道肿瘤的作用临床观察	1991年12月—1993年12月	新药研究（Ⅱ期临床）/多中心、随机区组	216例	/		清热解毒，活血化瘀，软坚散结	晚期食管癌、胃癌为主消化道肿瘤的带瘤生存者
清源	36	参莲回生丹胶囊（Ⅱ期、中药三类）	参莲回生丹治疗肺癌、胃癌的临床观察	1993年—1994年	新药研究（Ⅱ期临床）/随机区组、单盲	466例	/	吉林通化制药厂	清热解毒，活血化瘀，软坚散结	适用于气血瘀滞、热毒内阻而致的中晚期肺癌、胃癌
清源	37	金龙胶囊	金龙胶囊Ⅱ期临床研究	1995年8月—1997年3月	新药研究（Ⅱ期临床）/多中心、前瞻性、双盲随机对照及开放自身对照	200例	国药准字Z10980041	北京建生药业有限公司	破瘀散结，解郁通络	用于原发性肝癌血瘀郁结证，症见右胁下积块，胸胁疼痛，神疲乏力、腹胀、纳差等。可用于多种中晚期恶性肿瘤的单独治疗、恶性肿瘤术前、恶性肿瘤放化疗的辅助治疗、缓解放疗的毒副作用
清源	38	威麦宁胶囊	威麦宁胶囊治疗肺癌的临床疗效观察	2000年4月—2001年8月	新药研究（Ⅱ期临床）/多中心、随机区组、双盲	523例	国药准字Z20010072	华颐药业有限公司	活血化瘀，清热解毒，祛邪扶正	配合放化疗治疗肿瘤有增效、减毒作用；单独使用可用于不适宜放化疗的肿瘤患者

（续表）

固本/清源		药物名称	实验名称	研究时间	研究类型	样本量	药物批号	厂家	功能主治	适用范围
清源	39	康龙胶囊	康龙胶囊I期临床研究	2002年3月—2005年5月	新药研究（I期临床）	21例	/	长沙市东雅肿瘤防治研究所	化瘀解毒，软坚散结	用于肝癌、肺癌等的治疗
清源	40	复方苦参注射液（Ⅱb期）	观察不同剂量复方苦参注射液用于癌肿疼痛的治疗效果和安全性的随机、双盲、多中心临床试验	2013年12月–2015年3月	上市后再评价研究/多中心、随机、平行对照临床研究	206例	国药准字Z14021231	山西振东制药有限公司	清热利湿，凉血解毒，散结止痛	用于癌肿疼痛、出血
清源	41	复方苦参注射液（Ⅲ期）	复方苦参注射液增量治疗癌肿疼痛的有效性和安全性的随机、盲法、多中心临床试验	2015年10月至今	上市后再评价研究/随机、盲法、多中心临床试验	480例	国药准字Z14021231	山西振东制药有限公司	清热利湿，凉血解毒，散结止痛	用于癌肿疼痛、出血
清源	42	片仔癀胶囊	片仔癀胶囊对原发性肝癌（毒热瘀结证）介入治疗减毒增效的随机双盲、安慰剂、平行对照、多中心临床试验	2004年4月—2006年4月	上市后再评价研究/安慰剂平行对照、区组随机、双盲、多中心试验	240例	国药准字Z35020242	漳州片仔癀药业股份有限公司	清热解毒，凉血化瘀，消肿止痛	用于热毒血瘀所致急慢性肝炎，痈疽疔疮，无名肿毒，跌打损伤及各种癌症，有较强的增强免疫力作用，可以减轻癌症疼痛及化疗的副作用，改善临床症状，对提高癌症患者的生存质量有显著作用
清源	43	金龙胶囊	金龙胶囊增加适应证对肿瘤化疗减毒的随机双盲、阳性对照、多中心临床试验	2006年8月—2009年4月	随机双盲、阳性对照、多中心临床试验	273例	国药准字Z10980041	北京建生药业有限公司	破瘀散结，解郁通络	用于原发性肝癌血瘀郁结证，症见右胁下积块、胸胁疼痛、神疲乏力、腹胀、纳差等

（续表）

固本/清源		药物名称	实验名称	研究时间	研究类型	样本量	药物批号	厂家	功能主治	适用范围
清源	44	消癌平注射液	消癌平注射液治疗中晚期非小细胞肺癌上市后临床研究	2013年2月—2014年2月	上市后再评价/RCT研究	864例	国药准字Z20025869	通化金马药业集团股份有限公司	清热解毒，化瘀软坚	食管癌、胃癌、肺癌、肝癌，可配合放疗、化疗作为辅助治疗
清源	45	复方苦参注射液	①复方苦参注射液对TACE治疗原发性肝癌后肝损伤的保护作用研究	①2014年8月—2017年8月	①多中心、随机、平行对照研究	①293例	国药准字Z14021231	山西振东制药股份有限公司	清热利湿，凉血解毒，散结止痛	癌肿疼痛、出血
			②复方苦参注射液预防宫颈癌放射治疗相关不良反应的随机对照、多中心临床研究	②2014年8月—2017年8月	②同上	②236例				
			③复方苦参注射液预防头颈癌放射治疗相关不良反应的随机对照、多中心临床研究	③2014年8月—2017年8月	③同上	③237例				
			④复方苦参注射液减轻肺癌患者胸部放射治疗相关不良反应的随机对照、多中心临床研究	④2014年8月—2017年8月	④同上	④293例				
			⑤复方苦参注射液联合5-FU类化疗药治疗晚期消化道恶性肿瘤的随机对照、多中心临床研究	⑤2014年8月—2017年8月	⑤同上	⑤282例				
			⑥复方苦参注射液治疗晚期NSCLC患者的单臂多中心临床研究	⑥2014年8月至今	⑥单臂、历史对照，多中心研究；上市后再评价研究	⑥180例				

175

（续表）

固本/清源	药物名称	实验名称	研究时间	研究类型	样本量	药物批号	厂家	功能主治	适用范围
46 清源	活力素 A 注射液	活力素 A 注射液对肿瘤患者化疗减毒的多中心、随机区组、前瞻性临床实验	2000 年 4 月—2001 年 8 月	多中心、随机区组、前瞻性	488 例	/	Helixor Heilmittel GmbH 公司		减轻化疗毒副反应
47 清源	唑来膦酸注射液	唑来膦酸注射用唑来膦酸治疗恶性肿瘤引起的溶骨性骨转移骨痛的有效性和安全性随机双盲、阳性药平行对照、多中心临床研究	2004 年 7 月—2004 年 11 月	前瞻性、随机双盲、阳性药平行对照、多中心临床研究	203 例	正大天晴药业集团股份有限公司（国药准字H20113138）；成都天台山制药有限公司（国药准字H20041946）	北京德众万全药物技术开发有限公司		治疗恶性肿瘤溶骨性骨转移引起的骨痛
48 清源	甲磺酸艾日布林注射液	甲磺酸艾日布林注射液对乳腺癌患者抗癌作用临床研究	2013 年 9 月—2014 年 9 月	上市后再评价研究；RCT 研究	15 例	/	日本卫材（Eisa）	提高患者生存率和生存质量	转移性乳腺癌

3.《恶性肿瘤中医诊疗指南》的创立

随着循证医学的发展，以证据为基础建立临床实践指南已在世界各地迅速兴起。1990年，美国医学研究所（IOM）提出，临床实践指南是系统开发的多组临床指导意见，帮助医生和患者针对特定的临床问题做出恰当处理，选择、决策适宜的卫生保健服务。如今，已有越来越多的国家开始倡导采用临床路径管理方法，并与临床实践指南结合起来推动医疗服务质量管理的发展。

美国国立综合癌症网络（NCCN）、苏格兰学会指南网络（SIGN）、欧洲肿瘤医学会（ESMO）等著名的非营利性学术联盟，均致力于肿瘤领域临床决策标准的制订。其中，NCCN制订的《NCCN肿瘤学临床实践指南》已成为全球肿瘤临床实践中应用最为广泛的指南。1996年11月，第一套涉及乳腺癌、结肠癌、肺癌、卵巢癌、前列腺癌等7个病种的NCCN临床实践指南发布以来，NCCN临床治疗指南已经涉及40个病种，还发布了肿瘤监测、预防指南及面向肿瘤患者的指南。鉴于此，在孙燕院士的倡导下，2006年首届《NCCN非小细胞肺癌、乳腺癌临床实践指南》中外共识会议在北京召开。在充分探讨的基础上，中国专家与NCCN专家共同制订了《NCCN乳腺癌临床实践指南（中国版）》和《NCCN非小细胞肺癌临床实践指南（中国版）》。此后，每年CSCO专家组参考国际NCCN，结合中国的肿瘤综合治疗特点，制订和公布符合中国患者的临床实践指南，覆盖的肿瘤包括非小细胞肺癌、乳腺癌、非霍奇金淋巴瘤等诸多常见恶性肿瘤。

中医药防治肿瘤在近50年循证发展之路上取得了一定成绩，以林洪生教授为代表的学界专家们借助现代循证医学研究方法，用客观数据阐释了中医药固本清源和未病先防等诊疗理念的科学内涵，验证了一系列安全有效的治疗策略和方法。2005年，在集合WHO西太区专家（中国、日本、韩国、越南等）意见后，达成共识的指导性文件《中医循证临床实践指南》，开启了制订中医肿瘤临床实践指南的序幕。2008年初，依托中国中西医结合学会肿瘤专业委员会、中国抗癌协会肿瘤传统医学专业委员会，林洪生教授召集组建了中医肿瘤诊疗指南协作组织。通过 6 年时间，组织全国中医药防治肿瘤领域的有关专家学者，将目前临床实践中成熟的、原则性的、规范化的中医药治疗肿瘤的成果、证据进行科学总结，并召集有地域学术代表性、多学科、多领域的专家，参与论证、评议，共同制订了《恶性肿瘤中医诊疗指南》。2014 年 12 月，《指南》第 1 版由人民卫生出版社正式出版发行。

该《指南》共分三个部分。第一部分为总论，主要介绍与恶性肿瘤治疗相关的基本知识。第二部分为常见恶性肿瘤中医诊疗指南，主要从诊断、治疗原则、中医治疗推荐、研究进展几方面进行介绍。第三部分为附录，主要介绍恶性肿瘤常用药物、相关术语解释等。《指南》以循证医学证据为依据，结合专家意见，按照国际循证医学证据分级标准推荐诊疗方案；系统梳理常见恶性肿瘤的中医诊断和治疗研究成果，首次对辨证分型、治疗推荐达成行业内专家共识；其中中医诊断、治疗途径、治疗方案具体，附有大量图表，临床指导性强。

3.1《指南》制订以证候要素为核心的辨证方法

林洪生教授会同国内诸多中医肿瘤专家，共同提出以证候要素为核心的恶性肿瘤证候分类与诊断标准，以主症、主舌、主脉、或见症、或见舌、或见脉对不同证候要素进行诊断分类，制订了以证候要素为核心的辨证方法，实现了各病种的证候要素共性内容统一性和个性因素特异性兼顾的辨证方法。主次证的设置既能满足辨证特异性和灵敏度需求，又不失临床辨证个体复杂性的包容度。以肺癌为例，在既往研究基础上，结合文献报道及国内中医肿瘤专家意见，可分为 5 种证候要素，分别为气虚证、阴虚证、痰湿证、血瘀证和热毒证，皆有各自不同的主症。

3.1.1 气虚证

主症：神疲乏力，少气懒言，咳喘无力

主舌：舌淡胖

主脉：脉虚

或见症：面色淡白或㿠白，自汗，纳少，腹胀，气短，夜尿频多，畏寒肢冷

或见舌：舌边齿痕，苔白滑，薄白苔

或见脉：脉沉细，脉细弱，脉沉迟

3.1.2 阴虚证

主症：五心烦热，口干咽燥，干咳少痰

主舌：舌红少苔

主脉：脉细数

或见症：痰中带血，盗汗，大便干，小便短少，声音嘶哑，失眠

或见舌：舌干裂，苔薄白或薄黄而干，花剥苔，无苔

或见脉：脉浮数，脉弦细数，脉沉细数

3.1.3 痰湿证

主症：胸脘痞闷，恶心纳呆，咳吐痰涎

主舌：舌淡，苔白腻

主脉：脉滑或濡

或见症：胸闷喘憋，面浮肢肿，脘腹痞满，头晕目眩，恶心呕吐，大便溏稀，痰核

或见舌：舌胖嫩，苔白滑，苔滑腻，苔厚腻，脓腐苔

或见脉：脉浮滑，脉弦滑，脉濡滑，脉濡缓

3.1.4 血瘀证

主症：胸部疼痛，刺痛固定，肌肤甲错

主舌：舌质紫暗或有瘀斑、瘀点

主脉：脉涩

或见症：肢体麻木，出血，健忘，脉络瘀血（口唇、爪甲、肌表等），皮下

瘀斑，癥积

或见舌：舌胖嫩，苔白滑，苔滑腻，苔厚腻，脓腐苔

或见脉：脉沉弦，脉结代，脉弦涩，脉沉细涩，牢脉

3.1.5 热毒证

主症：口苦身热，尿赤便结，咳吐黄痰

主舌：舌红或绛，苔黄而干

主脉：脉滑数

或见症：面红目赤，口苦，便秘，小便黄，出血，疮疡痈肿，口渴饮冷，发热

或见舌：舌有红点或芒刺，苔黄燥，苔黄厚黏腻

或见脉：脉洪数，脉数，脉弦数

各病种辨证方法统一为：①符合主症2个，并见主舌、主脉者，即可辨为本证；②符合主症2个，或见症1个，任何本证舌、脉者，即可辨为本证；③符合主症1个，或见症不少于2个，任何本证舌、脉者，即可辨为本证。以证候要素为核心的辨证方法符合中医肿瘤辨证的一般规律，便于临床操作和掌握，而且易于统一规范、利于评价，有力推动了中医肿瘤临床试验研究的发展，也为恶性肿瘤中医诊疗指南的制订奠定了坚实基础。

3.2《指南》制订不同治疗阶段的复合辨证分型

由于现代医学手段的介入，肿瘤患者在不同治疗阶段呈现出相对特异的证候类型。基于各病种现有的证候研究成果，兼顾规范化和临床可操作性目的，林洪生教授及专家们制订了不同治疗阶段的复合辨证分型。以肺癌和肝癌为例（表2-23，表2-24），在手术、放化疗、靶向治疗阶段，由于相同的干预措施，可引起两个病种相对统一的辨证分型。例如在手术阶段，二者都表现出气血亏虚、脾胃虚弱证型，化疗阶段都可分为脾胃不和、气血亏虚和肝肾阴虚的辨证分型，但在同一个证型和治则下，对应的辨证汤药会因疾病部位等

病种差异而不同。

表 2-23　肺癌复合辨证分型

治疗阶段	手术阶段	化疗阶段	放疗阶段	靶向治疗阶段	单纯中医治疗阶段
辨证分型	气血亏虚 脾胃虚弱	脾胃不和 气血亏虚 肝肾阴虚	气阴两虚 热毒瘀结	血热毒盛 脾虚湿盛	肺脾气虚 痰湿瘀阻 热毒壅肺 气阴两虚

表 2-24　肝癌复合辨证分型

治疗阶段	手术阶段	化疗阶段	放疗阶段	靶向治疗阶段	单纯中医治疗阶段
辨证分型	气血亏虚 脾胃虚弱	脾胃不和 气血亏虚 肝肾阴虚	气阴两虚 热毒瘀结	血热毒盛 脾虚湿盛	肝郁脾虚 肝热血瘀 肝胆湿热 肝肾阴虚

3.3《指南》形成 5 种阶段化、规范化中西医结合治疗模式

由于现代医学手段的介入，肿瘤患者在不同治疗阶段呈现出相对特异的证候类型。既往的临床经验及循证医学成果表明，中医药的使用可以贯穿现代医学肿瘤治疗的始终，并表现出一定优势。林洪生教授以分阶段治疗方案研究结果为基础，首次提出中医药分阶段、规范化贯穿现代医学治疗始终的恶性肿瘤治疗理念，基于不同中西医结合治疗阶段，形成 5 种中医治疗模式：中医防护治疗、中医加载治疗、中医巩固治疗、中医维持治疗和单纯中医治疗。并对适应人群、治疗原则、治疗目的、治疗手段和治疗周期进行了界定。以肺癌为例简述如下。

3.3.1 中医防护治疗

适应人群：围手术期、放化疗、靶向治疗期间的患者

治疗原则：以扶正为主

治疗目的：减轻手术、放化疗、靶向治疗等治疗手段引起的不良反应，促进机体功能恢复，改善症状，提高生存质量

治疗手段：辨证汤药 ± 口服中成药 ± 中药注射剂 ± 其他中医治法

治疗周期：围手术期，或与放疗、化疗、靶向治疗等治疗手段同步

3.3.2 中医加载治疗

适应人群：有合并症，老年 PS 评分 2，不能耐受多药化疗而选择单药化疗的患者

治疗原则：以祛邪为主

治疗目的：提高上述治疗手段的疗效

治疗手段：中药注射剂 ± 辨证汤药 ± 口服中成药 ± 其他中医治法

治疗周期：与化疗同步

3.3.3 中医巩固治疗

适应人群：手术后无需辅助治疗或已完成辅助治疗的患者

治疗原则：扶正祛邪

治疗目的：防止复发转移，改善症状，提高生存质量

治疗手段：辨证汤药＋口服中成药 ± 中药注射剂 ± 其他中医治法

治疗周期：3 个月为 1 个治疗周期

3.3.4 中医维持治疗

适应人群：放化疗后疾病稳定的带瘤患者

治疗原则：扶正祛邪

治疗目的：控制肿瘤生长，延缓疾病进展或下一阶段放化疗时间，提高生存质量，延长生存时间

治疗手段：中药注射剂 ± 辨证汤药 ± 口服中成药 ± 其他中医治法

治疗周期：2 个月为 1 个治疗周期

3.3.5 单纯中医治疗

适应人群：不适合或不接受手术、放疗、化疗、分子靶向治疗的患者

治疗原则：扶正祛邪

治疗目的：控制肿瘤生长，减轻症状，提高生存质量，延长生存时间

治疗手段：中药注射剂 + 口服中成药 ± 辨证汤药 ± 中医其他疗法

治疗周期：2 个月为 1 个治疗周期

该治疗模式的提出不仅利于恶性肿瘤中医治疗规范化标准化的实现，而且能够最大程度突出中医肿瘤辨病与辨证相结合的个体化辨治的优势，并易于临床医师掌握操作。

3.4 对应 NCCN 指南提供不同治疗阶段治则治法推荐

将《指南》核心内容以治疗途径进行直观展示，将更有利于临床工作者掌握和应用。这里将现代医学 NCCN 指南的主要内容凝练，编绘成流程图，其中不同阶段结合具体 5 种中医药治疗模式，突出中医药治疗的地位、作用和原则，并对单纯中医药治疗途径重点展示。流程图中白框内容代表 NCCN 推荐的现代医学治疗方式，彩框内容代表相结合的 5 种中医药治疗模式，以非小细胞肺癌中西医结合治疗途径为例（图 2-64）。

3.4.1 手术结合中医治疗，是指在恶性肿瘤患者围手术期（中医防护治疗）或者手术后无需辅助治疗时（中医巩固治疗）所进行的中医治疗。临床常见证为气血亏虚、脾胃虚弱，治宜补气养血、健脾益胃。

3.4.2 放射治疗结合中医治疗，是指在放疗期间所联合的中医治疗，发挥放疗增敏、提高放疗疗效（中医加载治疗）、防治放疗不良反应（中医防护治疗）的作用。临床常见证为热毒瘀结、气阴亏虚，治宜清热化痰、活血解毒、益气养阴。

3.4.3 化疗结合中医治疗，是指在化疗期间所联合的中医治疗，发挥提高化疗疗效（中医加载治疗）、防治化疗不良反应（中医防护治疗）的作用。临床常见证为脾胃不和、气血亏虚、肝肾阴虚，治宜健脾和胃、益气养血、滋补肝肾。

3.4.4 生物靶向治疗结合中医治疗，是指在生物靶向治疗期间所联合的中医治疗，发挥延缓疾病进展（中医加载治疗），防治生物靶向治疗不良反应（中医防护治疗）的作用。临床常见证为血热毒盛、脾虚湿盛，治宜凉血解毒、健脾利湿、涩肠止泻。

3.4.5 单纯中医治疗，是指对于不适合或不接受手术、放疗、化疗、分子靶向治疗的肺癌患者，采用单纯中医治疗，发挥控制肿瘤、稳定病情、提高生存质量、延长生存期的作用。临床常见证为肺脾气虚、痰湿瘀阻、热毒壅肺、气阴两虚，治宜健脾补肺、益气化痰、化痰祛湿、化瘀散结、清热解毒、益气养阴。

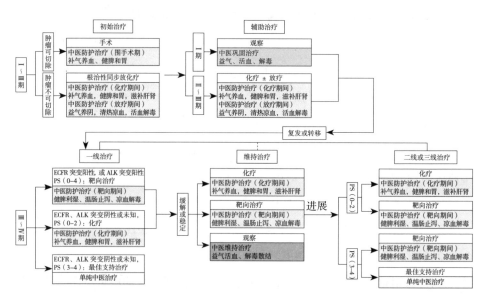

注：▨中医防护治疗 ■中医加载治疗 ▨中医巩固治疗 ▨中医维持治疗 □单纯中医治疗
■中医加载治疗：有合并症，老年 PS 评分 2，不能耐受多药化疗时选择单药化疗的患者；对于体质状况好，适合放疗、靶向治疗的患者，可根据具体情况和治疗手段，妥善应用中医加载治疗，但必须有充足的循证医学证据。

图2-59 非小细胞肺癌中西医结合治疗途径

3.5《恶性肿瘤中医诊疗指南》依据证据级别划分药物推荐级别

研究方法上，《指南》首度应用循证医学方法，将现有的中医肿瘤循证研究证据整理评价，按照《WHO 药物与食品应用指南证据分级标准》对现有药物进行证据评级。

1 类证据：①指有上市后再评价数据；②经严格的临床对照试验证实（ICH 指南）；③有非临床安全数据，包括长期毒性（＞90 天）、生殖毒性、致畸、致突变毒性数据。

2 类证据：①有详细药品注册信息；②经队列研究等临床试验证实；③有非临床的长期毒性观察的安全数据（＞90 天）。

3 类证据：①广泛认可的经典著作论述；②草药和处方记录于国家《药典》等法定文件；③公认较安全的草药。

根据《WHO 药物与食品应用指南证据分级标准》中的推荐等级标准，对证据评级后的药物予以推荐等级评价。

A 级推荐：①最少一个 1 类证据；②最少两个 2 类证据加一个 3 类证据。

B 级推荐：①最少两个 2 类证据；②最少一个 2 类证据加一个 3 类证据。

C 级推荐：①最少两个 3 类证据。

根据对现有药物的评价和推荐，科学选用相应辨证处方、口服中成药和中药注射液，形成了《指引》中临床辨证用药的组成部分和《临床指南》中的用药推荐。

3.6《指引》推广中不断更新完善

林洪生教授及团队多年开展《临床实践指南》的验证和推广相关研究。从 2013 年开始，通过从核心示范区到技术示范区再到基层进行了《指南》的逐级推广研究工作。《指引》推广的定位在于熟化、转化既往的优秀研究成果，在示范区域内推广应用。林洪生教授及团队遵循 SIGN 等发布的国际公认的临床指南开发框架（指南开发组织—确定指南题目—组成专题指南开发组—系统文献评价—草拟推荐建议—咨询及同行评议—发表与发行—地方应用—检查及评价）。在应用过程中，林洪生教授及团队根据不断反馈信息，对《指南》进行优化和完善（图 2-60）。

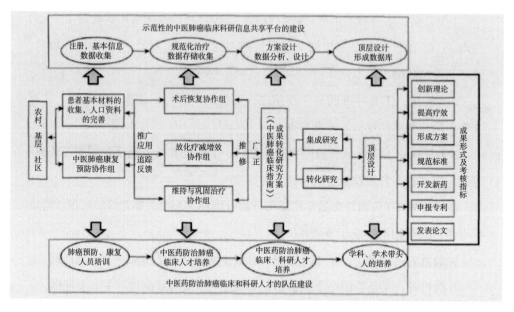

图2-60　中医治疗肺癌流程

　　首先，制订恶性肿瘤中医药诊疗规范，有利于规范中医治疗和获得国际社会认可，开展以循证医学为方法的中医药防治肿瘤的临床辨证治疗规范研究，对推动中医药国际化进程具有重要意义；其次，制订恶性肿瘤中医药诊疗规范，有利于提高中医药防治恶性肿瘤的整体水平。传统的中医诊断手段只能粗略根据外部征象推测疾病的本质，其精确性受人主观因素的影响太大，确诊率大大降低，而且受不同医生认知水平的影响，很难形成对疾病的统一认识。因此，制订恶性肿瘤中医药诊疗规范，有利于指导和规范各级临床医师的医疗实践，提高中医药防治恶性肿瘤整体水平和临床疗效；最后，制订恶性肿瘤中医药诊疗规范有利于保持我国中医药防治恶性肿瘤的优势地位。随着中国加入WTO，各个行业均遭到前所未有的技术性壁垒的限制，因此，必须学会利用WTO的原则，针对我国中医药防治恶性肿瘤的特色和优势技术，制订有利于中医药防治恶性肿瘤的辨证分型标准、诊疗方案、疗效评定标准，保持我国中医药产业在国际中的优势地位，促进中医药走向世界。

2016 年 10 月，《指南》应邀参加了世界三大发明展中历史最悠久的德国纽约伦堡国际发明展，在数十国、千余件参展项目中获得金奖和评委会最高奖，并在此次国际合作交流中，备受美国、韩国、加拿大等国家的关注。随后《恶性肿瘤中医诊疗指南》英文版也相继问世，不断带动国际科研协作发展的同时，促进了中医药在国际社会中的长足发展，具有里程碑式的学术价值。

基础研究

1.科研精神

1.1 保持热情和好奇心

科学成果的产出是漫长的，不是一蹴而就的，要始终保持热情和好奇心。居里夫人曾说：很多人都说我很伟大、很有毅力，其实我就是特别好奇，好奇得上瘾。已故著名科学家、教育家任鸿隽早在 20 世纪 30 年代就曾指出："科学的两个起源，一是实际的需要，二是人类的好奇。"好奇心是科学研究的原动力，是激发科研热情的源泉，但是并非每个人天生就有对某件事情的好奇心和热情。林洪生教授一直强调，热情是可以通过后天塑造和培养的。在探索科学问题的道路上从来就不会有一帆风顺，必然是困难重重，我们所从事的工作不能被各种"预想"的困难阻滞不前，要保持专注和努力，日复一日，就会逐渐精通自己研究的方向，在达到行业专家的水准时就会有信心和成就感，成功和热情也就随之而来。

1.2 勇于创新

中医药学是我国最具有原创思维的一门学科，要保持中医药学学术常青，我们不仅要传承，更要大胆创新，尊循"师古而不泥古"的精神。林洪生教授强调，中医药发展要在坚持中医药理论的指导下，大胆吸收现代科学技术发展的前沿知识为我所用，用中西医、国内外都能听得懂的语言，诠释中医药治疗肿瘤的科学内涵。林洪生教授开展的"中医药提高非小细胞疗效的系列临床与基础研究"，引进循证医学观念和方法，为证实中医药提高非小细胞肺癌生存期、减轻现代医学治疗副反应、改善患者生活质量提供了高级别的循证医学证据。在证实临床有效的同时，发展了扶正培本治则，创新性提出恶性肿瘤的"固本清源"理论。而后利用 NCI 学术前沿思维，从调整"土壤内环境"出发研究中医药固本的思路，从干预肿瘤干细胞来祛除恶性肿瘤复发转移的源头，对中医药清源作用进行了系统、深入的研究，为中医药治疗肿瘤机制研究提供了数据支撑，丰富了中医药治疗肿瘤的理论，并进一步提高了中医药治疗的疗效。这些都是不断保持创新精神，深入研究的结果。

1.3 求真务实

"一个知识分子，不论在哪个行业、从事什么职业，也不论学历、职称、地位有多高，唯有秉持求真务实精神，才能探究更多未知，才能获得更多真理，也才能为社会做出更大贡献。"这是 2016 年 4 月 26 日，习近平总书记在知识分子、劳动模范、青年代表座谈会上的讲话。科学研究是一项揭示本质、把握规律、创新知识的活动，是一个探求真理的过程，容不得半点虚假。林洪生教授及老一辈学者数十年坚守临床、科研一线，甘于奉献，兢兢业业，不畏艰难，不断探索，才取得了今天的成就。林洪生教授历来强调，"求真务实"是一名科研工作者应具备的基本的科研素养。求真，即是刻苦钻研，探寻问题的本源。具体到研究工作中，就应刻苦钻研自己的研究课题，熟练掌握学科的前沿进展；遇到问题应及时归纳总结，不断吸取经验，不畏艰难，不断探索，排除环境、名利等各种干扰，坚持实事求是，永不言弃。务实，即踏实认真，做好自己的每一项工作，勿以善小而不为，日积月累，方能成就人才，铸就事业。

1.4 善于汲取

江海所以能为百谷王者，以其善下之。善于汲取、学习，是一种虚怀若谷的包容精神。科学研究中应时刻保持汲取精神，从书本上学习，掌握扎实的专业知识是基本；向国内外同行学习，一方面汲取同行的经验，获得养分，不断发扬创新，另一方面，汲取以往研究中的不足之处，加以完善和改正，从而更好地完成后期的研究工作。同时林洪生教授也强调，作为一位临床医生，更要重视从患者身上学习，在诊疗实践中和患者的互动有助于及时发现临床问题，进一步提高疗效，同时也是提出科研假设的有效途径。

1.5 心怀苍生的情怀

医者仁心，可以说在林洪生教授的言传身教中体现得淋漓尽致。她数十年如一日求索的原动力，在于心怀苍生的大爱情怀和科学家的人文情怀，是伟大的人类精神与科学智慧的融合和升华。中国科学院大学李醒民教授曾在演讲中告诫未来的科学家和工程师："如果你们想使你们一生的工作对人类有益，那么只了解应用科学本身还是不够的。关心人本身必须始终成为一切技术努力的主要目标。"

林洪生教授对医疗工作倾注了满腔的热情和心血，对每一位患者都持有高度的责任感，在耐心了解患者主诉的同时，从更高的角度、更高的视野带着问题去给患者治病，在临床实践中从患者身上得到启示，发现问题、解决问题，以求更好地为患者的健康服务，医学才能进一步发展。

2. 学术思想

2.1 结合"种子土壤"学说对固本清源理论进行科学阐释

关于肿瘤的发病原因，古人早就强调了正气亏虚的重要性。《黄帝内经》中有"正气存内，邪不可干""邪之所凑，其气必虚"的论述，这是对于一切疾病总的病因的概括。古语曰："壮人无积，虚人则有之。"明确指出了正气不足是积聚发病的根本原因，并对治疗肿瘤的"补"法进行了解释。李东垣提出了"养正积自消"的著名论点，对后世医家治疗肿瘤启发颇多。20世纪60年代，中国中医科学院广安门医院成立肿瘤科，强调"扶正培本"治则在防治恶性肿瘤中的主导地位，并成立了全国范围内第一个中医肿瘤扶正培本临床研究室，重点开展肿瘤"扶正培本"治则的临床和基础研究，取得了丰硕的成果。例如，余桂清教授强调恶性肿瘤扶正培本应以肾为先天之本、五脏之根，脾为后天之本、气血生化之源，并根据多年临床辨证用药实践，形成健脾益肾方，主持"健脾益肾冲剂治疗Ⅲ期胃癌术后的研究"和"健脾益肾冲剂合并化疗治疗晚期胃癌（术后）扶正作用的临床与实验研究"等一系列研究，结果表明，健脾益肾冲剂能提高胃癌患者的免疫功能，减轻放化疗对消化系统、骨髓造血系统的毒副反应，提高化疗的效果，延长胃癌患者的生存期。朴炳奎教授基于扶正培本理论创制用于肺癌治疗的肺瘤平膏系列制剂，研究表明，该系列制剂能调节细胞及体液免疫，尤其是增强树突状细胞的功能，发挥抗肿瘤生长和转移的作用。

林洪生教授十分推崇历代医家及广安门医院老一辈专家提出的扶正培本的学术思想，基于多年的临床实践及对恶性肿瘤临床证候的演变与现代医学对恶性肿瘤发病机制的思考，在传承扶正培本理论基础上不断延伸拓展，提出"固本清源"理论。她认为机体正气不足，脏腑虚弱，致病因素易袭人体，导致气血失调、毒瘀互结而成瘤；癌瘤已成，发展迅速，更伤正气，故正气虚损是肿瘤发生发展的基础。在正虚的基础上，外邪、气滞、痰浊、湿热等积留日久，结聚成毒。癌瘤成形后或气滞血瘀，或痰湿、热毒阻滞经络气血运行而形成瘀血。因此，"虚""毒""瘀"是肿瘤发生发展过程中的主要病理因素，正气亏虚、毒瘀互结是其根本病机。正虚邪实互为因果，病深而重，因而中医药对于肿瘤的治疗应该主要集中在两个方面：一是匡扶正气，调节机体内环境的平衡，即"固本"；二是从源头上控制肿瘤，祛除"毒""瘀"等病理因素，即"清源"。"固本"治则指导下的不同治法应贯穿恶性肿瘤防治的始终。林洪生教授强调，"清源"理念更应引起重视，因为长期中医药治疗肿瘤的临床实践提示，在肿瘤发生发展的不同阶段病性多变，可因虚致实、虚实夹杂，又可因实致虚，并随着不同的肿瘤治疗手段及治疗的不同阶段而变化，因此只有"固本"是不够的，如果一味地"固本"而忽略中医药的"清源"作用，或在适宜的阶段错失"清源"的机会，都会造成病情加剧或反复的恶果，因此应在源头上控制肿瘤，将"清热解毒""活血化瘀""软坚散结""化痰除湿"等治疗大法综合运用，延长患者的生存时间。

1889 年，Stephen Paget 提出关于肿瘤生长的"种子与土壤"学说，认为肿瘤细胞的生长与转移并不是偶然事件，肿瘤细胞（种子）在靶器官的生长浸润，除了决定于肿瘤细胞本身的恶性增殖能力以外，一些特定的靶器官因为能够提供肿瘤生长的适宜微环境（土壤），也在肿瘤的浸润和转移过程中发挥了重要的作用。

林洪生教授提出的"固本清源"理论与这一学说在根本上是一致的。她认为，中医"固本"即是调整机体的内环境，祛除恶性肿瘤赖以增殖、浸润、转移的土壤。在这一理论的指导下，项目组从调节肿瘤免疫、肿瘤炎性微环境、抑制肿瘤新生血管及淋巴管生成等角度，开展了中医药对荷瘤机体内环境（即肿瘤生长的"土壤"）的干预研究。对于"清源"，项目组借助分子生物学等现代医学研究手段，从肿瘤细胞增殖、凋亡、侵袭与转移能力、多药耐药等，以及肿瘤干细胞的生物学行为等方面，研究了中药对于肿瘤细胞（即"种子"）的控制作用。阐释"固本清源"理论的科学机制，一方面为中医药治疗恶性肿瘤机制提供了导向，另一方面进一步丰富了该理论，为中医药防治肿瘤优势与特色的进一步提高提供了理论依据。

2.2 中医药固本（即调整"土壤内环境"）是通过多途径、多靶点实现的

2.2.1 调节机体免疫功能

恶性肿瘤的发生发展乃至转移，与机体的免疫系统密切相关。免疫编辑学说认为，在肿瘤发生的早期，机体能够调动先天性免疫和获得性免疫系统对肿瘤细胞进行攻击，能够有效杀伤肿瘤细胞，控制肿瘤的生长。但随着时间的推

移，肿瘤细胞可发展多种机制逃脱免疫系统的攻击，如 MHC Ⅰ类分子表达的下调或丧失，肿瘤抗原表达的下调或丧失，免疫抑制细胞、抑制因子的产生等，其中免疫抑制性细胞主要包括 CD4+、CD25+ 调节性 T 细胞（Treg）、髓样抑制性细胞（MDSCs）、肿瘤相关巨噬细胞（TAM）等。随着肿瘤免疫逃逸机制的深入研究，其在促进肿瘤的进展乃至转移中发挥着重要作用，也因而作为调节免疫的靶点和评价药物作用机制的指标越来越受到研究者的关注。

林洪生教授从 20 世纪 70 年代开始就在北京肿瘤医院免疫室进行了系统的免疫学理论、实验技术的学习，从免疫调节开始了对中医药"固本"现代机制的阐释。多年的研究结果显示，中医药可作用于荷瘤机体免疫的多个环节，发挥增强免疫功能的作用。

①扶正系列方药抑制肺癌生长转移与下调小鼠 Lewis 肺癌脾、肺转移灶的 Treg 有关，其作用机制与重塑细胞因子网络、抑制 TGFB 介导信号通路有关。同时课题组通过大样本数据对健康患者和肺癌患者外周血调节性细胞比例分析，发现 Treg 与患者临床分期、卡氏评分显著相关，可作为肿瘤患者免疫状态评估的指标。

②黄芪、三七等益气活血中药可通过减少荷瘤小鼠髓系免疫抑制细胞（MDSCs）的形成、逆转其免疫抑制功能，从而发挥抑制肿瘤细胞生长的作用。

③活血化瘀中药丹参及其活性成分可同时通过提高树突状细胞功能和抑制恶性肿瘤的增殖发挥治疗肿瘤的作用。

④扶正中药如黄芪注射液、康艾注射液可通过调节荷瘤小鼠细胞因子免疫抑制网络，提高机体免疫功能。

⑤扶正中药人参皂苷 Rg3 可改善荷瘤及环磷酰胺化疗导致的小肠黏膜功能抑制，与 Rg3 能调节固有层淋巴细胞亚群相关。

2.2.2 抑制肿瘤血管生成

肿瘤的血管生成是肿瘤生长增殖和转移的基础，肿瘤细胞和肿瘤血管组成一个高度整合的生态系统，肿瘤细胞或相关炎性细胞分泌的细胞因子可促使内皮细胞从休止状态变为快速生长状态，以促进肿瘤血管的生成，它为肿瘤细胞的生长带来氧和营养物质同时，也带走代谢产物。血管生成是一个多步骤的复杂过程，涉及很多生长因子及其信号通路，其中 VEGF 和 bFGF 在血管的发生中起着重要的作用。华蟾素是从中华大蟾蜍之阴干全皮中提取制成，具有止痛消肿、解毒抗癌功效，可应用于多种肿瘤的治疗中。通过研究发现，华蟾素能抑制 Lewis 肺癌小鼠肿瘤生长，减少瘤内血管密度（MVD），抑制肿瘤血管生成，其作用机制与华蟾素降低瘤内 VEGF 及血管内皮细胞膜上 VEGFR-2（KDR）蛋白表达、调控与肿瘤血管生成的有关信号传导有关。小檗碱可能通过将 bFGF 活化的 HUVEC 细胞周期阻滞在 G0-G1 期，并诱导细胞发生凋亡，抑制活化 HUVEC 的体外增殖，从而发挥其抗肿瘤新生血管形成作用。

2.2.3 调节细胞外基质及其与细胞的相互作用

恶性肿瘤的侵蚀、转移是一个动态的、连续的、多步骤的过程。首先，肿瘤细胞从原发部位脱落，侵入到细胞外基质（extracellular ma-tric，ECM），与基底膜（basement membrane，BM）及细胞间质中一些分子黏附，并激活细胞合成、分泌各种降解酶类，协助肿瘤细胞穿过 ECM 进入血管，然后在一些因子的作用下运行，并穿过血管壁外渗到继发部位，继续增殖，形成转移灶。ECM 为肿瘤转移的重要组织屏障。肿瘤细胞通过其表面受体与 ECM 中的各种成分黏附后激活或分泌蛋白降解酶类来降解基质，从而形成局部溶解区，构成了肿瘤细胞转移运行的通道。ECM 可影响细胞分化、增殖、黏附、形态发生和表型表达等生物学过程。

中药复方三参冲剂，是基于肿瘤转移的中医病机——气血凝滞、脏腑亏虚而制成，主要成分为川芎嗪、苦参碱、隐丹参酮，临床和基础研究均表明该冲剂可以明显抑制肿瘤细胞与内皮细胞的黏附，其抑制肺癌转移的部分作用机制是通过保护基底膜和细胞外基质屏障，以及降低肿瘤细胞中细胞外基质成分表达而实现的。

榄香烯是从姜科植物温郁金（莪术）中提取出来的抗癌有效成分，用于肺癌及恶性胸腹水的治疗上，研究表明榄香烯可通过降低肺癌小鼠基底膜及细胞外间质成分如透明质酸Ⅰ型胶原、层黏蛋白及纤维粘连蛋白等的表达抑制肿瘤的转移。此外，课题组以人高转移肺癌细胞（PG）为模型，观察了清热解毒中药金荞麦提取物制剂威麦宁胶囊对肿瘤细胞和血管内皮细胞（HUVEC）黏附作用的影响，结果表明威麦宁可能通过对 PG 细胞和 HUVEC 的双重作用，抑制 PG-HUVEC 间的黏附，从而抑制肿瘤细胞的血行转移。以上数据进一步提示，中医药可通过调节细胞外基质及其与细胞的相互作用而抑制肿瘤的转移。

2.2.4 改善炎性环境

炎症与肿瘤的发生及发展都具有紧密的关系，肿瘤引起的"炎症土壤"在肿瘤转移中发挥着关键的作用，肿瘤微环境中有大量炎症细胞浸润，包括肥大细胞、T 细胞、髓源性抑制细胞（MDSC）、自然杀伤细胞（NK）、肿瘤相关中性粒细胞（TAN）和肿瘤相关巨噬细胞（TAM）、肿瘤相关成纤维细胞（TAF）等多种细胞亚型，这些细胞除了具有免疫抑制功能外，还可通过促进血管新生和转移、上皮间质转化、分泌炎性因子、趋化因子等促进肿瘤的生长和进展。林洪生教授经验方——扶正祛毒方具有抑制肿瘤生长转移的作用，对其各组分研究发现，其中的部分活性成分贝母素甲及贝母素乙对 4T1 乳腺癌细胞具有显著抑制作用，并可有效降低炎性相关因子分泌及其 mRNA 相对表达量，对乳腺癌细胞炎性微环境起到调控作用。

2.3 提出干预肿瘤样干细胞来祛除恶性肿瘤复发转移的源头

恶性肿瘤的异质性是其主要的特征，这种异质性涉及很多层面，包括不同种类肿瘤之间的差异、同一个患者肿瘤组织中不同细胞间的差异，或者同一个患者原位肿瘤和转移的肿瘤间的差异；同一个患者在疾病发生和进展的不同时间点上肿瘤组织也存在不同，患者在接受治疗前和肿瘤复发后的肿瘤组织也往往呈现很大差异等，这些差异导致临床上治疗肿瘤时面临巨大挑战。现代医学研究表明，在肿瘤组织中存在着一小群细胞，它们既表达干细胞标志物，能够自我更新，又具有分化产生肿瘤细胞的能力，并且往往具有抗药特性和更高的肿瘤转移能力。这群细胞被称为肿瘤干细胞样细胞，恶性肿瘤复发转移的根源。肿瘤干细胞样细胞理论的提出可以很好地解释肿瘤的异质性，也为提高治疗效果、彻底根除肿瘤提供了靶标。

在对肿瘤中医病因病机的认识上，国内同行大都推崇"癌毒"学说。"毒"是指中医传统理论中性质多样、程度深重的病邪，既可因外感传变酝酿而成，亦可内生，若久伏于内，则称为"伏毒"。在机体正气旺盛、阴阳平衡的条件下，"伏毒"深伏于内，待正虚不抗之时发病，且来势汹汹，病情深重。值得提出的是，肿瘤干细胞理论认为，恶性肿瘤复发转移的根源是干细胞的存在，肿瘤干细胞与分化的肿瘤细胞实际上并不是一成不变的。肿瘤干细胞实际上是处于一个特殊"状态（state）"，它具有很强的可塑性，也就是可以在外界微环境和内在因素的共同作用下获得肿瘤干细胞的特性，也会因为内环境的改变，其干性也就是恶性生物学行为降低。林洪生教授认为，"伏毒"学说与肿瘤干细胞样细胞的致病特点具有共同之处，两者均见隐匿伏藏，受内环境影响，病性病位易变，暗耗正气，待日久机体正不抗邪而发病，且病势深重、病程迁延不愈，也可因为机体的正气增强，肿瘤干细胞进入休眠状态，也即毒邪伏于内。根据这一共性，林洪生教授提出干预肿瘤干细胞样细胞来祛除恶性肿瘤复发转移的源头。

研究团队从 2007 年开始肿瘤干细胞样细胞的研究，采用无血清培养法分别从人乳腺癌 MCF-7 细胞系及人前列腺癌 LNCaP 细胞系中分离出 CSCs，并采用干细胞表面标记物、成瘤实验及干细胞特征性分子蛋白鉴定肿瘤干细胞，并从不同角度探索肿瘤干细胞的生物学行为特征及其相关的调控机制。在此基础上，分析比较不同治则中药，如益气药、活血药、解毒药单独或联合应用，对干细胞生物学行为的干预作用及对其生物学行为调控因子的干预机制与特色，结果表明：清热解毒药苦参的提取物氧化苦参碱、藤黄的提取物藤黄酸对肿瘤干细胞具有明确的干预作用。氧化苦参碱通过降低干细胞内总 β-catenin 蛋白的表达并抑制其核转位、抑制 c-myc 及 cyclinD1 的表达来下调 Wnt 通路活性，从而抑制乳腺癌干细胞的增殖，而藤黄酸则是通过上调细胞内氧自由基介导前列腺癌干细胞的凋亡和自噬。扶正解毒药及单体贝母素甲、贝母素乙可通过 TGF-β/Smad 通路抑制上皮间质转化抑制细胞增殖、诱导凋亡，进一步抑制人工血行肺转移。活血化瘀药如丹参及其有效成分可通过下调 Nanog、Oct4、Sox2、β-catenin、CXCR4 等干细胞相关基因的表达而改变干细胞的恶性生物学行为。这些研究结果的取得，在揭示中医药作用机制的同时也为筛选靶向作用于干细胞的方药奠定了一定基础（图 2-61）。

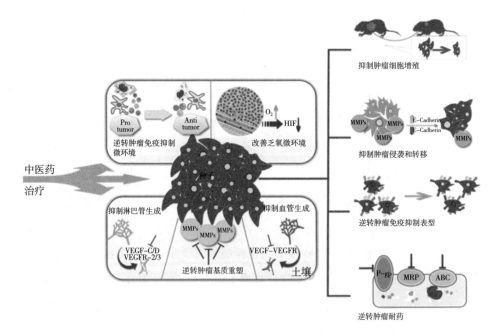

图2-61　中医药治疗肿瘤作用机制

3. 成果贡献

3.1 科学阐释中医药肿瘤"固本清源"理论

在肿瘤治疗方面，林洪生教授在传承扶正培本学术思想基础上，提出了"固本清源"创新理论，一是匡扶正气，调节机体内环境的平衡，即"固本"；二是从源头上控制肿瘤，祛除"毒""瘀"等病理因素，即"清源"。机体内环境是复杂的，林洪生教授及其团队汲取现代医学发展的前沿信息，除了调节肿瘤免疫外，还开展了清热解毒药对肿瘤炎性微环境、益气活血药物对肿瘤新生血管及淋巴管生成、活血药物对缺氧微环境的影响等研究，提出中医药可通过改善荷瘤机体内环境（即肿瘤生长的"土壤"）抑制肿瘤的生长转移。针对恶性肿瘤复发转移的中医病因病机，提出"伏毒"理论，在对"伏毒"的科学内涵阐释上认为"伏毒"学说与肿瘤干细胞的致病特点具有共同之处，两者均见隐匿伏藏，受内环境影响，提出干预肿瘤干细胞来祛除恶性肿瘤复发转移的源头，分析比较不同治则中药对 CSCs 生物学行为的干预作用并形成了有效的扶正解毒祛瘀方，为进一步提高临床疗效奠定了基础。

3.2 凝心聚力，形成一支国际化科研团队

中医药科研学术的发展、繁荣，是由一个个优秀的团队努力攻关的结果，一个优秀团队的形成需要根植于一个高水平的平台，需要有一个具备感召力和学术影响力的坚强核心，需要有稳定的研究方向，需要有多元化的人才队伍。广安门医院肿瘤科成立于 20 世纪 60 年代，经过了老一辈的发展积淀，在中医肿瘤学科建设中处于国内领先地位，这为团队的发展提供了强大的基础。林洪生教授作为我国中西医结合肿瘤事业的开拓者和领军人物之一，医者仁心，胸怀大爱，一切为患者着想，用精湛的医术为广大病患减轻痛苦；她对科研的执着和热爱让她在中西医结合肿瘤领域不断探索，带领团队在传承老一辈中医药工作的进程中开拓创新，取得了一系列卓越的科研成果，获得了国家科技进步奖二等奖等重大奖项，在行业内外产生了广泛的学术影响。担任肿瘤科主任期

间，林洪生教授不改初心，深知肩上的责任，身体力行，努力完善学科建设，注重人才培养。她胸怀宽广，结合科室的发展，从诊断技术、临床治疗到基础研究，根据团队成员的特点制订每个人的发展方向，使得大家人尽其才，促进团队的发展。她始终强调，团队发展了，个人才能有一个更好的发展平台。从2006年和美国国立癌症研究所建立合作平台以来，依托这一合作交流平台，共同培养包括访问交流学者、博士后、博士在内的10位研究者，广安门医院肿瘤科形成了一支具有国际化视野的团队，成为科室科研的骨干力量，在科室的建设中发挥了非常重要的作用。

3.3 致力于中医药国际化、推动中医药肿瘤文化传播

中医药是中华民族的瑰宝，中医药在恶性肿瘤的治疗中发挥着重要的作用，多年来，林洪生教授致力于推动中医药的国际化，希望全世界人民了解中医药，受益于中医药的治疗。她曾承担多位国家元首、政要的医疗保健任务，多次受邀参加国际会议，进行中医药治疗研究成果的报告，并先后与美国、韩国、新加坡、马来西亚、加拿大、澳大利亚等多家国际研究机构开展合作研究。与韩国SK集团进行抗肿瘤血管生成新药的研发，与澳大利亚西悉尼大学签订中医药人才培养协议，与美国MSK达成中医肿瘤临床研究的协议，2006年与美国国立癌症研究所建立合作关系，在机制研究、疾病防治、人才培养等方面取得了积极进展。并成为中医药国际化典范，纳入中美战略经济对话成果，成为中美政府部门间中医药交流与合作的重要内容。自2011年起，林洪生教授作为主席，联合美方举办7届国际会议，极大推动了中医药肿瘤在国际的影响力。2015年，与美国国立癌症研究所补充与替代医学办公室（OCCAM）共同发起成立国际中医药肿瘤联盟，该联盟是由在恶性肿瘤中医药研究领域的著名科研机构、政府、制药企业的专家学者组成的国际性合作交流平台。在国家中医药管理局的支持下，为国家聚集国内外中医肿瘤的优势力量，相互交流，共谋发展，推进中医肿瘤的国际化进程，在国际中医药肿瘤领域得到同行的广泛认可与尊重。

4. 研究荟萃

4.1 人参皂苷 Rg3 对荷瘤及环磷酰胺化疗小鼠黏膜 PP 结及固有层淋巴细胞亚群的影响

研究内容：化疗在肿瘤治疗中占有重要地位，但较强的毒副作用使化疗的应用及疗效受到限制。黏膜损伤（mucosal injure，MI）是癌症常规治疗中常见的毒副反应。临床上，黏膜损伤不但会引起疼痛，严重影响患者的生活质量并降低治疗效果，还是患者并发感染的重要危险因素。临床研究表明，扶正中药对化疗引起的胃肠道毒副作用及黏膜炎有良好的治疗作用。《灵枢·五癃津液别》云："脾为之卫。"中医学认为，脾胃功能旺盛是保证机体健康、抵抗外邪侵犯的重要因素。现代医学也发现，成人黏膜有重要的屏障功能，是一个强大的免疫系统。黏膜免疫系统是由包括肠道、鼻、眼、泌尿生殖道和直肠黏膜及某些外分泌腺（如唾液腺、乳腺等）黏膜相关的淋巴组织共同构成的一个免疫体系。黏膜部位是机体免疫系统的第一道防线，而黏膜免疫系统也是机体最大的免疫器官之一。PP 结是抗原进入肠组织并与免疫系统接触，产生初级免疫反应的部位，是黏膜免疫中主要的诱导部位。上皮内淋巴细胞（IEL）是一群功能特殊的细胞，它与上皮细胞紧密相邻，可分泌 IFN-γ、IL-2、IL-5 等淋巴因子，以发挥抗细菌、抗病毒及抗局部细胞癌变的作用。IEL 最突出的特点之一是存在有大量的 $\gamma\delta$ T 细胞。IEL 可清除受损的上皮细胞，维持上皮组织的完整性，并参与构成机体免疫监视系统的第一道防线。

研究方法：本实验以环磷酰胺多次灌胃的荷瘤小鼠为模型，探讨了肿瘤及化疗时黏膜免疫的变化及人参皂苷 Rg3 治疗黏膜损伤的黏膜免疫机制。首先观察了各组小鼠的瘤重，并计算了荷瘤模型组、环磷酰胺组及环磷酰胺加灸组的抑瘤率，结果人参皂苷 Rg3 对肿瘤瘤体无促进作用。对于各组小鼠肠道 PP 结面积的比较显示，荷瘤小鼠受肿瘤影响，肠道 PP 结的面积明显减少，环磷酰胺进一步抑制了荷瘤小鼠本已受损的黏膜免疫功能。

研究结果：环磷酰胺还可引起 PP 结内 CD3+ 淋巴细胞百分比降低，这可能与环磷酰胺对 B 淋巴细胞杀伤作用更强有关。环磷酰胺可明显降低上皮内淋巴细胞中 CD4+T 淋巴细胞百分比，可导致肠黏膜免疫功能障碍，而这种功能障碍可能在化疗所致的黏膜损伤中扮演重要角色。人参皂苷 Rg3 可在荷瘤和化疗时增加 PP 结的总面积，但对 IEL 中 CD4+、CD8+ 淋巴细胞亚群没有明显的影响。结合以往的结果，人参皂苷 Rg3 能明显提高 LPL 中因荷瘤及环磷酰胺化疗导致的 CD4+ 细胞百分比减低。由此认为，人参皂苷 Rg3 对固有层淋巴细胞亚群的调节作用可能是其改善荷瘤和环磷酰胺共同作用造成黏膜局部免疫功能的严重抑制，也是治疗肿瘤的机制之一。研究中还发现，IEL 中 γδTCR+ 细胞百分比在各组动物中都比较稳定，与荷瘤和环磷酰胺及人参皂苷 Rg3 均无明显相关性。这可能与其隶属于局部的非特异性免疫系统相关。

4.2 扶正培元方对 Lewis 肺癌小鼠免疫逃逸调控作用的初步机制研究

研究内容：中医学认为"正气内虚"是肿瘤发生的内在机制，而现代医学也认为逃避免疫监视，引起肿瘤微环境免疫抑制，是肿瘤得以生长的基本条件之一，中西医两种理论在这一认识上相辅相成。本研究的实验设计就是紧紧围绕这一中西医结合的较佳切入点，提出扶正中药可通过调控肿瘤免疫逃逸以增强荷瘤机体的免疫监视功能的科研工作假说，并据此进行实验设计。目前学术界认为，恶性肿瘤主要的免疫逃逸机制包括：肿瘤细胞的抗原性弱及抗原调变，MHC 分子表达异常；肿瘤细胞的漏逸，瘤细胞导致的免疫抑制，肿瘤细胞缺乏必要的协同刺激信号，Th1 细胞因子向 Th2 细胞因子漂移，调节性 T 细胞的增多与活化 T 细胞的减少以维持自身免疫耐受等。大量实验与临床研究表明，机体的免疫功能状态随着肿瘤的不断生长而进行性下降，许多肿瘤患者都存在与分期相关的肿瘤微环境的免疫抑制，构成了肿瘤发展过程中恶性因果转化链中的重要一环，而且无论这种免疫抑制是局部的还是全身性的，都会在很大程度上决定各种治疗方案的成败。在多年的研究工作中，可以看到扶正培本中药是通过多因素、多靶点的整体效应来发挥治疗作用的。对它疗效作用的分子机制进行多角度的深入研究，可以明确其作用靶点，认识其确切的作用机制，为其临床应用推广提供可靠的理论和实验依据，对阐释中医肿瘤扶正培本理论的科学内涵也有一定的现实意义。

研究方法：采用流式细胞术、ELISA 及 RT-CPR 等现代先进技术，以调节性 T 细胞研究为核心，观察扶正中药对与免疫逃逸相关的多个重要靶点的综合调控作用，初步验证所提出的科研工作假说，进一步阐释中医扶正培本治则调控机体免疫功能的分子机制，从而深化中医"正虚"理论及"扶正培本"治则在肿瘤领域的研究，同时为更好地指导对肿瘤患者免疫功能的监测和扶正中药的临床应用提供借鉴。

研究结果：本研究在荷瘤机体全身及肿瘤微环境两个方面，血清细胞因子、免疫细胞表面、肿瘤细胞表面及细胞基因表达等多个层次，反映了扶正中药对免疫逃逸的调控作用。本研究结果初步证明，扶正培元方可通过调整荷瘤小鼠脾细胞中及肿瘤微环境中调节性 T 淋巴细胞和细胞毒 T 淋巴细胞的比例，改善 Th1/ Th2 细胞因子网络平衡；以分子水平调节调节性 T 细胞相关的细胞因子的表达，降低荷瘤小鼠肿瘤细胞 Fas-L 的表达，以减少效应性 T 细胞的凋亡等，多层次、多靶点地调控机体免疫逃逸的状态。同时，在活化 T 细胞的同时并不同时活化肿瘤细胞，从而初步验证了所提出的扶正中药可通过调控肿瘤免疫逃逸以增强荷瘤机体免疫监视功能的科研工作假说。但由于机体免疫系统和中药作用及成分的复杂性，上述实验还需要进行更加深入的研究。

4.3 人工蛹虫草子实体对 Leiws 肺癌荷瘤小鼠 CD4+、CD25+ 调节性 T 细胞的影响

研究内容：CD4+、CD25+ 调节性 T 细胞（CD4+CD25+Treg）于 1995 年由 Sakaguchi 等首次分离报道，在控制自身免疫性疾病、移植耐受、肿瘤免疫逃逸等方面发挥着重要的作用。但在乳腺癌、卵巢癌、肺癌等多种恶性肿瘤患者的

外周血、肿瘤局部微环境和引流淋巴结中 CD4+CD25+Treg 比例明显增高，且数量与患者肿瘤进展程度和预后呈负相关，这是肿瘤免疫逃逸和抗肿瘤免疫治疗困难的重要原因之一。蛹虫草是我国传统的补益类中药，现代药理研究表明，蛹虫草主要通过免疫调节机制发挥其生物学作用。

研究方法：本研究采用的人工蛹虫草子实体（cultured cordyceps militaris, CCM），其化学成分与天然虫草相似。以往的研究结果表明，CCM 可提高肝癌荷瘤小鼠的 NK 细胞的活性，抑制肿瘤生长。本研究以 Lewis 肺癌移植肿瘤为模型，观察 CCM 对肿瘤生长及转移的影响，同时从 CD4+CD25+Treg 角度探讨 CCM 对荷瘤小鼠免疫耐受的可能调节机制。研究表明，人工培养的蛹虫草配合化疗，治疗失去手术机会的老年肺癌患者和晚期恶性肿瘤患者，能提高免疫功能、控制肿瘤生长、改善临床症状，同时可以减轻化疗药物对患者骨髓的抑制作用，提高化疗耐受性，缓解化疗后产生的乏力症状等。因此，深入研究开发人工培育的虫草具有非常重要的意义。

研究结果：荷瘤小鼠脾 CD4+CD25+Treg 细胞随着肿瘤的生长持续升高，尤其是在肿瘤生长的后期，这种增加更加明显，同时荧光定量 RT-PCR 检测结果也显示，肿瘤肺转移灶组织 Foxp3 mRNA 表达明显高于正常小鼠的肺组织，表明肺转移灶组织 CD4+CD25+Treg 的浸润增加，更进一步证实了 CD4+CD25+Treg 细胞与肿瘤的生长及转移密切相关。单用 CCM 在肿瘤生长的早期可有效控制肿瘤的生长，而在肿瘤生长的后期，CCM 则对原发肿瘤的生长控制不显著。肿瘤生长速度加快，但是观察到肺的质量及转移灶的数目明显低于模型组，提示 CCM 用于肿瘤的辅助治疗具有重要的价值。本研究发现，CCM 可降低荷瘤小鼠脾脏 CD4+CD25+Treg 的表达，同时转移灶组织中 Foxp3 mRNA 表达也明显低于模型组，这表明 CCM 对 Lewis 肺癌生长及转移的抑制可能与下调荷瘤体内及微环境的 CD4+CD25+Treg、激发抗肿瘤免疫反应有关。机体内 CD4+CD25+Treg 的生成和发挥免疫调节作用的机制非常复杂。TGF-β

是目前研究发现与 CD4+CD25+Treg 关系最为密切的免疫抑制因子。肿瘤细胞和各种免疫细胞均可产生 TGF-β。TGF-β 可通过 TGF-β 受体 II 信号通路将 CD4+CD25-T 细胞转化为 CD4+CD25+Treg，同时 CD4+CD25+Treg 细胞通过分泌 TGF-β 抑制 CD8+T 细胞和自然杀伤（NK）细胞对肿瘤的直接杀伤作用，达到抑制免疫细胞的目的。

本研究发现，CCM 作用组荷瘤小鼠肺转移灶减少，且 Foxp3、TGF-β mRNA 表达明显低于模型组，这提示 CCM 可能通过降低 TGF-β 的表达从而减少 Treg 的表达，部分恢复局部组织的抗肿瘤免疫反应。除了 TGF-β 作为一个关键的诱导因素之外，肿瘤细胞还可通过改变自身抗原，分泌其他的因子，如前列腺素 E_2（PGE_2）、COX_2 等，可诱导产生 Treg 细胞；某些趋化因子如 CCL22 能招募表达 CCR4 受体的 Treg 细胞至肿瘤位点，使得肿瘤微环境成为抗肿瘤免疫赦免区，促进肿瘤的发生发展。因此，对于 CCM 是否是通过下调 TGF-β 从而影响 CD4+CD25+Treg 的数量和功能的发挥，还是有多种因素的共同参与，还需要进一步的深入研究，为 CCM 的临床应用提供科学的实验依据，同时为从突破免疫耐受机制角度寻找新的有效药物提供思路。

4.4 参芪扶正注射液对 Lewis 肺癌小鼠免疫逃逸相关细胞因子的影响

研究内容：免疫监视是免疫系统的功能之一，它在清除肿瘤细胞方面发挥很重要的作用。大量研究表明，肿瘤细胞可以通过对其自身表面抗原的修饰及对肿瘤组织微环境的改变来逃避机体自身的免疫识别与攻击，这就是肿瘤免疫逃逸。本实验初步观察了参芪扶正注射液及其配合化疗对 Lewis 肺癌荷瘤小鼠免疫逃逸调控作用的机制。机体抗肿瘤的免疫效应包括细胞免疫和体液免疫应答，T 细胞介导的免疫应答在对抗原性较强的肿瘤细胞所产生的免疫应答中起着非常重要的作用，参与抗肿瘤免疫的 T 细胞亚群主要以 CD8+ 细胞毒性 T 细胞（CD8+CTL）和 CD4+Th 细胞为主。在机体的免疫应答中，CD4+T 细胞分别分化为 Th1 和 Th2 两个辅助性 T 细胞亚群，并分泌不同的细胞因子，对

CD8+ 细胞产生另一水平的调控。细胞因子是机体免疫细胞发挥免疫调节功能的主要工具，其变化对机体免疫稳态的维持起着重要的作用。Th1 细胞主导细胞介导的免疫反应，主要分泌白细胞介素 2 和白细胞介素 12（IL-2、IL-12）、干扰素 γ（IFN-γ）和肿瘤坏死因子（TNF）等；Th2 细胞促进 B 细胞的分化成熟，主要介导体液免疫反应，主要分泌白细胞介素（IL-4、IL-5、IL-6、IL-9、IL-10、IL-13 等）和粒 - 巨噬细胞集落刺激因子（GM-CSF）等。在生理情况下，Th1/Th2 细胞维持着动态平衡，这使机体保持正常的免疫功能。当人体内 Th1 细胞及其分泌的细胞因子（如 IL-2、IFN-γ）占优势，则提示机体对肿瘤的免疫力较活跃。但是当 Th1/Th2 细胞失衡，Th2 细胞及其分泌的细胞因子（如 IL-10）占优势，则显示机体的抗肿瘤免疫将受到干扰。此外，TGF-β 是迄今发现最强的肿瘤诱导产生的免疫抑制因子之一，它在肿瘤的发生发展和肿瘤免疫抑制的产生中发挥着很重要的作用。多种肿瘤分泌TGF-β，在很多肿瘤的宿主血浆中也发现有 TGF-β，是含量最高且具有生物活性的一种免疫抑制因子。TGF-β 在动物实验中能促进肿瘤的侵犯和转移。TGF-β 抑制免疫活性细胞的杀瘤活性，阻断其信号传导通路，促进 Th1/Th2 细胞因子平衡向 Th2 漂移，影响肿瘤抗原的有效递呈，最终影响免疫细胞发挥抗癌作用。

参芪扶正注射液（批准文号：国药准字 Z19990065）为丽珠医药集团有限公司利民制药厂与北京中医药大学东直门医院在 1987 年开始合作研究的具有自主知识产权的中药新药。其采用我国传统的扶正补气中药黄芪、党参为原料，以现代高新技术提取分离出黄酮苷、皂苷等有效成分，其药品说明书标识该药具有益气扶正的功效，可用于肺脾气虚引起的神疲乏力、少气懒言、自汗眩晕，以及肺癌、胃癌见上述证候者的辅助治疗。

研究结果：通过研究发现，荷瘤小鼠体内 IL-2、γ-IFN 均不同程度低于阴性对照组，而 IL-10 及 TGF-β 1 均不同程度高于阴性对照组。这表明荷瘤小鼠体内免疫逃逸相关的抑制性细胞因子增多，存在 Th1/Th2 细胞因子平衡向 Th2 方向漂移的现象。单纯参芪扶正注射液可增加荷瘤小鼠 IL-2、γ-IFN 的含量，但降低 IL-10、TGF-β1 的作用并不明显。化疗可降低 IL-2、γ-IFN、IL-10、TGF-β1 的含量，而中药加化疗组降低 IL-10 和 TGF-β1 的作用优于单纯化疗及单纯参芪扶正注射液组，从而说明中药对化疗的增效作用。此外参芪扶正注射液并无明显的抑瘤作用，且不同用药剂量组之间比较也无统计学差异，显示了其并无明确的细胞毒作用。此结果初步证明，参芪扶正注射液可改善荷瘤小鼠体内存在的 Th1/Th2 细胞因子失衡的现象，初步反映了其对肿瘤免疫逃逸的调控作用。

4.5 麦粒灸对荷瘤及环磷酰胺化疗小鼠黏膜免疫功能的影响

研究内容：现代医学发现，成人黏膜不仅有物理和化学的防护功能，同时也是一个复杂的免疫系统。黏膜免疫系统由包括肠道、鼻、眼、泌尿生殖道和直肠黏膜及某些外分泌腺（如唾液腺、乳腺等）黏膜相关的淋巴组织共同构成一个免疫体系。黏膜部位是机体免疫系统的第一道防线，而黏膜免疫系统也是机体中最大的免疫器官。PP 结是抗原进入肠组织并与免疫系统接触，产生初级免疫反应的部位，是黏膜免疫中主要的诱导部位。肠上皮内淋巴细胞（IEL）是黏膜免疫效应部位中主要细胞成分之一，是一群功能特殊的细胞，它与上皮细胞紧密相邻。在黏膜部位，IEL 的数量与上皮细胞数量比为 1:65，它可调节对外源性抗原的免疫反应，维持上皮的完整性，还有肿瘤监视作用。

研究方法：本实验以环磷酰胺多次灌胃的荷瘤小鼠为模型，研究麦粒灸治疗化疗所致黏膜损伤的黏膜免疫的机制。首先观察了各组小鼠的瘤重，并计算了荷瘤模型组、环磷酰胺组及环磷酰胺加灸组的抑瘤率。

研究结果：环磷酰胺对肿瘤有明显的抑制作用，而麦粒灸对未经化疗及化疗后的瘤重都无影响，即麦粒灸对肿瘤瘤体无促进作用。对于各组小鼠肠道 PP 结面积的比较显示，荷瘤小鼠受肿瘤影响，肠道 PP 结的面积明显减少，且小鼠 PP 结面积随肿瘤的增大而减小。环磷酰胺组肠道 PP 结的面积进一步减少，说明环磷酰胺进一步抑制了荷瘤小鼠本已受损的黏膜免疫功能，这与报道的环磷酰胺可诱导 PP 结数目减少的情况相一致。由此可见，环磷酰胺可导致肠黏膜免疫功能障碍，而这种功能障碍可能也在化疗所致的黏膜损伤中扮演了重要角色。大量的临床观察和实验研究证实，针灸具有调节机体免疫功能的作用，针灸的促防卫与免疫调节作用是其发挥治疗作用的重要途径之一。临床研究表明，针刺某些穴位不仅可以提高机体免疫反应，增强防病能力，而且能减轻放疗、化疗所致的不良反应，延长患者的生存期。实验研究中，黄峥曾观察到化疗后大鼠胃黏膜变薄，胃黏膜浅层上皮均有程度不同的剥脱现象。针刺"足三里"后，针灸组动物肠黏膜上皮坏死较化疗组减轻，表层黏膜剥脱及纤维组织增生率低于化疗组，且病变程度也轻，说明针灸可有效减轻化疗的毒性作用，保护胃肠道黏膜。王守章等也报道了针灸对化疗引起的胃肠道毒副作用及黏膜炎有良好的治疗作用。本实验结果也显示，环磷酰胺加灸组的 PP 结面积明显高于环磷酰胺组。麦粒灸还能明显改善 IEL 中因荷瘤及环磷酰胺化疗导致的细胞百分比下降，恢复 IEL 中正常的细胞百分比，麦粒灸可明显改善环磷酰胺造成的黏膜局部免疫功能严重抑制，这可能是麦粒灸调节黏膜免疫的作用机制之一。

4.6 康艾注射液调节荷瘤机体免疫功能的研究

研究内容：中医药是我国恶性肿瘤治疗的优势条件之一。根据中医学理论，正气虚损是形成肿瘤的内在依据，邪毒外侵是形成肿瘤的条件，故在临床实践中多秉承恶性肿瘤扶正祛邪（即扶正解毒）的原则指导临床实践，但是对于这一原则现代科学机制的阐释目前开展的研究尚少。康艾注射液由人参、黄芪提取物加苦参素组成，其中人参、黄芪是临床常用的传统扶正补益中药；苦参具有清热解毒功效，以其能祛邪而广泛用于恶性肿瘤的治疗中，苦参素是其主要活性成分之一。康艾注射液作为扶正解毒代表方，临床广泛应用于肺癌、原发性肝癌、直肠癌等恶性肿瘤的治疗，显示了良好的疗效。临床研究表明，康艾注射液联合化疗可以减轻化疗的毒副反应，增强化疗的疗效，晚期患者单独应用可以改善患者的生活质量，延长其生存期。本研究以 Lewis 肺癌、CT-26 结肠癌移植肿瘤为模型，观察康艾注射液对肿瘤生长的影响，同时从调节肿瘤免疫角度探讨康艾注射液的作用机制，为该药的临床应用提供理论依据，也同时为扶正解毒理论提供数据支持。

研究方法：体外培养 CT-26、Lewis、SMMC-7721、MCF-7 这 4 种肿瘤细胞，以 MTT 法检测对其增殖的影响；建立 Lewis 肺癌、CT-26 小鼠结肠癌、CT-26 裸小鼠结肠癌模型，分别给予康艾注射液治疗后，观察其对肿瘤生长、生存期的影响。以流式细胞仪检测脾脏 CD4+T 细胞和 CD8+T 细胞的比例；CBA 法检测荷瘤小鼠外周血细胞因子的表达。

研究结果：康艾注射液能在一定程度上抑制 CT-26、Lewis、SMMC-7721 细胞的增殖。体内实验显示，康艾注射液对 Lewis 肺癌、结肠癌具有显著的抑制作用，且可延长荷瘤小鼠的生存期。康艾注射液对裸小鼠结肠癌的抑制作用弱于相同条件下接种的免疫正常的 CT26 荷瘤小鼠。康艾注射液可增加荷瘤小鼠脾 CD4+T 细胞和 CD8+T 细胞的比例，显著降低荷瘤小鼠白介素 -6（IL-6）、白介素 -1β（IL-1β）、白介素 -10（IL-10）的含量，提高荷瘤小鼠白介素 -12（IL-12）、干扰素 -γ（IFN-γ）的表达。因此康艾注射液可显著抑制小鼠 Lewis 肺癌、CT-26 结肠癌肿瘤的生长，除了直接的细胞抑制作用外，调控细胞免疫功能可能是其作用机制之一，对于其深入的作用机制还需要进一步探索。

4.7 贝母素甲、贝母素乙对 4T1 乳腺癌细胞炎性微环境的干预调节作用

研究内容：恶性肿瘤的增殖、侵袭及转移与其炎性相关肿瘤微环境存在密切联系，近年来已成为研究热点。4T1 细胞为高转移、三阴性乳腺癌细胞系，可分泌多种炎性相关因子，故本研究以 4T1 细胞为观察对象，探索中药单体贝

母素甲和贝母素乙对 4T1 细胞及其相关炎性微环境的调控作用。经研究显示，TGF-β 是介导炎症强有力的趋化因子，参与诱导 Th17 分化，促进炎症反应；而炎症与血管生成密切相关，血管生成调节因子在各种炎症状态及促肿瘤生成和转移过程中均发挥着重要作用，其中 VEGF 不仅能够促进血管内皮细胞生长，诱导异常血管生成，且可抑制细胞凋亡，增加血管通透性，促进肿瘤细胞转移；金属基质蛋白酶家族尤其是 MMP-9 作为炎症介质，也参与了血管异常生成和细胞外基质降解，能够促进肿瘤细胞侵袭及迁移。这些炎症相关细胞因子对乳腺癌的浸润与转移发挥了至关重要的作用。中药浙贝母具有清热解毒散结及抗炎功效，在乳腺癌的临床治疗中广泛应用，而贝母素甲、贝母素乙均为浙贝母碱的主要成分之一。

研究结果：贝母素甲及贝母素乙对 4T1 乳腺癌细胞具有显著的抑制作用，并可有效降低炎性相关因子分泌及其 mRNA 相对表达量，发挥抑炎功效。可以认为，中药单体贝母素甲、贝母素乙作为浙贝母的有效成分，能够对乳腺癌细胞炎性微环境起到调控作用。此外，通过本次研究进一步挖掘了浙贝母的抗肿瘤功效，并对其药物有效成分的开发和利用提供了基础实验依据。

4.8 小檗碱抗肿瘤新生血管形成的研究

研究内容：研究小檗碱对 bFGF 活化人脐静脉内皮细胞（HUVEC）增殖、细胞周期及细胞凋亡作用的影响，探讨其抗肿瘤新生血管形成的作用。

研究方法：激光共聚焦显微镜检测第Ⅷ因子相关抗原，对 HUVEC 细胞株进行鉴定；MTT 法检测小檗碱对 bFGF 活化 HUVEC 体外增殖作用；流式细胞仪检测用药后细胞周期的变化；Hoechest33342 染色、Fluo-3 染色激光共聚焦显微镜下观察用药后细胞形态、细胞内钙的改变；AnnexinV/PI 染色流式细胞仪检测用药后对诱导细胞凋亡作用的影响。

研究结果：激光共聚焦显微镜下可见，HUVEC 表面有较强绿色荧光，而背景无荧光显示，表明 HUVEC 细胞株第Ⅷ因子相关抗原为阳性。bFGF 能明显促进 HUVEC 的增殖，与对照组（未加 bFGF）相比差异显著（$P < 0.01$）；而小檗碱在 $2.5 \sim 40$ μg/mL 浓度时均能明显抑制 bFGF 活化的 HUVEC 增殖，且存在剂量依赖关系，与对照组相比差异显著（$P < 0.01$）。小檗碱作用活化的 HUVEC 后，将细胞阻滞在 G0–G1 期（对照组、小檗碱 5μg/mL 组、10μg/mL 组在 G0–G1 期的细胞百分比分别为 57.55 ± 1.11、62.10 ± 0.98、70.41 ± 3.12），并呈剂量依赖关系，与对照组相比差异显著（$P < 0.01$）。同时 S 期的细胞数减少组依次为 [（12.93 ± 2.41）%、（3.57 ± 1.02）%、（6.87 ± 1.20）%]，与对照组相比差异显著（$P < 0.01$）。小檗碱作用活化 HUVEC 后，在激光共聚焦显微镜下进行观察，可见细胞核被染成蓝色，与对照组相比，用药组细胞核浓缩甚至裂解成碎块；另外可见细胞内钙被染成绿色，与对照组相比，用药组细胞内钙增多；流式细胞仪检测小檗碱（5μg/mL、10μg/mL）能诱导活化的 HUVEC 发生细胞凋亡，总凋亡率分别为（16.20 ± 3.90）%、（23.81 ± 3.74）%，与对照组相比差异显著（$P < 0.01$）。

结论：小檗碱可能通过将 bFGF 活化的 HUVEC 细胞周期阻滞在 G0–G1 期，并诱导细胞发生凋亡，抑制活化的 HUVEC 的体外增殖，从而发挥其抗肿瘤新生血管形成作用。

4.9 华蟾素调控 VEGF/VEGFR–2 信号传导抑制肿瘤血管生成的研究

研究内容：华蟾素是临床常用的抗肿瘤中药注射剂，由中华大蟾蜍之阴干全皮提取制成，具有止痛消肿、解毒抗癌之功效。在肿瘤治疗中，华蟾素应用广泛，疗效确切。以往有许多报道，但其对肿瘤血管生成及其机制的影响尚未见报道。

研究显示：肿瘤生长与肿瘤血管生成关系密切。当肿瘤的体积达到 $2 \sim 3\text{mm}^3$ 或以上时，就必须依赖新生血管为其继续增殖提供必需的氧气和营养物质。因此理论上讲，抑制肿瘤血管生成就会切断肿瘤营养供给的重要通路。

目前，以肿瘤血管为靶点的研究已引起学术界的广泛关注。肿瘤血管生成是一个多因素参与、多步骤复杂的过程。在生理状态下，人体内的血管生成因子和血管生成抑制因子保持相对平衡，血管处于静止状态。在肿瘤组织中，因微环境的改变（如缺氧状态）及癌基因表达可以诱使肿瘤细胞分泌大量的VEGF，从而启动血管生成开关。VEGF 属于血小板源性内皮生长因子（PDGF）家族的一员，是一种高度特异的血管内皮细胞有丝分裂素，能选择性增强血管内皮细胞有丝分裂，刺激内皮细胞增殖，促进血管生成，但 VEGF 的上述功能必须与血管内皮细胞膜上的相应受体结合才能实现。VEGF 受体（VEGFR）位于血管内皮细胞膜上，有 3 种亚型，即 VEGFR-1（flt-1）、VEGFR-2（flk/KDR）和 VEGFR-3（flt-4），它们均由含 7 个免疫球蛋白样结构组成细胞外区、膜区及酪氨酸激酶区，属于跨膜受体，其共同特点是催化域内有酪氨酸激酶插入区，该酪氨酸激酶的活性通过受体和配体结合而激活，在细胞增殖和分化中发挥重要作用。VEGF 受体各亚型的功能有所不同，KDR 主要与调控血管生成有关，在血管内皮细胞增殖中大量表达。Flt-1 主要与胚胎早期血管形成和伤口愈合有关，在内皮细胞排列成管腔时发挥主要作用。Flt-4 与淋巴管的形成有关，因此 VEGF/VEGFR-2 构成调控肿瘤血管生成的关键信号传导途径。

研究结果：华蟾素能抑制 Lewis 肺癌小鼠肿瘤生长，减少瘤内血管密度（MVD），抑制肿瘤血管生成，进一步的研究发现，其作用机制与华蟾素降低瘤内 VEGF 及血管内皮细胞膜上 VEGFR-2（KDR）蛋白表达，调控与肿瘤血管生成的有关信号传导有关。中医药治疗肿瘤历史悠久，近年来日益成为肿瘤综合治疗的重要组成部分。与化疗药物明显不同，中药具有多部位、多靶点的整体调节作用。抑制肿瘤血管生成为探讨中药作用机制提供了一个新思路，深入开展相关研究对丰富中医抗肿瘤理论、提高临床水平、促进中医药现代化是一项有益的探索。

4.10 通络活血虫类药对乏氧环境下肺癌血管生成相关细胞因子的影响

研究内容：肺癌是当今世界对人类健康与生命危害最大的恶性肿瘤之一，其发病率、病死率居恶性肿瘤第 1 位。目前由于缺乏有效的治疗手段，不能很好地控制肺癌的转移，常常导致治疗的失败。因此，防止和阻断转移是肺癌治疗取得成功的关键。本课题组前期研究显示，肺癌转移的形成与肺癌患者普遍存在"络脉瘀滞"的现象有直接关系，"络病"可能是肺癌发生转移的病机要点和关键环节，肿瘤乏氧微环境在这一过程中起着至关重要的作用。基于"虫蚁通络"理论，全蝎、蜈蚣、守宫等有通络活血作用的虫类药在临床中广泛应用于肺癌转移的防治中，其发挥作用的主要环节可能是改善肿瘤乏氧微环境。

研究方法：本研究采用低氧工作站培养肺癌 A549 细胞模拟肿瘤乏氧微环境，观察通络活血虫类药（全蝎、蜈蚣、守宫）药物血清对乏氧环境下肺癌血管生成相关细胞因子的干预作用，以期阐释虫类药在干预肺癌转移方面的具体作用靶点。

研究结果：乏氧是实体肿瘤中较常见的现象，肿瘤细胞处于乏氧微环境时，可通过多种细胞机制调节，使癌细胞适应这种不利的环境，进而使肿瘤细胞更具有抵抗力和生存能力。这种适应性的改变不仅使肿瘤自身更具侵袭性，容易发生远处转移，而且能使肿瘤对非手术治疗的抗拒性增加，降低肿瘤治疗的疗效。络脉是经脉向脏腑肢节渗灌气血与气机气化的主要场所，亦为外邪入侵之门径。结合现代医学的认识，肺癌络病有着明确的现代生物学基础，可能是肺癌发生与转移机制的中心环节。

4.11 榄香烯对 Lewis 肺癌小鼠基底膜及细胞外间质影响的实验研究

研究内容：血小板与肿瘤细胞通过各自膜表面表达的糖蛋白受体及其配基的连接作用相互激活，以影响肿瘤细胞的转移过程。肿瘤细胞携带有促凝血物质，包括其表面的黏附分子和产生的可溶性促凝物质，肿瘤细胞入血后，肿瘤细胞及其代谢产物可活化血小板，加强血小板与血管壁的相互作用。血小板可包绕血流中的癌细胞，使其避免免疫系统的杀灭而黏附于靶器官的微血管壁上，完成肿瘤的转移。虽然肿瘤细胞血小板聚集率不是决定该肿瘤体内转移活性的唯一因素，但一般认为，部分瘤细胞体外血小板聚集能力与其体内转移活性呈正相关。故肿瘤细胞与血小板的相互作用是肿瘤发生转移的关键步骤，对肿瘤细胞自身表面的黏附分子的研究，在肿瘤转移的研究中有重要的意义，但目前关于此方面的研究较少。张培彤等曾用 CD41、CD61、CD42a、CD42b、CD62、CD63、CD31、CD9、TSP、CD36 等血小板单克隆抗体检测 11 种人癌细胞系，发现它们共同表达 CD9、CD42 a、TSP、CD63，人胃癌细胞系 MGC803 还同时表达 CD36。此外，大量研究也证明，在这些黏附分子之中，CD9 抑制肿瘤的转移，而 SP（凝血酶敏感蛋白）和 CD42 a（GPIX）促进肿瘤的转移。血瘀证与肿瘤的发生和发展密切相关，活血化瘀法抗肿瘤转移的研究一直是中医肿瘤研究的热点和难点。

研究方法：本研究采用的榄香烯注射液系我国自行开发研制的广谱抗癌二类新药，其有效成分是从活血化瘀中药温郁金中提取的以 β-榄香烯为主要成分的榄香烯类化合物。本实验利用激光共聚焦显微镜，观察到高转移人巨细胞肺癌细胞 PG 和低转移人肺腺癌细胞 PAa 细胞表面均表达了血小板免疫相关抗原 CD9、CD42 a 和 TSP。利用流式细胞术检测发现，PG 细胞表达的 CD9 阳性细胞数目和平均荧光强度低于 PAa 细胞，而 PG 细胞表达的 CD42a、TSP 阳性细胞数目和平均荧光强度均高于 PAa 细胞，从而进一步印证了 PG 细胞系的转移能力高于 PAa 细胞系的分子机制。

研究结果：榄香烯注射液增加 PG 和 PAa 细胞 CD9 的表达，降低其 CD42 a、TSP 的表达，从分子水平上阐述了榄香烯注射液治疗肺癌及抗肺癌转移的作用机制之一，为临床上更好地运用榄香烯注射液打下良好的基础。肿瘤患者血液流变学变化特征是血液呈高黏滞状态，出现浓、黏、凝、聚改变，与中医血瘀证候密切相关。应用活血化瘀法治疗恶性肿瘤符合中医辨证论治的治疗原则，也是中医药防治恶性肿瘤转移的重要手段。目前，多数临床和实验研究证实，活血化瘀方药可以通过改善血液流变性和凝固性来降低血液黏度，消除微循环障碍，抑制瘤栓的形成，使肿瘤细胞不能在血循环中存活，从而达到防治恶性肿瘤血行转移的目的。但有关活血化瘀方药对恶性肿瘤的发展与转归作用的研究也有一些截然相反的结论。如张培彤等发现，川芎嗪和水蛭素可使 PG 细胞 CD9 的表达减弱，并且发现川芎嗪、水蛭素可促进肿瘤细胞对纤维蛋白基质的黏附，因而认为某些活血药有可能在某个环节上促进肿瘤细胞的转移。本研究也发现，榄香烯使 PG 细胞 CD9 的平均荧光强度有下降的趋势，而使 PAa 细胞 TSP 表达的平均荧光强度有上升的趋势，这充分显示了活血化瘀法对肿瘤侵袭和转移影响的复杂性。总之，肺癌血行转移是一个非常复杂的过程，转移的形成取决于诸多因素。经本实验的研究，就肺癌细胞促进血小板聚集这一过程来说，活血化瘀药榄香烯注射液在总体上可发挥一定抗转移的作用。

4.12 威麦宁对 PG 细胞与 HUVEC 黏附作用的影响

研究内容：研究威麦宁体外对人高转移肺癌细胞（PG）与血管内皮细胞（HUVEC）黏附作用的影响，探讨其抗肿瘤转移作用机制。肿瘤细胞与血管壁相互影响的探讨主要集中在肿瘤血行转移阶段的病理生理反应上。患肿瘤时，机体发生免疫应答反应，产生一系列的细胞因子，这些因子使血管内皮细胞发生病理性改变，导致肿瘤细胞与内皮细胞发生黏附。据报道，实验动物在接种肿瘤之前注射炎性细胞因子（IL-1）或 TNFα，能促使瘤细胞停留在靶器官上并引起肿瘤转移增多。肿瘤细胞与特定脏器血管内皮细胞的锚定黏附被认为是器官特异性转移关键性的第一步。

研究方法：金荞麦提取制剂"威麦宁胶囊"化学成分为单宁类化合物，主要用于治疗肺癌，总有效率约为 71%，并能缓解放化疗的副作用。在前期工作的基础上，采用体外实验研究了威麦宁对肿瘤细胞与血管内皮细胞黏附作用的影响。具体方法是，以 MTT 法检测威麦宁对 PG、HUVEC 活力的影响；虎红染色法检测威麦宁对 PG 细胞与 HUVEC 黏附作用的影响，检测对肿瘤坏死因子（TNF-α）活化的 HUVEC 与 PG 细胞黏附作用的影响

研究结果：威麦宁作用 PG 细胞 24 小时，能浓度依赖性抑制 PG-HUVEC 的黏附；但作用 PG 细胞 2 小时、12 小时后，抑制黏附作用不明显。TNF-α能增强 HUVEC 与 PG 细胞的黏附，威麦宁作用 TNF-α 活化的 HUVEC6 小时、12 小时后，能明显抑制 TNF-α 诱导的黏附。实验结果提示，威麦宁可能通过对 PG 细胞和 HUVEC 双重作用，抑制 PG-HUVEC 间的黏附，从而抑制肿瘤细胞的血道转移。由于威麦宁胶囊药源丰富，没有明显毒性，口服用药方便，疗效稳定，使用安全，因此，可扩大它的应用范围，不仅可用于肺癌的治疗，还可用于肺癌转移的治疗。

4.13 川芎嗪、苦参碱对癌细胞与内皮细胞黏附及黏附因子表达的影响

研究内容：肿瘤转移与癌细胞同内皮细胞的黏附、黏附因子的表达和穿透密切相关。在肿瘤转移过程中，黏附因子十分重要，有报道认为 CD44、CD49（细胞黏附因子）在肿瘤转移中扮演重要的角色。肿瘤血行转移的关键步骤之一是血液中的癌细胞栓子附着在内皮上，血小板释放凝集素，使肿瘤细胞与内皮细胞黏附，血管内皮细胞收缩变圆，细胞连接间出现间隙，内皮层通透性增高，肿瘤细胞穿透血管壁进入组织，形成转移。因此，药物对内皮细胞的影响，可以作为判定药物疗效的标准之一。

研究方法：采用川芎嗪、苦参碱对肿瘤细胞与内皮细胞黏附及黏附因子表达和对内皮细胞通透性影响进行研究。

研究结果：中药对肿瘤细胞与内皮细胞的黏附具有明显的抑制作用，并可明显抑制 CD44、CD49 黏附因子的表达，还可以减轻内皮细胞的通透性，保护内皮细胞的完整，阻断肿瘤细胞与基质的黏附，从而减少肿瘤转移的形成。川

芎嗪、苦参碱可抑制肿瘤细胞与内皮细胞的黏附，抑制黏附因子的表达，减轻内皮细胞的通透性，减轻肿瘤转移。

4.14 复方三参冲剂对肺癌患者黏附因子的影响

研究内容：中医认为肿瘤是由于正气不足，邪气乘虚侵入机体，导致气血凝滞，脏腑亏虚而成。其治则为活血化瘀、益气养阴、清热解毒。中药复方三参冲剂就是依据中医这一理论为治疗法则，采用益气活血、清热解毒为主要药物组成的抗肺癌术后转移的有效中药复方。复方三参冲剂活血化瘀以消瘀积，清热解毒以祛余邪，补气养阴以扶正，祛邪兼以扶正，以达抗肺癌转移之效果。

研究方法：采用前瞻性对照研究方法，进行复方三参冲剂与化疗对中晚期非小细胞肺癌患者黏附因子 CD44、CD49、CD31 表达和对循环内皮细胞（CEC）影响的研究。

研究结果：本研究通过中药复方三参冲剂对肿瘤患者 CD44、CD49、CD31、CEC 的影响，初步证实黏附因子、循环内皮细胞在晚期肺癌的表达增加，经中药治疗后可以明显抑制肺癌患者 CD44、CD49、CD31 黏附因子和 CEC 的表达，与化疗组比较差异显著。复方三参冲剂可抑制肺癌患者黏附因子和循环内皮细胞的表达，减弱内皮细胞的通透性，阻断了肿瘤细胞的黏附，从而减少了肿瘤转移的形成。

4.15 "益血灵"防治化疗产生血象下降的临床与实验研究

研究内容：恶性肿瘤放化疗所产生的骨髓抑制延误了很多患者的治疗，因而影响了预后。目前西药升血效果多不理想，骨髓移植价格昂贵，现有的少量升血中药也是以补肾来生髓，大量滋补厚味的中药使放化疗本身产生明显消化道反应的患者难以接受。为此本研究重用补气健脾类药，并用养血之品，组方为"益血灵"，意在补而不滞，使气血流畅，以期达到健脾和胃、补气养血之目的。

　　研究结果：①通过近几年大量临床与实验观察，取得满意效果。"益血灵"在合并化疗用药过程中可以明显预防化疗产生的骨髓抑制，与对照组相比，明显提高化疗的完成率（$P < 0.01$）。②该药作用明显优于西药生血药鲨肝醇、利血生（$P < 0.01$）。③应用该药可以明显抑制化疗所产生的白细胞下降，对血小板（BPC）和血红蛋白（Hb）下降也有较好的防护作用。与对照组相比均有统计学差异（$P < 0.01$）。④该药减少了化疗药所产生的全身乏力的副作用（$P < 0.01$）。因为益气养血之药改善了化疗患者所产生的气血双亏的普遍症状。⑤健脾和胃药的应用不同程度地改善了化疗所产生的消化道症状，如食欲不振、恶心、呕吐等症状发生率，观察组明显少于对照组。⑥该药提高了患者的机体免疫功能，巨噬细胞实验表明，治疗后的患者免疫功能较治疗前有所提高，与对照组相比有显著统计学差异（$P < 0.005$）。⑦小鼠股骨骨髓有核细胞计数和胸骨骨髓有核细胞百分率计算，给药组明显优于对照组（$P < 0.01$），说明该药作用机制在于保护了小鼠骨髓的造血功能。⑧该药对化疗所致小鼠白细胞减少有明显的对抗性保护作用。⑨动物实验证实该药无毒性，应用安全、可靠。⑩小鼠溶血空斑实验证明，该药有提高免疫功能的作用。通过以上观察我们认为：依据中医的"气血论"和"脾胃论"观察肿瘤患者的症状，特别是放化疗产生的全身乏力、面色无华、食欲减退、恶心呕吐等症，与中医的"脾胃虚弱""气血双亏"相符。以往人们多把治疗放在培补先天之本上，而忽略了放化疗所产生的脾胃症状，大量厚味滋补之品妨碍了脾胃运化，影响了疗效。本方重用健脾和胃之药，以资气血生化之源，使脾旺血自生，同时加用益气养血之药，以防化疗耗伤气血。因而观察结果显示，该药不但能防止化疗所产生的骨髓抑制，同时缓解了所产生的消化道症状和因伤及气血所产生的全身倦怠无力症状，并且增强了机体的免疫力，获得较为满意的临床效果。由此可见，只要合理地继承和运用中医学理论，就可以达到提高中医药疗效之目的，使其更好地为现代的治疗服务。

4.16 中药金安与顺铂诱导小鼠 Lewis 肺癌凋亡的研究

研究内容：化疗及中医药治疗都是中晚期恶性肿瘤的主要治疗方法，但单独应用疗效不理想。金安是以苦参、黄芪、川芎等中药组方，经提取而制成的中药复方注射剂，具有扶正培本、益气活血、清热解毒的作用，经初步实验研究发现，该药能明显抑制 Leiws 肺癌生长，并促进肿瘤细胞凋亡。顺铂是临床广泛应用的化疗药，疗效较好，但其毒副反应重，剂量使用有限。许多研究表明，中西药有机结合使用，可表现出明显的协同作用。本文拟探讨中药金安合并顺铂与单用金安、单用顺铂对 Lewis 肺癌疗效的区别，并研究其作用机制，为该药在临床上的进一步有效应用，以及为肺癌的综合治疗提供实验依据。

细胞凋亡是一个非常复杂的生理和病理过程，是细胞主动参与的"自杀"机制。近年来研究表明，许多抗肿瘤药物均可诱导肿瘤细胞凋亡，其中包括许多中药，凋亡可能是抗肿瘤药物抑制肿瘤细胞生长的机制之一。由于抗肿瘤药物多是通过引起肿瘤细胞坏死和（或）凋亡而发生作用的，因此细胞凋亡被视为评估疗效的一项新指标。

中医学认为癌症属癥积，多因情志郁结、饮食内伤、正气不足、邪毒内阻、气血瘀滞、脏腑虚损等致阴阳失调而成，因此应用扶正培本和活血化瘀中药往往能取得较好的治疗效果。金安以黄芪、川芎、苦参等组方，具有扶正培本、益气活血、清热解毒之功效。

研究结果：通过实验，对金安合并顺铂、单用金安及单用顺铂进行了比较研究，结果发现金安能显著抑制 C57BL/6J 小鼠 Lewis 肺癌的生长，并能抑制顺铂所引起的小鼠体重减轻；应用流式细胞仪、TUNEL 法及 DNA 提取检测是否有 NDA Ladder 出现等方法均发现，金安合用顺铂组与单用顺铂组比，金安能促进顺铂致肿瘤细胞的凋亡率。郁仁存等将益气固本、活血化瘀两大法有机组成固本瘀 1 号，观察对肿瘤患者血液流变学及免疫功能的影响，结果表明此药具有提高机体免疫功能、改善血液高凝状态的作用。潘甜美等给移植肿瘤小鼠用十全大补汤，与空白对照组比，有抑制体重减轻和肿瘤增殖的作用，能改善恶病质，并有延长生命趋势；合用组与单用组相比，十全大补汤则能明显减轻 MMC 的毒性。朴炳奎等应用肺瘤平益气养阴、清热解毒治疗肺癌，可以明显减轻化疗的副反应，提高化疗疗效，本实验结果与之相似。总之，许多研究已经表明：合理有效地将中西药结合使用可以提高化疗药物的抗癌作用，减轻化疗药的毒副作用。根据实验结果初步认定，金安具有增强顺铂诱导 Lewis 肺癌凋亡的作用，这将为临床治疗肺癌提高疗效提供一个切实可靠的方法。

4.17 小檗碱对人胃癌细胞增殖、细胞周期及 CD44V6 表达的影响

研究内容：黄连、黄柏属于清热燥湿类中草药，常用来治疗肝火犯胃、心下痞硬等。小檗碱，又名黄连素，为黄连的主要生物碱之一。现代药理学认为小檗碱具有抗炎、抗菌作用，多用于胃肠道感染等疾病的治疗。近年研究显示，小檗碱还具有抗肿瘤作用。本文主要探讨小檗碱抗肿瘤及抗肿瘤转移作用。研究表明，小檗碱在体内、体外均具有抑制肿瘤细胞生长的作用。它能抑制人食管癌细胞株等多种细胞株的生长。用小檗碱给小鼠灌胃 14 天，能明显抑制 Lewis 肺癌细胞自发性纵隔淋巴结转移，且呈剂量依赖关系。

研究方法：MTT 法检测小檗碱对人胃癌 MGC-803 细胞体外增殖作用。激光共聚焦显微镜观察用药后细胞形态的改变，并用流式细胞仪检测细胞周期的变化。应用免疫组化和流式细胞术检测药物对细胞表面 CD44V6 表达的影响。

研究结果：小檗碱对 MGC-803 细胞有显著抑制作用，在 10、20、40μg/ mL 浓度下，其抑制率分别为 36.2%、49.7% 和 59.3%，有明显剂量依赖关系。激光共聚焦显微镜下细胞核固缩，并可见凋亡小体。药物可将细胞阻滞在 G0-G1 期，并使细胞表面的 CD44V6 表达降低。最终，小檗碱可通过诱导 MGC-803 细胞凋亡并将细胞阻滞在 G0-G1 期，发挥抑制瘤细胞的体外增殖作用。小檗碱

可降低 MGC–803 细胞株 CD44V6 的表达，具有抗肿瘤转移作用。

4.18 威麦宁抗小鼠 Lewis 肺癌转移作用及分子机制的研究

研究内容：金荞麦是我国云南及南方地区常用的一种中草药，其性寒、味酸苦，具有清热、解毒、祛风利湿等作用，民间常用于治疗肺脓疡。近年来研究发现，金荞麦具有抗肿瘤及抗肿瘤转移作用。用金荞麦根茎乙醇提取的单宁类化合物制成的威麦宁胶囊已进入临床治疗阶段，结果初步表明威麦宁胶囊具有良好的抗肺癌作用，但其作用机制还不清楚。本研究主要探讨威麦宁抗肺癌转移的作用机制。

研究方法：接种 Lewis 肺癌细胞复制移植性肺癌转移模型，用药后对肺表面转移灶的数目进行计数；免疫组化法检测瘤组织中血管内皮细胞 CD34 的表达情况，并对微血管密度（MVD）和瘤细胞表面 E–cadherin 蛋白表达率进行计数；以 RT–PCR 法检测瘤细胞 E–cadherin mRNA 的表达水平。

研究结果：NS（生理盐水组）、WL（威麦宁低剂量组）、WH（威麦宁高剂量组）、CTX（环磷酰胺组）各组肺转移灶发生率依次为 100%、90%、60% 和 40 %。瘤组织内 MVD 计数，WH 组 MVD 明显低于 NS 组（$P < 0.01$）。WH 组瘤细胞膜表面 E–cadherin 蛋白表达率及 E–cadherin mRNA 水平明显高于 NS 组（$P < 0.01$）。

结论：威麦宁可能通过提高瘤细胞 E–cadherin mRNA 及 E–cadherin 蛋白的表达、减少瘤组织微血管形成等机制，发挥抗 Lewis 肺癌荷瘤小鼠移植性肺转移作用。

4.19 氧化苦参碱（OM）干预 MCF–7 细胞系肿瘤干细胞样细胞生物学行为的实验研究

研究内容：从白血病到实体瘤，越来越多的证据表明，肿瘤可能是一种干细胞疾病。肿瘤干细胞概念对传统治疗提出了挑战，既往的治疗只注重减少肿瘤细胞的数量，却不能杀灭肿瘤干细胞，因而容易导致复发、转移，肿瘤干细胞概念将引导人们从不同的角度去设计抗肿瘤药物，以肿瘤干细胞为靶点，有可能使肿瘤的治疗产生革命性的改变。本课题前期的研究结果发现，氧化苦参碱对体外培养的人乳腺癌细胞系 MCF-7 细胞的生长有明显的抑制作用，可以诱导该细胞的凋亡，而且能下调 Wnt-β-catenin 信号通路中 β-catenin、cyclinD1、c-myc 等信号分子的表达。说明 Wnt-β-catenin 信号通路与肿瘤干细胞样细胞有密不可分的关系。本实验在此基础上继续研究 OM 对肿瘤干细胞样细胞的生物学行为的调控作用，以及在此过程中 Wnt-β-catenin 信号通路活性的变化情况。

研究方法：以 MCF-7 为研究对象，采用侧群分选法（side population，SP）分离富集 MCF-7 细胞系肿瘤干细胞样细胞（SP 细胞）；MTT 技术检测 SP 细胞和非肿瘤干细胞样细胞（non-side population cells，non SP 细胞）的增殖特性；以及不同浓度顺铂和 OM 对于不同细胞亚群的增殖干预作用；利用流式细胞技术、细胞免疫荧光技术检测细胞中 β-catenin 基因、蛋白表达水平。

研究结果：①不同浓度 OM 对 MCF-7 细胞不同亚群细胞的增殖抑制作用不同，其中对 non-SP 细胞的增殖抑制作用最弱，未分选的细胞次之，对 SP 细胞抑制作用最强；不同浓度顺铂（DDP）对 non-SP 的增殖抑制作用最强，未分选的细胞次之，对 SP 细胞抑制作用最弱。②浓度为 0.25、0.50、1.00mg/mL 的 OM 作用于 SP 细胞后，其在细胞总数中所占比例分别为 3.1%、1.7%、0.2%；经过 OM 处理过的 SP 细胞磷酸化 β-catenin 表达率为（42.6±2.62）%，与未经 OM 处理过 SP 细胞的表达率 [（22.81±1.66）%] 比较，差异有统计学意义（$P < 0.01$）。③与未经 OM 处理过的 SP 细胞比较，经过 OM 处理过的 SP 细胞中 β-catenin 的表达明显减少，而且特异性地分布在细胞膜下，核转位现象明显减少。

结论：OM 可能通过抑制 Wnt-β-catenin 信号转导通路的活性来干预人乳腺癌 MCF-7 细胞系中肿瘤干细胞样细胞的生物学行为。

4.20 基于中医"伏毒"理论的扶正祛毒方对肿瘤干细胞依赖于 TF 表达及 TF/F Ⅶ a 信号通路而促进肿瘤转移的干预研究

研究内容：肿瘤干细胞治疗后长期存活于体内，在适宜时机导致肿瘤复发和转移，这种现象与中医"伏毒"理论相似。在肿瘤细胞导致肿瘤复发转移的过程中，组织因子（TF）及 TF/F Ⅶ a 信号通路起着关键的调节作用。中医"伏毒"理论的根本是治未病，目前基于中医"伏毒"理论的中医药对肿瘤复发转移的防治研究尚未见报道。

研究方法：本研究基于中医"伏毒"理论，以肿瘤干细胞高表达 TF 及活化 TF/F Ⅶ a 信号通路为研究切入点；以基于"伏毒"理论的扶正祛毒方为干预措施，以鼠源乳腺癌 4T1 细胞系为研究对象；分离纯化 4T1 肿瘤干细胞样细胞（CSLCs）；在体内外建立能反映肿瘤细胞转移系列过程相关的实验模型；采用相关技术进行与肿瘤细胞转移系列过程相关的分子及蛋白的检测。以期从肿瘤干细胞与中医伏毒理论的角度探讨扶正祛毒方对 CSLCs 的 TF 表达和 TF/F Ⅶ a 信号通路的干预作用，为中医药基于"伏毒"理论对肿瘤干细胞促进肿瘤复发转移的生物学行为的干预调控提供实验依据。

研究结果：本研究基于乳腺癌干细胞的分离富集纯化，建立了肿瘤细胞自我包被、免疫逃逸、侵袭及促间质生成等实验体系，通过尾静脉接种建立了小鼠血行转移模型。利用 RT-PCR、Western Blot、流式细胞仪、高内涵细胞成像、小动物活体成像等技术和方法，观察到乳腺癌干细胞基于高效表达组织因子而活化血小板、逃脱 NK 细胞免疫监视的作用机制，以及高侵袭、高度促间质生成及促进转移灶形成的生物学行为。同时研究表明，基于"伏毒"理论的扶正祛毒方可能通过减少 4T1 或乳腺癌干细胞表面的组织因子表达，抑制 4T1 或 4T1-CSCs 诱导的血小板活化，进一步导致 NK 细胞杀伤活性增强而达到抑制转移的目的；扶正祛毒方对上皮间质转化的调控作用，可能是通过下调 TGF-β /Smad 通路以降低间质表型标记蛋白、提高上皮表型标记蛋白来实现的；扶正祛毒方干预血行转移的作用可能与其减少上皮间质转化有关。

4.21 丹参提取物对人前列腺癌干细胞生物学行为的干预作用及机制研究

研究方法：选择人前列腺癌 DU145 细胞系，应用无血清悬浮球状培养的方法获得肿瘤干细胞并进一步纯化、富集，并应用流式细胞术对 CD44/CD24 进行肿瘤干细胞的表型鉴定，并采用异种移植实验，将 DU145 细胞和 DU145-CSC（前列腺癌干细胞）接种到 NOD/SCID 小鼠双侧腋下，观察成瘤速度及成瘤率，评价前列腺癌干细胞的成瘤能力这一生物学行为。应用蛋白芯片检测的分析方法，比较 DU145 与 DU145-CSC 两种细胞蛋白磷酸化的差异表达，对前列腺癌干细胞生物学行为的调控机制进行研究，明确肿瘤干细胞具有强大的自我更新能力、抗凋亡能力等生物学行为的调控机制。基于活血解毒法筛选有效的中药单体。5 种不同的中药单体分别是：隐丹参酮、莪术醇、姜黄素、贝母素甲、藤黄酸。按浓度梯度分别处理 DU145 细胞，24 小时、48 小时、72 小时后用 CCK8 检测活细胞比例及对细胞周期的影响。应用蛋白芯片检测的分析方法比较 DU145-CSC 与隐丹参酮干预后 CT-CSC 两种细胞蛋白磷酸化的差异表达，探索隐丹参酮干预 DU145-CSC 的机制。腋下接种人前列腺癌肿瘤干细胞，建立前列腺癌异种移植模型，干预组选择 25mg/kg 的隐丹参酮腹腔注射，隔日 1 次，连续 4 周，每周检测小鼠瘤体体积及小鼠体重，实验结束时称取瘤重，留取瘤体组织，观察其抑瘤率，并应用 Western Blot 方法检测相关蛋白表达水平，以探索其体内作用机制。

研究结果：通过表型鉴定及成瘤能力检测可以认为 DU145 前列腺癌细胞系能够培养分离前列腺癌干细胞（DU145-CSC），且高表达 CD44+CD24-/low 表型，并具有强大的自我更新能力和成瘤能力等特异性生物学行为；DU145-CSC 细胞中以 JAK/STAT、PI3K/AKT、RAS/MAPK/ERK 为核心的互有交通的网络调控体系的激活状态调控其特异性生物学行为。

隐丹参酮可以干预 DU145-CSC 的生物学行为，在体外抑制 DU145-CSC 的增殖，促进细胞凋亡，阻滞细胞周期于 G0/G1 期；在体内可以抑制 DU145-

CSC 荷瘤小鼠的成瘤。隐丹参酮干预 DU145-CSC 生物学行为与其对 PI3K/AKT 为核心的网状体系的调控有关。

4.22 人参皂苷 Rh2 通过下调 Notch1 信号通路调控前列腺癌干细胞生物学行为的实验研究

研究方法：采用前列腺癌 DU145 细胞系，通过悬浮球状培养的方法分离富集、培养纯化出肿瘤干细胞微球（Tumor Spheres）。通过流式细胞仪鉴定干细胞表型，并采用动物成瘤实验，将不同数量级的 DU145 和 Tumor Spheres 接种到 NOD/SCID 小鼠双侧腋下，观察成瘤率和成瘤速度，证实 Tumor Spheres 的肿瘤干细胞特性。采用异种移植实验将 Tumor Spheres 接种到 NOD/SCID 小鼠腋下，建立荷瘤小鼠模型，用不同剂量的 GRh2 尾静脉注射干预荷瘤小鼠模型，监测小鼠体重、瘤体体积，4 周后处死小鼠，称量瘤重，明确最佳药物剂量。对瘤体的 Notch1、HES1、Sox2、HIF-1α、Jagged1 等指标进行 Western blot、免疫组化、Real-time PCR 检测，明确不同药物剂量下对相关蛋白和基因的调控作用。在最佳药物剂量的给药基础上，进一步探索 GRh2 联合化疗药物环磷酰胺，以及联合 mTOR 抑制剂雷帕霉素，对抑瘤效果的增强作用。对分离富集、培养纯化的 Tumor Spheres 进行诱导分化、增殖水平、活性氧簇、细胞周期及特异性蛋白和基因等检测实验，进一步明确 Tumor Spheres 的肿瘤干细胞特性。用 CCK8 法检测 GRh2 在不同时间点、不同药物浓度下对 DU145 或肿瘤干细胞的增殖影响。用相应的试剂盒检测 GRh2 对肿瘤干细胞的周期影响、凋亡诱导作用、活性氧簇调控作用，以及对表面标志物的影响。为了进一步探索 GRh2 调控肿瘤干细胞生物学行为机制，并对动物实验结果加以验证，收集药物干预不同浓度、不同时间点的肿瘤干细胞，采用 Western blot 和 Real-time PCR 技术对 Notch1、HES1、Sox2、HIF-1α、Jagged1 等指标进行检测。采用 CCK8 法观察 GRh2 联合 mTOR 抑制剂或 PI3K 抑制剂对肿瘤干细胞增殖的影响。并于细胞层面，进一步探索

GRh2 联合 mTOR 抑制剂对肿瘤干细胞的抑制作用机制。对动物实验结果进行验证。

研究结果：动物成瘤实验和肿瘤干细胞生物学功能检测均证实，Tumor Spheres 具有肿瘤干细胞自我更新、分化增殖等生物学特性。体内实验中，GRh2 尾静脉注射、每周给药 2 次的用药方式，0.5mg/kg 小鼠体重的给药剂量，对肿瘤干细胞自我更新能力的抑制作用最强。GRh2 可以通过下调 Notch1/HES1 信号通路调控肿瘤干细胞的生物学行为，进而抑制肿瘤的增殖生长；联合化疗药物环磷酰胺可以提高抑瘤效果，增加化疗疗效；联合 mTOR 抑制剂可以通过进一步下调 Notch1 信号通路和 mTOR 信号通路，提高抑瘤效果。体外实验中，GRh2 可以抑制肿瘤干细胞的增殖；促使肿瘤干细胞由细胞周期的静止状态 G1 期向 S 期和 G2 期发展；诱导肿瘤干细胞凋亡；上调细胞内活性氧簇水平；抑制具有肿瘤干细胞表面标志物表达的细胞增殖。通过下调 Notch1/HES1 信号通路调控肿瘤干细胞的生物性行为，联合 mTOR 抑制剂可以通过进一步下调 HES1 和 p-mTOR 蛋白，提高对肿瘤干细胞的抑制作用，体内、体外结果一致。

肿瘤患者全程管理及中医肿瘤康复

很多肿瘤患者在确诊后可能经历多个治疗阶段，如手术、化疗、放疗、介入治疗、靶向治疗等，在病情稳定后进入康复阶段。确诊后直至西医治疗全部结束，疾病本身对机体造成的损伤、治疗伴随的不良反应、不同阶段的心理问题等在肿瘤患者中普遍存在。大部分肿瘤患者存在不同程度的心理障碍、功能异常、营养障碍、躯体残疾，以及回归社会障碍等各种问题，影响患者的生存质量，严重时可能因此而中断原本有效的治疗。林洪生教授总结多年的临床实践经验，提出"五治五养"的肿瘤综合治疗与康复理念，从患者的实际需求出发，提倡在恶性肿瘤围手术期、化疗中、放疗中、放化疗后、靶向治疗、康复期等不同的治疗阶段，针对不同阶段的治疗手段和相应的中医病机特点，分别采取侧重点各异的中医药治疗与康复干预措施，将治疗与康复无缝对接，将五治五养贯穿肿瘤全程管理（详见第三部分"肿瘤患者全程管理及中医康复"），不仅提高了西医治疗疗效，而且改善了患者的生活质量和预后。

多项临床研究证实了中医肿瘤综合康复治疗的有效性。

2009 年 8 月至 2010 年 9 月曾进行一项临床研究，纳入卡氏评分 $\geqslant 60$ 分的术后或放化疗后各期各病种肿瘤患者 56 例，采用中医药治疗、心理调护、营养指导和运动疗法对肿瘤患者进行中医综合康复治疗，并于治疗后 2 个月随访，通过中医症状变化、卡氏评分、SCL90 项症状量表、HAD 医院焦虑抑郁量表、营养状况评价、体重变化和生活质量评价（FACT 4.0），对肿瘤患者综合康复治疗前后的情况进行比较和疗效评价。研究结果显示，通过药物治疗、针灸、心理干预、营养指导、运动疗法、健康教育和康复培训，不仅缓解了肿瘤患者的躯体症状（$P < 0.001$），减轻了疼痛（$P < 0.001$），而且改善了患者的心理状态（$P < 0.05$）和营养状况（$P < 0.05$），明显提高了体力状况（$P < 0.001$），改善了患者的生存质量（$P < 0.05$）。该研究还通过观察患者的依从性与疗效的关系，证明了依从性对改善肿瘤康复疗效的影响，对依从性良好及依从性较差的患者，从症状评分、卡氏评分、心理状态评价及生活质量评价四个方面，采用Fisher 确切概率法进行统计检验。结果显示，依从性良好的患者症状改善有效率 92.3%，依从性差者症状改善有效率 69.2%。2 个月随访结果显示，依从性良好的患者，卡氏评分、营养评价及生活质量评价均优于依从性差者，差异具有统计学意义（$P < 0.05$），提示依从性良好的患者经过中医综合康复治疗后可以获得更佳疗效。

在前期工作的基础上，2013 年，"中医药行业科研专项——肺癌中医临床指引的示范与推广"项目在北京启动，中医综合治疗与康复研究作为该课题项目中的内容之一，以Ⅲ_A期非小细胞肺癌术后患者为研究对象，以 DFS 为观察指标，对中医综合治疗方案防治非小细胞肺癌术后复发转移的推广疗效进行评估。中医综合治疗与康复研究共纳入Ⅲ_A期非小细胞肺癌术后患者 179 例（中医组 74 例，观察组 105 例），病例来源于国内 12 家医院。中医组患者在完成 3 ～ 4 个月术后辅助放化疗后接受了 2 个周期（3 个月 / 周期）的中医综合治疗推广方案的干预，以辨证汤药加康复膏方、中成药（参一胶囊、益肺清化颗粒），辅以康复培训及康复锻炼；观察组在完成 3 ～ 4 个月术后辅助放化疗后不采取任何干预，定期复查。研究结果显示，中医组、观察组中位无病生存时间分别为 16.13 个月（484 天）、12 个月（360 天），中医组的中位无病生存时间延长了 4.1 个月（124 天），差异有统计学意义（P=0.0152）。复发转移率方面，中医组、观察组总体复发转移率分别为 32.43%、62.86%，中医组降低了 30.43%；6 个月、9 个月、12 个月、18 个月、24 个月的复发转移率，中医组分别为 4.05%、17.57%、22.97%、29.73%、32.43%，观察组分别为 19.5%、34.9%、42.86%、56.19%、61.9%（P 均小于 0.05），差异有统计学意义。中医综合治疗在降低复发转移率、延长无病生存时间方面疗效明显。COX 比例风险回归结果进一步显示，与中医组相比，观察组的复发转移风险增高了 140.1%（HR=2.401，P < 0.001），进而说明加入肿瘤康复干预的中医综合治疗是预后的独立保护因素，可有效防治复发转移。与以往单一的中药治疗手段干预相比，中医综合康复治疗具有明显的优势。

林洪生教授提倡的对于肿瘤患者的全程管理强调中医各种疗法有机结合，在肿瘤治疗的全过程、各阶段发挥优势作用。在肿瘤治疗过程中，有计划、合理地应用现有各种治疗手段与康复方法，最大限度发挥中医整体治疗的优势，可帮助提高放化疗敏感性，最大限度降低放化疗的毒副作用，减少肿瘤的复发转移，巩固疗效，促使获得根治性治疗的肿瘤患者完全治愈，使晚期肿瘤患者延长带瘤生存期，提高其生活质量。经临床验证，以中医综合康复治疗为特色的肿瘤全程管理对改善肿瘤患者生存质量、延长无进展生存期具有明显疗效。将来还有待进一步开展临床研究，采用更多的观察指标对各病种、各阶段肿瘤患者经中医综合康复治疗的有效性进行验证，为肿瘤全程管理提供更多的循证医学证据。

第三部分

杏林耕耘，仁心仁术

——临证经验总结及典型病例集锦

◎李道睿　王应天

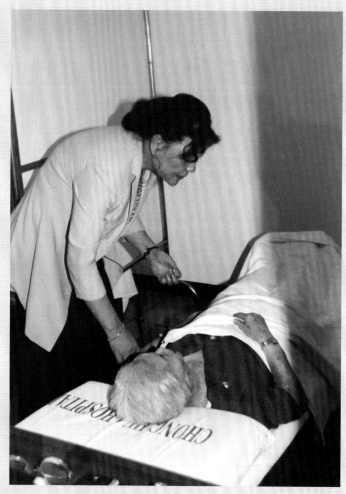

林洪生教授为外国患者诊治

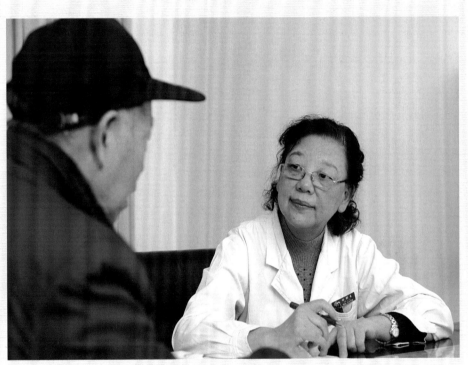

林洪生教授亲切为一位老年患者诊治

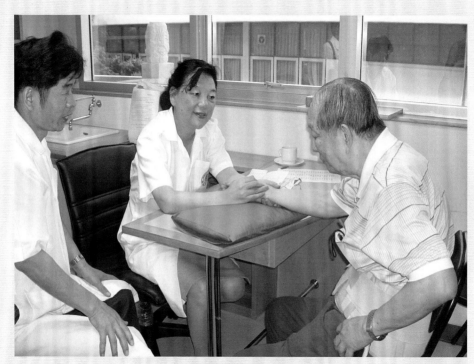
林洪生教授为泰国华侨医院院长诊治

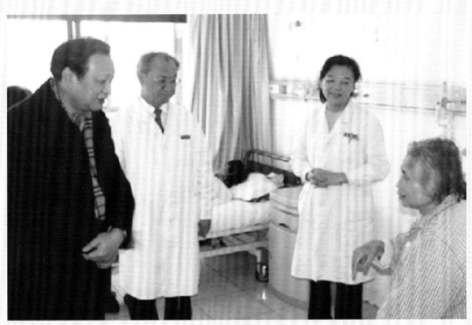

原卫生部副部长王国强来到广安门医院肿瘤科病房探望患者

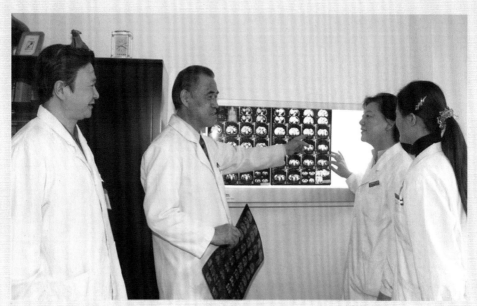

林洪生教授与朴炳奎教授进行病例讨论（右2为林洪生）

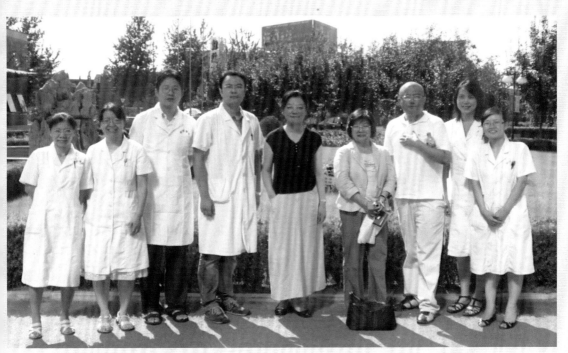

日本京都大学色彩心理学专家到访，与林洪生教授康复团队交流（左5为林洪生）

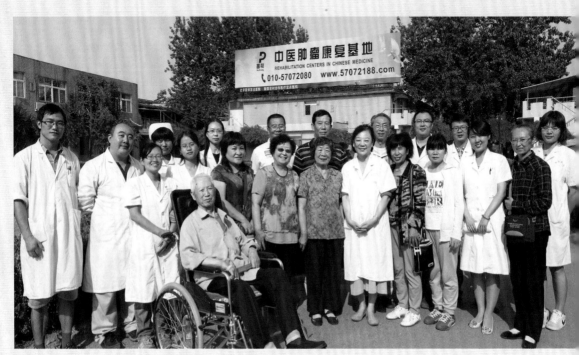

2013 年，林洪生教授与康复班患者及医务人员合影（右 9 为林洪生）

肺癌

1. 基本认识和治疗经验

原发性支气管肺癌（以下简称肺癌）是临床最常见的恶性肿瘤之一，其发病率和病死率逐年上升。中医学独特的理论和整体的临床思维与现代医学方法有机结合，是我国肺癌防治的一大特色。林洪生教授遵循"固本清源"和"五治五养"肿瘤防治基本思想，临床上辨治肺癌通过辨证与辨病结合、扶正与祛邪结合、重视病期及治疗阶段、中医多种治疗和康复方法综合应用等，在改善患者症状，提高患者生存质量，稳定患者瘤灶及延长患者生存期等各个方面取得了令人满意的疗效。

林洪生教授查阅大量中医学文献，认为肺癌属于传统中医肺积、息贲、肺疽、肺痈、肺痿、肺花疮、咳嗽、喘息、胸痛、劳咳、痰饮等病证的范畴。中医治疗多参照上述相关疾病，结合现代研究成果辨证论治。《素问·咳论》说："肺咳之状，咳而喘息有音，甚则唾血；心咳之状，咳则心痛，喉中介介如梗状，甚则咽肿喉痹；肝咳之状，咳则两胁下痛，甚则不可以转，转则两胁下满……"这些症状在肺癌中均可见到。"息贲"始载于《素问·阴阳别论》，曰："二阳之病发心肺……其传为息贲者，死不治。"《灵枢·经筋》曰："手太阴之筋起于大指之上……其病当所过者支转筋痛，甚成息贲，胁急吐血。"在《难经·第五十六难》始有详细的论述，曰："肺之积名曰息贲，在右胁下，覆大如杯。久不已，令人洒淅寒热，喘咳，发肺壅。"由《素问》《灵枢》《难经》所述息贲的症状、发病过程、疾病转归，与肺癌的临床表现密切相关，临床将息贲的辨治方法运用于肺癌治疗，对缓解症状、延长生存期均有一定意义。《东医宝鉴·痈疽篇》谓："痈疽发于内者当审脏腑，如中府隐隐而痛者，肺疽，上肉微起者，肺痈也。"故认为肺疽系于肺脏，与肺痈临床表现相似而性质不同，其特点为发病甚缓，郁结日久，胸痛隐隐，是内联五脏的难治之症。从以上论述可以看出，肺疽症与肺癌的发病过程极为相似。《金匮要略·肺痿肺痈咳嗽上气病脉证治》谓"寸口脉数，其人咳，口中反有浊唾涎沫""脉虚数……肺中冷……必眩……"表现为肺阴虚衰，重伤津液，咳而吐涎沫，胸中隐痛，身体消瘦，眩晕乏力，脉虚数，与肺癌的肺阴虚型、气阴两虚型临床所见颇为一致。

1.1 对肺癌病因病机的认识

林洪生教授结合前人的经验及自己多年的临床经验，认为肺癌的发病主要与正虚有关，正气虚贯穿肺癌的整个发病过程，其中以中晚期肺癌尤为明显。肺癌主要是正气虚损，阴阳失调，六淫之邪乘虚而入，邪滞于肺，导致肺脏功能失调。肺气阻郁，宣降失司，气机不利，血行受阻，津液失于输布，津聚为痰，痰凝气滞，气滞血瘀，瘀阻络脉，于是痰气瘀毒胶结，日久形成肺部积块。由此可见，肺癌是一种全身属虚、局部属实的疾病，虚则以气虚、阴虚、气血两虚为多见，实则以痰凝、气滞、血瘀毒结为多见。

在脏腑病机方面，林洪生教授认为，肺癌的发生常以肺脾两脏亏虚为基础。肺脾气虚，水液精气不能布散，停而成痰，留而为饮；另肺主治节，助心行血，肺气虚则血行缓，久而为瘀，痰瘀内结于肺，遇有烟毒等外邪久侵，内外合邪，则发为肺癌。既病之后，思虑伤脾，悲忧伤肺，肺脾更虚；或行手术，或行放化疗，进一步损伤气血阴阳，虚者更虚，实者更实。

1.2 肺癌的基本治则治法

林洪生教授认为，肺癌的发生责之于脏腑失调，精气亏虚，痰、瘀、热、毒结聚于肺，治疗上应扶正与祛邪兼施。通过扶正，固护人体正气根本，达到"正气存内，邪不可干"，使人体内环境不适合肿瘤的发生、生长与转移，此即所谓"固本"；通过祛邪，清除体内痰、瘀、毒热之邪，消除已然发生之癥瘕痞块，使其"邪去则正安"，即所谓"清源"。固本清源是通过扶正与祛邪而实现的，但又不等同于简单的"补法"加祛邪。"固本"的本质在于固护人体正气，调节机体阴阳平衡，以增强机体抗病能力为根本目的，因此，"补之""调之""和之""益之"等都属"固本"范畴。"固本清源"是指中医药对肿瘤的治疗一方面要固护机体"正气"，提高患者的防病抗病能力；另一方面要祛除肿瘤发生发展的致病因素，从源头上控制形成肿瘤的"邪毒"。此即所谓"固其根本，清其源流"。固本与清源并重，扶正与祛邪兼施，以收阴平阳秘之效。

譬若农桑稼穑之事，种子须有合适的土壤，才有春生、夏长、秋收之实；若有种子而无合适的土壤，或有土壤而无种子，都不可能有收获。肺癌的发生、发展与转归同样如此。通过扶助正气，调节人体内环境，使之不利于肿瘤的发生、发展与转移，从而失去生存与转移的"土壤"；通过祛邪，消除已成之癥积痞块，清除肿瘤继续发展、转移的"种子"。如此从两方面入手，以达到杀灭肿瘤，防止复发与转移的治疗目的。

林洪生教授强调，肺癌的治疗当注重扶正与祛邪兼顾，固本与清源并重，并不意味着扶正与祛邪同比例实施。扶正与祛邪相比较，扶正贯穿于治疗始终，同时针对不同体质和治疗阶段，适当调整扶正与祛邪力度。如针对化疗期间的患者，应以健脾益气扶正为主，化痰开瘀散结为辅；当患者结束化疗后，在扶正的同时应加大祛邪力度，即增加清热解毒、破血逐瘀、化痰散结等药物的味数或用量，避免一味壅补或一味攻伐。

1.3 重视肺癌分期辨治，灵活掌握疾病病机演变

随着时代的发展，现代医学的进步，肺癌的诊疗手段有了长足的发展。手术的普及，放化疗的广泛采用，以及分子靶向治疗的迅速推广，使得进入中医院就诊的肺癌患者病情与旧时大为不同，病机变化更为复杂，这也对当代中医肿瘤医师提出了更高的要求。林洪生教授在诊查患者时不但重视患者的年龄、性别、体质，更注意结合前一阶段或目前患者所接受的治疗情况，根据其术后、放化疗后的不同表现，详辨病机，采取不同的治疗原则。

林洪生教授认为，手术后患者由于情志不舒，思虑伤脾，加之手术损伤，

耗伤气血，常常导致脾胃损伤，气血亏虚，而见脾胃虚弱、气血不足证；而经过放疗的患者，由于射线属火热毒邪，热毒郁结于局部，则表现为红、肿、热、痛、皮肤破损、伤络出血等热毒瘀结证，耗气伤阴则表现为气阴亏虚证；经过化疗的患者，由于化疗药物损脾害胃，使脾胃气机紊乱，耗伤人体元气、精血，则多表现为脾胃不和、气血亏虚、肝肾阴虚证；分子靶向药物作为肺癌治疗史上里程碑式的突破，使得肺癌的疗效有了很大提高，但常见皮疹、腹泻等不良反应。林洪生教授认为，靶向药物所致的皮疹大多表现为皮肤瘙痒，疹出色红，其病机为毒热郁结于皮肤血络，表现为血热毒盛证；而靶向药物所致腹泻常见纳少、便溏、腹胀，表现为脾虚湿盛证。由此可见，林洪生教授将中医审因论治、"因时、因地、因人"制宜的辨证论治方法切实应用于临床，根据不同治疗阶段及前期不同治疗情况进行辨证论治，重视病机之演变。

1.4 肺癌患者扶正以补气为先

通过对林洪生教授辨治肺癌的常见证候进行分析，发现其中频次最多的为气虚证候（包括肺气虚、脾气虚等），而肺癌患者化疗期间出现频次最多的也为气虚证候。在林洪生教授的遣方用药中，四君子汤、玉屏风散为应用最多的扶正中药复方，生黄芪、党参为应用最多的扶正中药药对，这充分体现了林洪生教授扶正以益气为先的学术思想。中医学认为，肺主一身之气。《素问·经脉别论》曰"脉气流经，经气归于肺，肺朝百脉，输精于皮毛""饮入于胃，游溢精气……上归于肺，通调水道，下输膀胱，水精四布，五经并行"。肺朝百脉而主治节，脏腑经络之血气皆通过经络上达于肺，"凡脏腑经络之气，皆肺气之所宣"（陈修园《医学实在易》）。肺叶娇嫩，"天气通于肺""故五气入鼻，藏于心肺"（《素问·五脏别论》）。

林洪生教授认为，在肺癌的所有证候中，以气虚证为主的兼夹证最多，它们或夹瘀或夹痰，或夹痰并瘀，或兼气滞血瘀。且肺癌晚期及术后、放化疗后的患者，证候虽多但总不离乎五脏，而五脏之伤又不外乎气、血、阴、阳，四者之中，气是最重要的，因其能生血、生津、化阴、化阳。气虚，则精血津液无以化生，脏腑失于濡养，愈虚愈损，形成恶性循环。况"有形之血不能速生，无形之气所当急固"。补气之法，当遵"形不足者，温之以气；精不足者，补之以味"之古训，重在补肺、健脾、益肾的基础上配合滋阴养血、消积和胃、行气通腑等法，使气旺生血，血脉充盈，脏腑运行正常。

1.5 善用对药，守方不守药

1.5.1 常用的扶正配伍

①黄芪、炒白术配防风。黄芪味甘，性微温。《本草纲目》云："元素曰：黄芪甘温纯阳，其用有五。补诸虚不足，一也；益元气，二也；壮脾胃，三也；去肌热，四也；排脓止痛，活血生血，内托阴疽，为疮家圣药，五也。"白术味苦甘，性温。《医学启源》谓其能"除湿益燥，和中益气，温中，去脾胃中湿，除胃热，强脾胃，进饮食，和胃，生津液，主肌热，四肢困倦，目不欲开，怠惰嗜卧，不思饮食，止渴，安胎"。防风味辛、甘，性微温，能祛风解表、胜湿止痛。三者相配，取玉屏风散之义，既可健脾益气、扶正固表，又可祛除外邪。"形不足者，温之以气；精不足者，补之以味"，此配伍适用于伴有正气亏虚表现的肿瘤患者。由于其"扶正不留邪，祛邪不伤正"，肺癌患者又大多伴有正气不足的表现，故此药对在临床上颇受林洪生教授青睐，扶助正气时每喜用之。

②天冬配麦冬。天冬味甘、苦，性寒，《本草纲目》谓其能"润燥滋阴，清金降火"，《千金要方》更谓其能"治虚劳绝伤，老年衰损赢瘦……心腹积聚，恶疮，痈疽肿癞"。麦冬味甘、微苦，性微寒，归心、肺、胃经，能养阴生津、润肺清心。林洪生教授认为此药对在滋阴润燥、清退虚热的同时，尚有一定的消痈除疮作用。

当肺癌患者放化疗后出现口干口渴、痰少干咳，甚则咳血等肺胃阴伤的表现时，每喜用之。"善补阴者，阳中求阴；善补阳者，阴中求阳"。由于肺癌患者常见气阴两虚表现，故林洪生教授常以此对药与黄芪、防风、白术药对同时使用，起到益气养阴之效，临床效果十分显著。

③鸡血藤配白芍。鸡血藤味苦、甘，性温，归肝、肾经。《饮片新参》谓其能"去瘀血，生新血，流利经脉"，《本草纲目拾遗》谓其能"大补气血，与老人妇女更为得益"。白芍味苦、酸，性微寒，归肝、脾经，功能养血调经、平肝止痛、敛阴止汗。林洪生教授认为，瘀血是肺癌患者常见的病理因素。肺癌是一种慢性疾病，古人有"久病多瘀""久病入络"之说，"瘀血不去，新血难生"，当肺癌患者出现血虚表现时，选用此药对既可养血，又可活血，再适当配伍活血化瘀药物，即可做到生新血、去瘀血，养血不留瘀，祛瘀不伤正。对放化疗后出现贫血、白细胞低下的患者，林洪生教授亦常用之。

1.5.2 常用的祛邪药对

金荞麦配白英、土茯苓。金荞麦味苦，性微寒，归肺、脾、胃经，《本草拾遗》谓其"主痈疽恶疮毒肿"。白英味苦，性寒，功能清热解毒消肿，《神农本草经》载其："主寒热，八疸……"土茯苓味甘、淡，性平，《本草纲目》谓其"治拘挛骨痛，恶疮痈肿，解汞粉银朱毒"。

林洪生教授认为清热解毒消肿作为一种重要治疗手段，在肺癌患者结束放化疗后的中医药巩固治疗中扮演着不可或缺的角色。应用此法时，常以金荞麦、土茯苓、白英三者相配，共同发挥清热解毒、消肿散结之功，以达到预防复发、对抗转移的"清源"目的。同时，鉴于肺癌疾病的特殊性，患者需长期服药，以缓图收功。在中药守方与调方的处理上，林洪生教授强调守方与变药的有机结合，在"固本"贯彻始终的同时，林洪生教授会根据患者的不同情况，定期更换清热解毒、活血祛瘀、化痰散结等祛邪药物，时间以2～3个月为1个周期。例如：可以白花蛇舌草、预知子、半边莲、山慈菇、龙葵、蛇莓、凌霄花、梅花中的2～3味药，替换上述金荞麦、白英、土茯苓中的2～3味药。根据药物功效侧重点的不同，视患者情况，对祛瘀、化痰、散结、清热、解毒的力度予以微调。

林洪生教授强调在固本清源、守方治疗的同时，应针对不同患者的不同治疗阶段，掌握好扶正与祛邪的适当力度，同时特别强调要将现代药理学的最新进展有机融入方药当中，临床处方用药时，既要合乎中医辨证论治的方法论和君、臣、佐、使的处方原则，又要考虑将具有不同抗癌作用机制的中药合理搭配，并定期调整具有抗癌作用的清热解毒、活血化瘀、化痰散结类的药物。从现代医学的角度来讲，既要发挥不同作用机制药物的协同作用，又要尽量避免肿瘤对中药耐药的发生。唯有如此，才能在临床治疗中取得较好的疗效。

1.6 与时俱进，将现代药理与中医辨证论治有机结合

作为中西医结合治疗肺癌的领军人物，林洪生教授在遵循传统中医辨证论治理论的同时，师古而不泥古，将现代药理学知识与中医的理法方药进行了有机融合。在临床用药时，对于清热解毒、活血祛瘀、化痰散结等有抗肿瘤作用的药物，林洪生教授注重选用不同作用机制的中药进行搭配。例如：现代药理学发现，金荞麦提取物能杀伤肺腺癌细胞 GLC，抑制 Lewis 肺癌的生长，其作用机制与抑制癌细胞核酸物质 DNA、RNA 的合成代谢，激活癌细胞内某种特定蛋白质有关。此外，金荞麦尚能通过免疫促进作用，抑制肿瘤细胞侵袭、转移，间接发挥抗肿瘤作用。白英除对人肺癌 A549 细胞增殖有较强的直接抑制作用外，其活性部位 C2、C3 还能抑制 Balb /C 小鼠肿瘤血管生成，达到抗肿瘤作用。而土茯苓则可能通过抑制血管细胞黏附分子 –1 的表达，从而发挥抑制肿瘤转移的作用。林洪生教授在临床应用中常以三者配伍，可通过直接杀伤肿瘤细胞、抑制肿瘤血管生成、抑制肿瘤转移三种不同的作用机制发挥抗肿瘤的整体协同作用。

在选择扶正中药时，林洪生教授同样会考虑到不同抗肿瘤作用机制中药的搭配。例如：扶正药对中，黄芪含有的黄芪多糖能抑制肿瘤血管生成相关因子 HSP70、VEGF 的表达，干预肿瘤细胞代谢，从而抑制肿瘤生长，同时黄芪多

糖与黄芪皂苷还能调节机体免疫功能，从而间接发挥抗肿瘤的作用。而白术提取物除了具有与黄芪相似的抑制肿瘤细胞增殖、诱导肿瘤细胞凋亡、增强免疫功能等作用外，还能够抑制肿瘤的转移，从而对提高肿瘤治愈率、延长患者生存期具有重要作用。再比如，现代药理研究认为，天冬中含有的天冬多糖有清除自由基及抗脂质过氧化活性作用，从而对抗氧自由基引起的 DNA 碱基损伤；同时天冬对细胞免疫及体液免疫有促进作用，可提高小鼠的巨噬细胞吞噬率和淋巴细胞转化率。麦冬除了具有免疫促进作用，可提高肿瘤宿主抗肿瘤的能力之外，其含有的麦冬皂苷能抑制肿瘤细胞黏附及侵袭，从而发挥抗肿瘤转移作用。这些扶正药对的搭配从不同角度发挥抗肿瘤作用，彼此之间起到了协同作用。因此，无论是扶正药物，还是祛邪中药的选择，都做到既遵循中医遣方用药的理论，又考虑现代药理学对中药的研究进展，中西药理结合，把现代医学对药理的新认识与传统中医组方理论有机融合，既体现辨证论治，又符合现代医学药理作用机制的要求。

2. 辨治肺癌典型病例

【例一】单纯中医药治疗晚期肺癌

韩某，男，58岁，2008年12月16日初诊。

主诉：肺癌术后伴乏力气短4个月余。

现病史：患者2008年3月行胸部 CT 检查提示左肺占位，胸膜侵犯。4月4日行左肺全切术，术中见左肺下叶5cm左右肿块。术后病理显示为中分化鳞癌，气管残端未见癌细胞侵犯。术后行6个周期化疗，化疗后复查肿瘤标志物 CEA 125.24μg/L。末次化疗时间为2008年11月4日。

现症：胸闷气短，活动后加重，偶有咳嗽，咯少量白痰，双下肢酸软无力，纳眠可，二便调。舌暗红，苔白，脉沉。

中医诊断：肺积（气阴两虚，癌毒内蕴）。

西医诊断：肺鳞癌Ⅲ期。

治疗阶段：中医巩固治疗。

治法：益气养阴，理气活血，解毒散结。

处方：生黄芪15g，党参12g，香附10g，枳壳10g，大腹皮10g，鸡血藤20g，天冬12g，麦冬12g，北沙参10g，浙贝母10g，玄参12g，怀牛膝10g，莪术10g，补骨脂10g，枸杞子12g，金荞麦15g，半枝莲15g，土茯苓15g。

30剂，水煎服，每日1剂。配合服用西黄解毒胶囊0.75g，每日2次。

二诊：2009年9月7日复诊，复查CEA 6.41μg/L。

现症：自觉乏力气短，时有胸闷，易感冒，咳吐黏痰。髋关节活动不利，肩部时有不适，舌红苔白，脉沉细。

中医诊断：肺积（气阴两虚，癌毒内蕴）。

治疗阶段：中医巩固治疗。

治法：益气养阴以固本，理气活血、解毒散结以清源。

处方：生黄芪20g，焦白术10g，防风12g，天冬12g，麦冬12g，党参10g，鸡血藤20g，桑白皮12g，紫苏梗10g，川续断10g，莪术10g，威灵仙12g，补骨脂10g，延胡索15g，桔梗10g，金荞麦15g，土茯苓15g，白英15g，龙葵15g，三七粉3g。

汤药及中成药服用方法同前。

三诊：2009年12月8日，复查CEA（－），自觉乏力、气短较前缓解，时有咳嗽，咯少量白痰，余症状均有不同程度好转。舌红苔白，脉细。

中医诊断：肺积（气阴两虚，癌毒内蕴）。

治疗阶段：中医巩固治疗。

治法：健脾益气以固本，理气活血、解毒散结以清源。

处方：生黄芪20g，焦白术10g，防风12g，党参12g，赤芍10g，白芍10g，郁金10g，鸡血藤20g，浙贝母10g，紫苏梗10g，桑白皮12g，白英

15g，半枝莲 15g，半边莲 15g，茯苓 20g。

汤药及中成药服用方法同前。

后患者定期复查复诊，中间病情有所反复，根据病证变化及时调整用药，病情得到控制。

[按语] 患者肺癌胸膜转移，分期已属晚期，据文献报道，若不治疗，中位生存期仅 5 个月左右，经现代医学规范治疗，中位生存期也不过 20 个月。该肺癌晚期患者经术后化疗后，复查 CEA125.24μg/L，提示复发转移可能性大。根据四诊，中医辨证为气阴两虚，癌毒内蕴。林洪生教授谨遵以健脾益肾为核心的扶正培本治疗肿瘤的基本大法，辨证施治，以生黄芪、党参、天冬、麦冬、北沙参益气养阴；香附、枳壳、大腹皮、鸡血藤、莪术理气活血；金荞麦、半枝莲、土茯苓、浙贝母、玄参解毒散结，同时配合服用西黄解毒胶囊以增加解毒散结的效用。复诊时 CEA 降到了 6.41μg/L。因考虑肿瘤易产生耐药性的特点，林洪生教授易方不易法，继续治疗，3 个月后 CEA 降至正常。后患者定期复查随诊，期间虽 CEA 指标有所波动，但在基本治则治法的前提下及时调整方药，于 2014 年 3 月 4 日复查 CEA 指标降至正常，且不适症状较前明显缓解，未出现复发转移达 5 年，中药治疗收效甚佳，目前仍门诊随诊。

【例二】肺癌术后中医药扶正培本法巩固治疗

马某，男，75 岁，2009 年 8 月 13 日初诊。

主诉：乏力气短 3 个月余。

现病史：患者 2009 年 5 月下旬体检，胸部 CT 发现左肺上叶前段一类圆形结节，大小约 1.8cm×2.0cm，考虑恶性病变；7 月 2 日于当地医院行左上肺癌根治术，术后病理：肺中分化腺癌，未见淋巴结转移（0/9），pT1N0M0；术后未行放化疗等特殊治疗。

现症：乏力，气短，活动后易出汗，阴囊处湿冷，口干不苦，食欲不佳，纳少眠可。舌淡红，苔白，脉沉细。

中医诊断：肺积（气血亏虚，余毒未清）。

西医诊断：肺癌术后。腺癌ⅠA期。

治疗阶段：中医防护治疗。

治法：益气养血以固本，解毒散结以清余毒。

处方：生黄芪20g，焦白术10g，防风12g，天冬12g，麦冬12g，赤芍10g，白芍10g，党参10g，桑白皮12g，浙贝母10g，玄参12g，川续断10g，怀牛膝10g，蒲公英10g，莪术10g，金荞麦15g，白英15g，预知子15g，鸡血藤20g。

30剂，水煎服，每日1剂，分2次服。

二诊：2011年7月14日复诊，查胸部CT提示左肺、胸膜新发结节。

现症：自觉体重略有下降，其余尚可，舌红苔白，脉沉细。

中医诊断：肺积（气阴两虚，余毒未清）。

治疗阶段：中医防护治疗。

治法：益气养阴、补益肝肾以固本，理气活血、解毒散结以清毒源。

处方：党参12g，焦白术10g，防风12g，天冬12g，麦冬12g，鸡血藤20g，佛手10g，焦神曲15g，云苓20g，补骨脂12g，怀牛膝10g，桑白皮12g，枸杞子10g，白芍10g，白英15g，预知子15g，土茯苓15g，蛇莓15g。

汤药服用方法同前。为增大抗癌解毒力量，加服中成药西黄解毒胶囊0.75g，每日2次；复方斑蝥胶囊0.75g，每日2次；软坚消瘤片1g，每日2次。

三诊：2011年10月13日，复查胸部CT提示新发病灶消失，Cyfra21-1：3.5ng/mL。自觉一般情况可，无明显不适，舌红苔白，脉沉细。

中医诊断：肺积（气阴两虚，余毒未清）。

治疗阶段：中医防护治疗。

治法：益气养阴、理气和胃以固本，解毒散结以清毒源。

处方：太子参 10g，焦白术 10g，香附 10g，枳壳 10g，焦神曲 15g，白芍 10g，天冬 12g，浙贝母 10g，桑白皮 12g，党参 12g，莪术 10g，枸杞子 12g，金荞麦 15g，白英 15g，半枝莲 15g，土茯苓 15g。

加服西黄解毒胶囊 0.75g，每日 2 次。服用方法同前。

2014 年 6 月 10 日复诊：复查未见明显异常，Cyfra21-1：2.57ng/mL。自觉一般情况尚可，遵嘱停药，定期复查。

[按语] 患者肺癌术后，气血大亏，未行放化疗，恐有癌毒残留，林洪生教授遂予益气养血、解毒散结治之。后定期复查随诊，根据症状变化调整方药，病情稳定近 2 年。林洪生教授认为肿瘤疾病有伏毒特性，伏而不发，适时而动。2 年后复查，肺部出现新病灶，故及时应对，在扶正培本、抗癌解毒治疗大法的基础上加用西黄解毒胶囊、复方斑蝥胶囊、软坚消瘤片等中成药，加大抗癌散结的力量。服药 3 个月后复诊，提示新发病灶消失，但肿瘤标志物 Cyfra21-1 略高于正常值。抗癌祛邪药物长久使用会伤及人体正气，反而不利于肿瘤疾病的治疗，故在新发病灶得到控制后，及时减去两种抗癌中成药，并改用自拟养胃方汤药，培土生金，扶正培本。这里体现了林洪生教授抗癌以养正为先、养正以健脾为要的治癌理念。2014 年 6 月复诊，复查肿瘤标志物降至正常范围内，CT 检查未见复发病灶，且无明显不适症状，嘱以停药。

【例三】益气养阴、活血解毒法治疗小细胞肺癌

张某，男，62 岁，2011 年 7 月 21 日初诊。

主诉：确诊小细胞肺癌 10 个月。

现病史：患者 2010 年 9 月自觉左侧锁骨上淋巴结肿大，行淋巴结穿刺活检，病理提示小细胞肺癌。遂行胸部 CT：未见明显肺占位，左侧锁骨上淋巴结转移，纵膈淋巴结转移。于 2010 年 10 月开始行紫杉醇联合卡铂化疗 5

个周期。末次化疗时间为 2011 年 2 月，行胸部 CT 提示前上纵隔淋巴结大小为 31mm×18mm，纵隔淋巴结大小为 14mm×13mm，左锁骨上淋巴结大小为 46mm×30mm，与前相仿，评价疗效为稳定。2011 年 3 月至 5 月行放疗 35 次，同时予紫杉醇增效。2011 年 6 月 29 日行 CT 检查，前纵隔淋巴结缩小为 28mm×13mm，左锁骨上淋巴结缩小为 14mm×13mm，纵隔淋巴结未见明显变化，评价疗效为部分缩小。

现症：乏力，气短，口干，口苦，晨起左侧肩部疼痛，纳眠可，二便调。舌淡红，苔白，脉沉细。

中医诊断：肺积（气阴两虚，痰瘀毒结）。

西医诊断：小细胞肺癌，广泛期。

治疗阶段：中医维持治疗。

治法：益气养阴，化痰祛瘀，解毒散结。

处方：生黄芪 15g，焦白术 10g，防风 12g，天冬 12g，麦冬 12g，沙参 10g，石斛 15g，玄参 10g，莪术 10g，蒲公英 10g，焦神曲 15g，桔梗 10g，怀牛膝 10g，延胡索 15g，鸡血藤 20g，白英 15g，土茯苓 15g，半枝莲 15g。

30 剂，水煎服，每日 1 剂。配合服用益肺清化颗粒 20g，每日 2 次，连服 5 个月。

二诊：2011 年 12 月 20 日复诊，复查 CT 提示前纵隔淋巴结缩小到 17mm×14mm，纵隔淋巴结缩小到 10mm×10mm，左锁骨上淋巴结为 16mm×8mm。

现症：患者自觉一般状况良好，口干，舌淡红，苔白，脉细。

中医诊断：肺积（气阴两虚，痰瘀毒结）。

治疗阶段：中医维持治疗。

治法：益气养阴，化痰祛瘀，解毒散结。

处方：党参 10g，焦白术 10g，防风 12g，天冬 12g，石斛 15g，蒲公英

10g，浙贝母 10g，知母 10g，佛手 10g，桑白皮 12g，桔梗 10g，鸡血藤 20g，预知子 15g，半枝莲 15g，土茯苓 15g，金荞麦 15g。

汤药及中成药服用方法同前。

后患者定期复查复诊，病灶一直稳定 2 年半，至 2014 年 5 月复诊，病灶才提示增大。

[按语] 小细胞肺癌是肺癌病理类型之一，具有分化差、恶性程度高、易出现复发转移的特点，预后很差。西医常规放化疗在减轻肿瘤负荷的同时往往会对机体造成损害，而且，恶性肿瘤耐药的发生也是限制放化疗继续使用以致病情恶化的原因之一。中医药在恢复人体生理功能、提高机体免疫力、防治肿瘤复发转移等方面都有显著优势。针对晚期肺癌的治疗，林洪生教授主张以扶正培本为基础，根据辨证采用活血、化痰、散结、解毒等多种治法相配合。

该病案为小细胞肺癌，行放化疗后病灶稳定。放化疗损伤人体正气，整体辨证为气阴两虚、痰瘀毒结。林洪生教授以益气养阴、化痰祛瘀、解毒散结法治之。予生黄芪、焦白术、防风、天冬、麦冬、沙参、石斛、玄参、怀牛膝益气养阴，扶正培本；同时配合使用莪术、桔梗、延胡索、鸡血藤、土茯苓化痰祛瘀，蒲公英、白英、半枝莲解毒散结。5 个月后复诊，见病灶较前缩小，患者不适症状明显改善，疗效显著。后遵此法继续治疗，病灶一直稳定达 2 年半，生活质量大大提高。由此可见林洪生教授治验思想的有效性，而且从另一个侧面揭示了林洪生教授治疗肿瘤疾病不妄攻补、缓而收效、治病留人的理念。

【例四】中医药防护小细胞肺癌化疗损伤

于某，男，48 岁，2014 年 5 月 7 日初诊。

主诉：确诊小细胞肺癌半个月余。

现病史：患者 2014 年 4 月 11 日因背部疼痛，于当地医院行 CT 检查，提示左肺占位，大小 5.8cm×4.8cm，肾上腺转移不除外（2.3cm×2.2cm）。2014

年 4 月 22 日行支气管镜检查，病理为小细胞肺癌。2014 年 4 月 26 日开始行顺铂联合依托泊苷化疗 1 个周期。

现症：乏力，气短，时有喘憋，口干，背痛，纳差，胃部不适，时有反酸，眠差，大便干，小便可。舌红苔白，脉细略弦。

中医诊断：肺积（气血不足，脾胃不和，肝肾亏虚）。

西医诊断：小细胞肺癌，广泛期。

治疗阶段：中医防护治疗。

治法：补气养血，调理脾胃，滋补肝肾。

处方：太子参 12g，焦白术 10g，香附 10g，枳壳 10g，佛手 10g，党参 12g，防风 12g，仙鹤草 15g，柏子仁 12g，焦神曲 15g，红景天 12g，鸡血藤 20g，白芍 10g，芡实 10g，肉苁蓉 10g，阿胶珠 12g。

水煎服，每日 1 剂。同时配合服用健脾益肾颗粒 10g，每日 2 次。

二诊：2014 年 7 月 30 日复诊，目前化疗中，患者身体状况尚可，欲行同步放化疗。

现症：乏力，气短，口干，纳可，眠差，鼻塞，易腹泻，小便可。检查血常规及生化均未见异常，舌红苔白，脉沉细。

中医诊断：肺积（气血不足，脾胃不和，肝肾亏虚）。

治疗阶段：中医防护治疗。

治法：补气养血，调理脾胃，滋补肝肾。

处方：天冬 12g，麦冬 12g，沙参 12g，石斛 15g，辛夷 10g，芡实 10g，豆蔻 6g，白扁豆 10g，柏子仁 10g，鸡血藤 20g，白芍 10g，红景天 12g，佛手 10g，蒲公英 10g，淡竹茹 12g，炙枇杷叶 10g。

水煎服，每日 1 剂。同时配合服用健脾益肾颗粒 10g，每日 2 次。

三诊：2014 年 9 月 17 日复诊，放化疗结束，计划 10 日后口服替莫唑胺。

现症：自觉纳食不香，余症状均有不同程度缓解。复查肿物较前缩小，舌淡红，苔白，脉沉细。

中医诊断：肺积（气血不足，脾胃不和，肝肾亏虚）。

治疗阶段：中医防护治疗。

治法：补气养血，调理脾胃，滋补肝肾。

处方：生地黄 12g，玄参 12g，川续断 10g，怀牛膝 10g，鸡血藤 20g，白芍 10g，蒲公英 10g，佛手 10g，法半夏 10g，淡竹茹 12g，焦神曲 15g，大腹皮 15g，金荞麦 15g，半边莲 15g，地肤子 12g。

水煎服，每日 1 剂，同时配合服用益肺清化颗粒 20g，每日 2 次。遂进入中医治疗的下一阶段。

[按语] 化疗或放化疗同步治疗是目前小细胞肺癌治疗的主要手段，但其在杀伤肿瘤细胞的同时，对机体也造成很大的伤害，产生诸多毒副作用，如骨髓抑制、胃黏膜损害、肝肾功能损害等等。中医药配合现代医学治疗可以在很大程度上减轻其毒副反应，为患者完成治疗周期提供保障，从另一侧面起到增效的作用。林洪生教授认为，化疗药物为毒邪，易伤及气血、损伤脾胃，日久造成肝肾亏虚。针对此病案，林洪生教授以补益气血、调理脾胃、滋补肝肾为法，预防或减轻化疗毒副反应，使得化疗顺利完成，并为后续的放疗打下较好的前期基础。中医药配合放化疗，有效减轻了毒副反应，提高了患者的生活质量，起到了增效减毒的作用，使得患者顺利进入下一阶段的治疗。

【例五】玉屏风散预防肺癌气虚外感

李某，男，61 岁，2012 年 5 月 15 日初诊。

主诉：反复外感伴汗出、乏力 3 年。

现病史：患者 3 年前诊断为右肺非小细胞肺腺癌，双肺及纵隔淋巴结转移，后行手术、放疗、化疗等治疗。

现症：患者诉易患感冒，平素易于疲劳，动辄汗出，恶风畏寒，以季节交替为甚。7 日前又患感冒，现已好转。就诊时自汗恶风，乏力明显，偶有咳嗽，痰多，胸闷气短，食欲不振。舌淡，苔薄白，脉弱。

中医诊断：感冒（表里气虚，卫外不固）。

西医诊断：上呼吸道感染。

治法：益气扶正，固表止汗，解毒散结，兼以止咳化痰。

处方：以益气固表止汗之玉屏风散为主方加减。

生黄芪 30g，焦白术 10g，防风 12g，法半夏 10g，浙贝母 10g，党参 12g，枇杷叶 10g，天南星 10g，续断 10g，茯苓 10g，三七粉 3g，金荞麦 15g，白英 15g，预知子 15g，鱼腥草 10g。

水煎服，每日 1 剂，连服 14 日。

二诊：2012 年 5 月 29 日复诊，自诉服药后自汗恶风、乏力及咳嗽痰多症状明显缓解，胸闷气短及食欲不振减轻，余无明显不适，舌淡，苔薄白，脉沉。上方去枇杷叶、天南星、鱼腥草，保留玉屏风散，加枳壳 10g 以行气宽胸散结，加黄精 10g 以益气养阴、健脾益肾。继予 14 剂，巩固疗效。

患者自 2012 年 5 月至 12 月一直于林洪生教授门诊随诊，且均以玉屏风散为主方进行治疗，历经夏、秋、冬三季，未曾感冒，且无明显自汗恶风及乏力、易疲劳等症状。

[按语] 林洪生教授认为，肺癌感冒多由于表里气虚，易感风邪所致。治风者，"不患无以驱之，而患无以御之"，治疗宜使风去而不复来，因此益气固表为气虚外感的治本之法。林洪生教授根据肺癌的疾病特性，主张辨病与辨证相结合。肺癌多有肺气虚衰，表里不固，故患者常自诉易患感冒、疲劳乏力、动则汗出等，尤以季节交替时更为多见。玉屏风散主要适用于卫气虚弱而不固表，表虚则腠理疏松，易感风邪，卫表不固、营不内守则津液外泄的自汗恶风证。玉屏风散与该案病症具有高度的方证对应。林洪生教授应用玉屏风散益气固表，在扶正的基础上祛风散邪或防邪入侵，预防肺癌的气虚外感，防止反复发作，疗效显著。

【例六】健脾祛湿法治疗靶向药物相关腹泻

王某，男，43岁，2014年10月14日初诊。

主诉：肺腺癌确诊5个月余。

现病史：患者于2014年5月于天津医科大学附属肿瘤医院确诊肺腺癌，并伴有纵隔淋巴结转移、肝转移、骨转移，遂行培美曲塞＋卡铂化疗4个周期，然后评价病灶进展。行EGFR基因检测（＋），于2014年10月8日开始口服埃克替尼靶向治疗。

现症：乏力、气短，自汗出，咽干痛，手足发凉，畏寒，纳可眠差，服靶向药物后大便次数增加，4～6次/日，质稀，伴有腹胀腹痛，食后脘腹痞满、嗳气，小便尚可。舌红，苔薄白，脉沉细。

中医诊断：肺积，泄泻（中气不足，脾虚湿困）。

西医诊断：肺腺癌，腹泻。

治法：补中益气，健脾化湿。

处方：在扶正培本、抗癌解毒基础上，加用林洪生自拟腹泻方治疗。

黄芪20g，党参12g，焦白术10g，防风12g，佛手10g，鸡血藤20g，大腹皮10g，露蜂房6g，秦皮10g，诃子10g，芡实10g，红景天10g，枳壳10g，预知子15g，土茯苓15g，白花蛇舌草15g。

水煎服，每日1剂，连服14日。

二诊：2014年10月28日复诊，大便成形，且次数明显减少，2～3次/日，腹胀痛及脘腹痞满较前减轻，乏力较前改善。舌红苔白，脉细。后改以六君子汤加味治疗。

[按语] 林洪生教授认为靶向药物相关性腹泻多为湿邪内蕴中焦，伤及脾胃所致。口服药物先入于胃，而靶向药物往往具有类似湿邪的特性。脾喜燥恶湿，湿为阴邪，重坠黏腻。口服靶向药物后，入胃化生湿气，伤及脾阳。肿瘤患者本多为正虚邪实，脾胃亏虚，用药后使得脾气更伤，故见腹胀泄泻。对此，林

洪生教授多在固本培元、扶正抗癌的基础上应用升阳健脾固涩之品。该案中林洪生教授加用其自拟腹泻方，以秦皮、诃子、芡实、枳壳等补气化湿，固涩止泻。该方在改善靶向药相关腹泻方面疗效显著，目前正在进行新药临床试验。

【例七】老年肺癌患者的维持治疗

王某，男，70 岁，2011 年 1 月 25 日初诊。

主诉：反复咳嗽、咯痰伴周身乏力近 2 年。

现病史：患者 2009 年初无明显诱因出现咳嗽、咯痰伴周身乏力，未予重视，后上述症状逐渐加重，就诊于解放军总医院（301 医院），CT 检查示右肺上叶肿物（具体检查报告未见），肺穿刺病理结果不明确，于 2009 年 9 月 27 日行右肺上叶切除术，术后病理为腺癌，术后未行放化疗。2010 年 1 月 1 日，患者复查胸部 CT 示：右肺下叶基底段可见圆形 6mm 磨玻璃结节影，未予治疗。2010 年 11 月 11 日，患者复查胸部 CT 示：结节较前增大。遂于 2010 年 12 月 10 日于 301 医院行右肺下叶楔形切除术。术后病理：肿物 1cm×1cm×1cm，细支气管肺泡癌，非黏液细胞型，肿物未侵及肺膜，支气管断端未见癌。

现症：时有咳嗽，咯痰色黄，手术切口处疼痛，周身乏力，盗汗，气短，纳可，入睡困难，二便正常。舌淡红，苔白，脉沉细。

既往史：2007 年行胆囊切除术。

中医诊断：肺积（气阴两虚，痰毒瘀结为瘤，壅遏于肺）。

治疗阶段：中医巩固治疗。

治法：益气养阴，解毒化痰，祛瘀消瘤。

处方：生黄芪 30g，焦白术 10g，防风 12g，潞党参 12g，佛手片 10g，苏梗 10g，桔梗 10g，润玄参 10g，石斛 15g，红景天 5g，延胡索 15g，川续断 15g，柏子仁 12g，法半夏 10g，金荞麦 15g，预知子 15g，土茯苓 15g。

60 剂，水煎服，每日 1 剂。

另予：①肺瘤平膏 15g，每日 2 次；②西黄解毒胶囊 0.75g，每日 2 次。

嘱忌食辛辣油腻发物，畅情志，慎起居。

二诊：2011 年 6 月 21 日（芒种）。患者复查胸部 CT 示：右肺结节增大，双肺转移。自觉周身乏力，大便不成形，下肢皮疹，纳眠可，二便规律。舌质红苔白，脉沉细。

处方：生黄芪 30g，潞党参 12g，焦白术 10g，防风 12g，芡实 10g，豆蔻6g，延胡索 15g，川续断 10g，天冬 12g，麦冬 12g，蒲公英 10g，地肤子 10g，佛手片 10g，红景天 8g，金荞麦 15g，白英 15g，龙葵 15g。

120 剂，水煎服，每日 1 剂。

另予：①肺瘤平膏 15g，每日 2 次；②西黄解毒胶囊 0.75g，每日 2 次。

三诊：2012 年 3 月 29 日（春分）。复查胸部 CT，双肺转移灶增多。自觉失眠，腹胀，胃部不适，易外感，无明显发热，时有咳嗽，纳可，大便不成形。舌红苔白，脉细。

处方：生黄芪 20g，焦白术 10g，防风 12g，天冬 12g，知母 10g，蒲公英10g，金银花 10g，桔梗 10g，玄参 10g，莪术 10g，露蜂房 6g，白芍 10g，芡实 10g，豆蔻 6g，金荞麦 15g，半枝莲 15g，半边莲 15g，白英 15g。

90 剂，水煎服，每日 1 剂。

另予：①西黄解毒胶囊 0.75g，每日 2 次；②益肺清化颗粒 10g，每日 3 次。

[按语] 肺癌一病在古籍记载中散见于肺积、息贲、肺疽、肺痈、肺痿、肺花疮、咳嗽、喘息、胸痛、劳咳、痰饮等病证，其病因病机主要是正气虚损，阴阳失调，邪毒壅滞于肺，导致肺气郁阻，宣降失司，气机不利，血行不畅，津聚为痰，气滞血瘀，瘀阻络脉，痰气瘀毒胶结，日久形成肺部积块。林洪生教授认为，肺癌是一种全身气血阴阳亏虚，局部痰凝、气滞、血瘀、毒结为实的疑难病症，其中正气亏虚贯穿肺癌发病始终。故林洪生教授在临床治疗肺癌患者的过程中，以扶助病患正气为基础，结合具体的邪实特点，酌情采用清热

解毒、行气消积、软坚化痰、活血化瘀等治则治法。

本案患者发病之初，先见反复不愈的咳嗽、咯痰及周身乏力等症状，未能及时进行系统治疗，正气继续亏耗，迁延半年后发为肺癌。2009 年 9 月，患者行手术切除肺部癥积之物，但患者正气虚衰之根本未有改变，主要病机仍在，故数月后又发肺部新肿物，而患者治疗态度消极，肺部新生肿物逐渐加大，不得不再行手术切除，自身正气也进一步亏耗。

首次就诊时，患者表现为"时有咳嗽，咯痰色黄，手术切口处疼痛，周身乏力，盗汗，气短，纳可，入睡困难，二便正常。舌淡红，苔白，脉沉细"，乃气阴亏耗，痰浊瘀毒蕴结于肺，肺失宣降之征，患者切除肺部肿物在前，此时当以扶正为主，正气得复，则邪实难以再生。林洪生教授自拟益气养阴为主，兼有解毒消瘤功能之处方，方中生黄芪、焦白术、防风、潞党参有健脾益气之功，脾胃为后天气血生化之源，健运中州乃扶正之根本；延胡索、佛手、预知子均入肝、脾经，有疏肝理气之功，可助脾胃健运，又有活血化瘀、理气祛痰之效，可清邪实；苏梗、桔梗二药，一升一降，宣畅肺部气机，还可化痰排脓；石斛、玄参入肺、肾二经，"金水相生"，以养肺肾亏耗之阴液，玄参还有解毒散结之功效。《神农本草经》记载："柏实，味甘平，主惊悸，安五脏，益气，除风湿痹，久服令人润泽，美色，耳目聪明。"此处用柏子仁既可助前药益气，又可安神润肠通便；红景天归肺经，有补气清肺、益智养心、收涩止血、散瘀消肿的功效。金荞麦归肺、脾、胃经，有清热解毒、活血化瘀、健脾利湿的作用。土茯苓归肝、胃、脾经，可解毒、除湿、利关节。并且，红景天、预知子、土茯苓、金荞麦等经现代药理研究表明，均具有良好的抗肿瘤作用。同时服肺瘤平膏及西黄解毒胶囊以助汤药疗效。

【例八】晚期肺鳞癌的中医治疗

董某，男，66 岁，2011 年 12 月 19 日初诊。

主诉：憋气 2 个月。

现病史：2011 年 12 月 7 日诊断为右肺鳞癌，右上肺结节，伴纵隔肺门淋巴结肿大，双肺转移。

现症：憋气，活动后加重，咳嗽，少量白痰，无心悸，纳眠可，二便调。舌红苔白，脉细。患者欲行放化疗。

中医诊断：肺积（肺脾气虚，痰湿阻遏）。

西医诊断：肺鳞癌，Ⅳ期。

治疗阶段：中医防护治疗。

治法：健脾益气，祛湿化痰平喘。

处方：生黄芪 15g，焦白术 10g，防风 12g，党参 12g，天冬 10g，浙贝母 10g，桑白皮 10g，蒲公英 10g，鸡血藤 20g，莪术 10g，石斛 15g，枸杞子 10g，桔梗 10g，杏仁 10g，白芍 10g，佛手 10g，法半夏 10g。

二诊：2012 年 2 月 3 日复诊，患者憋气较前好转，患者化疗 2 个疗程结束，肿物缩小。

现症：时有恶心呕吐，乏力，眠差，舌红，苔白，脉细。

中医诊断：肺积（气血亏虚，胃失和降）。

西医诊断：肺鳞癌，Ⅳ期。

治疗阶段：中医防护治疗。

治法：益气养血，和胃降逆。

处方：太子参 12g，焦白术 10g，香附 10g，枳壳 10g，鸡血藤 20g，白芍 10g，柏子仁 12g，首乌藤（夜交藤）15g，法半夏 10g，苏梗 10g，怀牛膝 10g，红景天 10g，生黄芪 20g，当归 12g，陈皮 6g，佛手 10g。

三诊：2012 年 3 月 19 日，化疗 4 个疗程结束，肿物较 2 个疗程后缩小。

现症：患者自觉气短，汗出，腹部不适，厌油腻，舌红苔白，脉细。

中医诊断：肺积（脾胃虚滞，胃失和降，肝肾亏虚）。

西医诊断：肺鳞癌，Ⅳ期。

治疗阶段：中医防护治疗。

治法：健脾行气，和胃降逆，滋补肝肾。

处方：法半夏 10g，淡竹茹 12g，香附 10g，枳壳 10g，佛手 10g，鸡血藤 20g，桑白皮 12g，党参 10g，焦白术 10g，防风 10g，赤芍 10g，白芍 10g，红景天 10g，莪术 10g，金荞麦 15g，枸杞子 12g，补骨脂 12g。

四诊：2012 年 8 月 3 日，目前患者放疗中。

现症：咳嗽气短，音哑，舌红，苔白，脉沉细。

中医诊断：肺积（热毒伤阴，肝肾损伤）。

西医诊断：肺鳞癌，Ⅳ期。

治疗阶段：中医防护治疗。

治法：滋阴清热，滋补肝肾。

处方：天冬 12g，麦冬 12g，沙参 10g，石斛 15g，莪术 10g，桑白皮 12g，浙贝母 10g，桔梗 10g，怀牛膝 10g，蒲公英 10g，补骨脂 12g，佛手 10g，蜂房 6g，芡实 10g，红景天 10g，金荞麦 15g，白英 15g。

五诊：2012 年 10 月 19 日。2012 年 9 月放化疗后复查疗效评价部分缓解（PR）。右肺上叶肿物 4.6cm×1.8cm，双肺结节左侧较大 0.7cm×0.5cm，颈部淋巴结 1.2cm×0.9cm。NSE：19.87。

现症：患者时有气短，少量咳嗽，时有胸痛。

中医诊断：肺积（肺脾气虚，痰阻气滞）。

西医诊断：肺鳞癌，Ⅳ期。

治疗阶段：单纯中医药治疗。

治法：健脾益气，理气化痰，扶正解毒抗癌。

处方：法半夏 10g，淡竹茹 12g，香附 10g，延胡索 15g，佛手 10g，党参 12g，焦白术 10g，防风 12g，生黄芪 15g，鸡血藤 20g，红景天 12g，石斛

15g，金荞麦 15g，土茯苓 15g，半边莲 15g，龙葵 15g。

随访至 2014 年 9 月，复查病情稳定。

[按语] 该例是中西医结合治疗肺癌有效的典范，中医治疗全程参与放化疗，患者放化疗期间未出现明显骨髓抑制及消化道反应。除了减轻放化疗不良反应的作用外，中药增效的作用不可小觑。中医治疗作为多靶点的治疗，需要较长时间刺激，才能显现远期疗效，因此中药早期介入肿瘤的治疗是十分必要的，是中医既病防变的具体体现，中医药是否早期全程介入肺癌治疗可能是疗效的影响因素。放化疗期间治则以扶正为主，化疗期间以补气养血、健脾和胃、降逆止呕、滋补肝肾为主要治法，选用党参、白术、黄芪以健脾益气，巩固后天之本以生血；枸杞、补骨脂，资先天之本以填精生血；当归、白芍以养血活血；半夏、竹茹、香附、枳壳以理气和胃、降逆止呕。全方补而不滞，补气与理气并用，养血与活血并行，避免出现虚不受补等逆反情况，是扶正培本的良方。林洪生教授重视脾胃，强调后天之本，用药避免伤及脾胃。患者眠差，考虑酸木克土，因此没有选用酸枣仁，改用养心安神而无味酸克土之嫌的柏子仁，用药巧妙精良。放疗作为一种热毒之邪，容易耗气伤阴，放疗期间以热毒瘀结和气阴两虚病理表现为主，故治法以益气养阴、清热凉血、活血解毒为主，选用太子参、焦白术、天冬、麦冬、石斛、沙参以益气养阴，知母、赤芍、蒲公英以清热凉血，莪术、金荞麦、白英以活血解毒。放疗损伤肝肾，选用怀牛膝、补骨脂以滋补肝肾。单纯中医药治疗期间，治则以扶正祛邪并重，扶正多重脾肾，根据患者具体情况，或健脾益气，或滋阴补肾等。祛邪多选用白英、白花蛇舌草、半枝莲、山慈菇等，以解毒散结抗癌。在中医药的分阶段辨证治疗下，患者瘤体稳定，同时有较高的生活质量，是治疗肺癌较为满意的病案。

【例九】肺腺癌的中医治疗

蒋某，女，51 岁，2009 年 6 月 30 日初诊。

主诉：发现右肺肿物 3 个月余，伴咳喘、胸痛 3 个月余。

现病史：2009 年 3 月出现阵发性咳嗽，胸 CT 示：右肺中叶软组织影，32mm×27mm，余右肺可见多个大小不等软组织结节；右侧胸膜多发结节，考虑恶性；纵隔淋巴结肿大，较大者约 20mm×15mm，考虑转移。后于 2009 年 6 月 16 日行穿刺活检，诊断为肺腺癌。患者于 2009 年 6 月 24 日在北京肿瘤医院行培美曲塞＋顺铂化疗 1 个周期，未出现明显骨髓抑制或消化道反应。患者目前体质较差，故来求治于中医。

现症：咳嗽，有少量白痰，偶有血丝，胸闷乏力，体重下降不明显，饮食正常，睡眠、大便、小便正常。舌质暗红，苔白，脉细略弦。

中医诊断：肺积（痰湿瘀阻，兼有肺脾气虚）。

西医诊断：肺腺癌，Ⅳ期。

治疗阶段：中医辨证治疗。

治法：益气健脾以固本，祛湿化痰、化瘀散结以清源。

处方：生黄芪 20g，焦白术 10g，防风 12g，天冬 12g，麦冬 12g，香附 10g，枳壳 10g，沙参 12g，仙鹤草 15g，桔梗 10g，桑白皮 12g，党参 12g，鸡血藤 20g，淡竹茹 12g，白芍 12g，枸杞子 12g，紫苏梗 10g，陈皮 6g。

14 剂，水煎服，每日 1 剂，分 2 次服。加服生血丸 5g，每日 2 次。

二诊：2009 年 8 月 22 日复诊，患者咳嗽症状明显减轻，伴胸腔积液，少痰，易汗出，饮食、睡眠、大便、小便正常。舌红，苔白腻，脉细略弦。化疗 3 个周期结束，2009 年 8 月胸 CT 示右肺肿物较前缩小（2009 年 6 月：3.3cm×2.4cm，2009 年 8 月：1.5cm×1.3cm）；纵隔淋巴结较前缩小（2009 年 6 月：2.0cm×1.0cm，2009 年 8 月：1.7cm×1.0cm）。

中医诊断：肺积（气阴两虚）。

治疗阶段：中医辨证治疗。

治法：益气养阴以固本，清热化痰、利水散结以清源。

处方：生黄芪 20g，当归 12g，香附 10g，枳壳 10g，焦神曲 15g，佛手 10g，猪苓 20g，茯苓 20g，泽泻 15g，焦白术 10g，防风 12g，桑白皮 10g，大腹皮 10g，阿胶珠 12g，莪术 10g，淡竹茹 12g，党参 12g，菟丝子 10g。

14 剂，水煎服，每日 1 剂，分 2 次服。

三诊：2009 年 10 月 24 日再复诊，患者化疗 6 个周期结束，疗效评价 PR，目前停用化疗。自觉体力差，纳呆，睡眠正常，大便正常，小便正常。肿瘤治疗阶段目前处于稳定观察期。舌红苔白，脉沉细。

中医诊断：肺积（肺脾气虚）。

治疗阶段：中医辨证治疗。

治法：益气补肺健脾以固本，解毒散结以清源。

同时嘱患者采用八段锦运动调养。

处方：太子参 12g，焦白术 10g，防风 10g，党参 12g，天冬 12g，麦冬 12g，浙贝母 10g，莪术 10g，沙参 12g，焦神曲 15g，怀牛膝 10g，白芍 10g，鸡血藤 20g，金荞麦 15g，土茯苓 15g，白英 15g，预知子 15g。

30 剂，水煎服，每日 1 剂，分 2 次服。加益肺清化膏 10g/ 袋，60 袋，每日 2 次。

四诊：2009 年 11 月 22 日复诊，患者咳嗽症状明显减轻，自觉夜间心悸，急躁，易汗出，饮食正常，睡眠正常，大便正常，小便正常。舌红，苔白腻，脉细略弦。化疗结束后复查，胸 CT 示右肺肿物较前缩小（2009 年 10 月：1.8cm×1.5cm；2009 年 11 月：1.7cm×1.2cm），纵隔淋巴结较前缩小（2009 年 10 月：0.9cm×0.8cm；2009 年 11 月：0.9cm×0.6cm）。

中医诊断：肺积（气阴两虚）。

治疗阶段：中医辨证治疗。

治法：益气养阴以固本，清热化痰散结以清源。

处方：天冬 12g，麦冬 12g，石斛 15g，党参 12g，焦白术 10g，防风 12g，

桑白皮 10g，浙贝母 10g，蒲公英 10g，知母 10g，北沙参 10g，生黄芪 15g，鸡血藤 15g，郁金 10g，金荞麦 15g，土茯苓 15g，绿萼梅 15g。

30 剂，水煎服，每日 1 剂，分 2 次服。加益肺清化膏 10g/ 袋，60 袋，每日 2 次。

[按语] 肺癌属中医学"肺积"。肺脾气虚，水液精气不能布散，停而成痰，留而为饮；另肺主治节，助心行血，肺气虚则血行缓，久而为瘀，痰瘀内结于肺，遇有烟毒等外邪久侵，内外合邪，则发为肺癌。既病之后，思虑伤脾，悲忧伤肺，肺脾更虚；或行手术，或行放化疗，进一步损伤气血阴阳，虚者更虚，实者更实。本病案中，针对正在化疗期间的患者，以健脾益气扶正为主，化痰开瘀散结为辅；当患者结束全部周期的化疗后，在扶正固本的同时，应加大祛邪清源治疗力度，具体表现为加大清热解毒、化痰散结、除湿化瘀等药物的数量或用量。林洪生教授学贯中西，在本病例中注重辨证与辨病结合，辨证与分期结合，以证候要素为核心，根据肺癌的不同治疗阶段进行辨证分型。林洪生教授认为，中医药治疗肺癌疗效的评价终点是使患者最大化受益，提高生活质量，在延长生存时间基础上取得最大限度的肿瘤缓解率。本病案中，经数次诊疗后，患者右肺肿物和纵隔肿物逐渐缩小，体现了林洪生教授灵活运用"中医肿瘤规范化治疗"的学术理念。

乳腺癌

1. 基本认识和治疗经验

乳腺癌属于中医"乳岩"范畴，也有文献称之为"乳石痈"等。中医认为本病多由七情太过，尤以情绪抑郁为主，归属肝经，常辨其病因为肝气郁结或肝郁脾虚，所以在治疗上主要采用疏肝解郁、健脾理气、化痰解毒之法。

　　林洪生教授在临证 40 余年的工作中治疗了无数的乳腺癌患者，积累了丰富的临床经验，她将中医学辨证理论和整体临床思维与现代的药理研究和医学方法相结合，提出中医分阶段规范化治疗乳腺癌的基本原则；倡导中医药配合乳腺癌手术、放化疗、内分泌治疗，以减轻对人体的毒副作用，增加疗效；采用单纯中医药治疗提高晚期患者的生活质量，延长生存期，以及术后中医药巩固治疗降低乳腺癌复发转移率的中西医结合乳腺癌诊治方案；重视乳腺癌患者的情志因素和生活习惯对预后转归的影响，提出各种康复手段和方案。林洪生教授灵活运用扶正与祛邪的治疗原则，在改善患者症状、降低放化疗后的毒副反应、提高乳腺癌患者的生存质量和延长患者生存期等方面取得了明显效果。

　　除以上乳腺癌治疗方面总的指导思想外，林洪生教授在乳腺癌治疗方面最突出的特色经验体现在以下几个方面。

1.1 对乳腺癌病因病机的认识

　　林洪生教授认为，乳腺癌的成因主要有外因和内因两方面，包括感受外邪、情志失调、肝肾亏虚等。本病的发生与肝、脾、冲脉、任脉关系最为密切。乳腺癌的病性为本虚标实，本虚以肝、脾、肾为主，标实以气滞、血瘀、痰浊、热毒为多。林洪生教授认为，总体来说，乳腺癌发病的原因及机制离不开一个"郁"字，在病因上为情志抑郁、忧思恼怒，在病机上则为肝气郁结、气火内盛。

1.2 辨治乳腺癌的基本治则治法

　　"固本"与"清源"相结合是林洪生教授治疗乳腺癌的总则，同时她认为治疗乳腺癌应强调从肝郁出发，以疏肝解郁为主，结合患者的中医证候和现代医学治疗阶段，在坚持疏肝解郁的基础上，配合清热解毒、养血调肝、健脾和胃、滋阴补肾、活血养血、消肿散结、通络止痛、益气养血等法，随证变通。

1.3 中医药调节乳腺癌内分泌治疗导致的类更年期综合征

　　内分泌药物的应用是乳腺癌的一个重要治疗方法。相当一部分乳腺癌术后的患者应用内分泌药物进行治疗，能够使疾病得到很好的控制。然而服用内分泌药物后会造成内分泌系统的紊乱，从而引发许多与内分泌系统相关的并发症。

"肝为刚脏，体阴而用阳"，如前所述，该病主因肝郁日久，冲任失调，日久气滞血瘀痰凝，热毒壅结于内而成"乳岩"。肝郁日久，化热伤及阴血，肝失所养，故而肝气逆乱，疏泄失常，临床常见五心烦热、潮热盗汗、急躁易怒、心慌胸闷、恶心呕吐、体重增加、骨关节疼痛等多种类似更年期综合征的临床症状。林洪生教授结合肝的生理特性遣方用药，在运用枸杞子、白芍、天冬、阿胶珠、鸡血藤等养血柔肝之品的基础上，应用炒柴胡、香附、山栀子、夏枯草、郁金等疏肝凉肝之药，使得肝血得充，肝气得疏，郁热得清，从而达到体用同调的目的。脾位于中焦，为气机升降之枢纽。肝郁日久，易横逆乘及脾土，脾气受损，枢机不利，则脾失健运，气机升降失常，故而临床常见纳呆、腹胀、恶心、呕吐、大便干或溏泄等消化道症状。林洪生教授秉承"见肝之病，知肝传脾，当先实脾"的古训，在调理肝气的同时亦十分重视调理脾胃功能。依据脾的生理特性，在运用党参、黄芪、太子参、焦白术等补气健脾药物的同时，为防止其壅滞中焦，配以应用枳壳、莪术、大腹皮、佛手片等理气和中的中药调畅气机，使其达到补而不滞、脾健肝和的目的。如此使用，常能使患者很快燥热退、出汗停、情绪稳、骨痛消、纳食增，有效缓解了患者的并发症，改善了患者的生活质量。

1.4 中医药治疗乳腺癌术后患侧上肢肿胀

术后患侧上肢肿胀是乳腺癌的常见并发症，严重困扰着乳腺癌患者，降低了患者的生活质量，林洪生教授认为该并发症是由乳腺癌患者体内正气不足、邪气积聚而致。因为手术治疗损伤脉络，耗气伤血，致气虚不能推动血行湿化，水湿停聚，瘀阻脉络而成肿胀。水湿停聚进一步使得隧道不通，脉络阻塞，阻碍气血的运行，气血运行不畅又进一步加重水肿，如此恶性循环，水肿经久不退，日渐加重。治宜益气活血、通络利水、化毒软坚。治疗时多用全当归、赤芍、白芍、泽泻各 15g，炒白术、川芎、桃仁、姜黄、桑枝各 10g，黄芪 15g，鸡血藤 15g，党参、茯苓各 15g，并随症加减，临证用之，辄取良效。此外，林洪生教授在治疗的同时特别注意患者的自我康复和保健，以确保症状不复发或加重，她常交代给患者一种患侧上肢自我保健方法，如下所述。

①夜晚睡眠时，尽量将手臂高置于心脏的位置上，譬如用几个枕头将手臂垫高。但要注意，要将整个手臂支撑起来。

②平时应经常活动手臂，也可做点家务活或适当的工作。但切记，不可以让手臂感觉劳累，就连在肩上挎包时也应挎在没有动手术侧的肩上。

③不要手提或肩挑重物，尽量不要做需要手臂肌肉用力的活儿。因肌肉用力时需要大量的氧，这样会导致大量的血液流入手臂，然后又必须从充血的手臂将静脉血和淋巴液输送回去。

④乳腺癌最常见的并发症就是上肢水肿。已经发生水肿时不可让手臂直接受热，如热水浴、长时间的日光浴等，因为受热后水肿将会加剧。

⑤可以使用弹力绷带包扎。

⑥采用皮硝外敷结合内服中药，可有效治疗乳腺癌术后患侧上肢水肿。皮硝含有硫酸钠和硫酸镁等成分，有较好的吸收水分的作用，有利于患肢尽快退肿。本方法适用于症状较轻的患者。

1.5 中医药治疗乳腺癌放射性皮炎

随着保乳手术的广泛使用，放疗在乳腺癌治疗中的地位也日益凸显，然而，乳房局部皮肤极其娇嫩，接受放射线治疗后往往会直接导致放射性皮炎，局部皮肤红肿热痛甚至脱皮溃烂，严重影响患者的日常生活及生活质量，甚至有的患者因此而放弃治疗，导致严重后果。林洪生教授在总结老师段凤舞主任的经验方后，创制了二黄煎来治疗乳腺癌放疗引起的放射性皮肤损伤，临床使用效如桴鼓，使很多的患者受益匪浅。二黄煎方药如下。

黄柏 30g，黄连 30g，虎杖 30g。

煎汤冷敷，外用于放射性皮损处，3 日可见皮肤症状好转。

2. 辨治乳腺癌典型病例

【例一】养阴疏肝防护内分泌治疗的不良反应

周某，女，51 岁，2017 年 7 月 11 日初诊。

主诉：发现隐匿性乳腺癌 21 个月，放化疗后，腋窝淋巴结清扫术后，内分泌治疗中。

现病史：患者 2015 年 8 月初发现有腋窝肿大淋巴结，大小约 3cm。2015 年 9 月 14 日于中国医学科学院肿瘤医院行右腋窝淋巴结穿刺活检，病理示：纤维组织中见低分化腺癌浸润，不除外乳腺来源。2015 年 10 月 15 日至 2016 年 1 月 31 日行 6 个周期吡柔比星 + 紫杉醇化疗，6 个周期后疗效评价为 PR。2016 年 2 月 26 日于肿瘤医院全麻下行右腋窝淋巴结清扫术，术后病理：腋窝淋巴结转移性分化差的癌，13/16，乳腺浸润性癌 Ⅲ 级，部分侵至淋巴结被膜外。免疫组化：CK56（ − ），E-cadherin（2+），EGFR（ − ），ER（ +30% ），HER-2（3+），PR（ 30%+ ），Ki-67（ 30%+ ），P53（2+），TOP2A（ + ），GCDFP（2+），GATA3（2+）。术后行 3 周期多西他赛 + 环磷酰胺 + 赫赛汀治疗，后行右侧乳腺及右腋窝放疗 25 次，继行靶向治疗（赫赛汀）+ 内分泌治疗（他莫昔芬）至 2017 年 3 月 4 日。现口服他莫昔芬内分泌治疗中。辅助检查：2017 年 5 月 23 日肿瘤标志物 CA125、CA15-3、CEA 未见异常升高。2017 年 5 月 26 日 B 超提示：脂肪肝，左锁骨上淋巴结，大者 0.9cm×0.5cm；2017 年 5 月 24 日乳腺钼靶提示：较前片相比，双侧乳腺未见明确肿物；2017 年 5 月 23 日胸片提示：未见明确异常。

刻下症：乏力，双下肢劳累后稍水肿，皮疹，无明显汗出，纳可，寐差，便调。舌淡红，苔白，脉弦细。

中医诊断：乳岩（肝郁化火，癌毒蕴结）。

西医诊断：隐匿性乳腺癌，淋巴结清扫术后，放化疗后，内分泌治疗中。

治疗阶段：中医防护治疗。

治法：益气养阴以固本，疏肝行气化痰、解毒散结以清源。

处方：炒柴胡 6g，山栀子 12g，天冬 12g，麦冬 12g，鸡血藤 20g，猪苓 15g，茯苓 15g，柏子仁 12g，莪术 10g，夏枯草 10g，红景天 12g，合欢皮 10g，川续断 10g，黄精 10g，土茯苓 15g，预知子 15g，蛇莓 15g，凌霄花 15g。

14 剂，水煎服，每日 1 剂，分 2 次服。

[按语] 乳腺为肝经所过，乳腺癌患者多有情志问题，或抑郁低落，或焦虑烦躁。因此，林洪生教授治疗乳腺癌多以疏肝解郁为法。乳腺癌内分泌治疗期间，患者多出现阴虚内热见证，故而以柴胡、山栀子疏肝清热，天冬、麦冬、续断、黄精滋阴补肾。患者兼有下肢水肿，以茯苓、猪苓健脾利水，辅以清热解毒散结治疗。

【例二】养阴柔肝治疗乳房恶性肿瘤

高某，女，43 岁，职员，2017 年 8 月 3 日初诊。

主诉：右乳肿物术后 8 个月。

现病史：2016 年 9 月，患者于当地医院体检时发现右乳肿物，约 1.0cm×1.0cm，行"双侧乳腺区段切除冰冻活检并乳腺改良根治术"。术后病理：（右乳）右乳浸润性导管癌伴纤维瘤，腋窝淋巴结转移（2/14），乳头、基底及切口周围均未见癌组织。免疫组化：ER（100%+），PR（90%+），HER-2（0），Ki-67（30%+）。（左乳）囊性增生。2016 年 9 月 8 日至 2017 年 4 月 14 日，行 EC-T 方案化疗 8 个周期。2017 年 5 月 8 日至 2017 年 6 月 13 日，行放疗 25 次。之后口服他莫昔芬片、注射诺雷得（12 次 / 月）治疗。

现症：潮热汗出，乏力，双下肢酸困，纳眠可，二便调。舌红苔白，脉沉细。

中医诊断：乳岩（肝郁化火，肾阴亏虚）。

西医诊断：乳腺恶性肿瘤术后ⅡA期。

治疗阶段：中医防护治疗。

治法：养阴柔肝补肾以固本，解郁清热以清源。

处方：炒柴胡6g，山栀子12g，鸡血藤20g，白芍10g，川续断10g，怀牛膝10g，玄参12g，黄精10g，红景天12g，石斛15g，天冬12g，浙贝母10g，土茯苓15g，预知子15g，蛇莓15g，凌霄花15g。

30剂，水煎服，每日1剂，分2次服。

二诊：2017年10月24日复诊，患者自觉腿部不适，背部发凉，尿频，体力尚可，胸闷，纳一般，眠可，二便调。舌红苔白，脉细。未行辅助检查。

中医诊断：乳岩（气滞血瘀，兼有肝肾亏虚）。

西医诊断：乳腺恶性肿瘤术后ⅡA期。

治疗阶段：中医防护治疗。

治法：疏肝理气、滋补肝肾以固本，化瘀清热以清源。

处方：炒柴胡6g，山栀子12g，佛手片10g，露蜂房6g，白芍10g，川续断10g，怀牛膝10g，红景天12g，石斛12g，天冬10g，莪术10g，鸡血藤20g，金荞麦15g，预知子15g，凌霄花15g，绿萼梅15g。

30剂，水煎服，每日1剂，分2次服。

目前患者病情稳定，乳腺癌术后1年半余，最后一次复查在2018年5月，未发现肿瘤转移、复发。目前患者生活质量较前明显提高。

[按语] 乳腺癌属中医学"乳岩"范畴，主要是由于情志失调，肝郁气逆犯脾，脾失健运，加之过食肥甘厚味，痰湿内生，气滞、血瘀、痰湿相互搏结于乳络，形成乳岩。正虚为乳腺癌致病之本，气滞、血瘀、痰湿为本病之标。临床对于乳腺癌患者，要根据其手术、放化疗、内分泌治疗等治疗方式的不同，加之患者目前临床主要症状，辨证施治。其中乳腺癌内分泌治疗时易出现阴虚

内热的临床表现，本病例患者即为乳腺癌内分泌治疗患者。林洪生教授观察到
患者肝郁气滞表现较为明显，又有肝肾亏虚，故辨证加减用药，治以疏肝理气、
滋补肝肾、化瘀清热，起到改善患者内分泌治疗期间的临床症状及提高生活质
量的作用。

【例三】活血滋阴以治浸润性导管癌

丁某，女，73岁，退休，2014年6月12日初诊。

主诉：左乳浸润性导管癌1个月余，化疗中。

现病史：2014年5月发现左乳腺肿物，于海军总院B超示：0.4cm（左上），
0.7cm（左下），边界不清。于2014年5月15日行左乳腺根治术＋前哨淋巴结
清扫（1/0），术后肿物约5.5cm×4.5cm×3cm。免疫组化：ER（95%++），PR
（20%），HER-2（2+），Ki-67（80%）。解放军307医院病理会诊：ER（2+，
约80%），Fish（–），PR（+，10%），HER-2（2+），Ki-67（80%），P53（+）。
于2014年6月13日行多西他赛＋环磷酰胺方案治疗。

既往史：2008年左乳外上象限有0.4cm大小囊肿。至2012年PET示：左
乳局部葡萄糖代谢增高，炎性改变？后复查未发现异常。1990年因子宫肌瘤和
卵巢囊肿行子宫及右输卵管切除；2011年发现甲状腺结节，后手术切除；2014
年患脑膜瘤。

刻下症见偶有头晕，一般情况可，纳眠可，二便可，舌红苔白，脉细。

中医诊断：乳岩（气滞痰凝，脾胃不和）。

西医诊断：乳腺恶性肿瘤。

治疗阶段：中医防护治疗。

治法：理气和胃，降逆止呕。

处方：法半夏10g，淡竹茹12g，香附10g，枳壳10g，鸡血藤20g，天冬
12g，麦冬12g，浙贝母10g，赤芍10g，白芍10g，石斛15g，佛手10g，莪术

10g，补骨脂 12g，红景天 12g，石韦 15g，续断 10g，陈皮 6g。

14 剂，水煎服，每日 1 剂，早晚分服。

二诊：2014 年 9 月 18 日复诊。患者已行 5 次化疗，9 月 26 日拟行第 6 次化疗，拟化疗后行放疗。刻下乏力，出虚汗，胸骨后压榨感，纳眠可，二便调。舌红苔白，脉细。目前血象基本正常。

中医诊断：乳岩（气血亏虚，肝肾阴虚）。

治疗阶段：中医防护治疗。

治法：益气养血，滋阴补肾。

处方：天冬 12g，麦冬 12g，北沙参 12g，石斛 15g，鸡血藤 20g，白芍 10g，紫苏子 10g，紫苏梗 10g，浙贝母 10g，蒲公英 10g，玄参 10g，芦根 15g，淡竹茹 12g，补骨脂 12g，红景天 12g，薤白 12g，防风 12g，川牛膝 10g。

14 剂，水煎服，每日 1 剂，早晚分服。

三诊：2014 年 10 月 30 日复诊。放疗中，放疗拟行至 11 月 13 日，现右侧乳腺结节 0.3cm×0.7cm，导管扩张，Ⅲ级，准备行二次检查，复查肿瘤标志物 CEA、CA15-3、CA72-4 均在正常范围，纳眠可，二便调，放疗后左耳不适。舌红苔白，脉细。

中医诊断：乳岩（气郁血亏，阴虚内热）。

治疗阶段：中医防护治疗。

治法：养阴散结，疏肝清热。

处方：天冬 12g，麦冬 12g，石斛 12g，炒柴胡 6g，栀子 10g，郁金 10g，蒲公英 10g，夏枯草 10g，浙贝母 10g，北沙参 12g，白芍 10g，红景天 12g，茯苓 15g，白英 15g，土茯苓 15g，金荞麦 15g，蛇莓 15g。

14 剂，水煎服，每日 1 剂，早晚分服。

四诊：2015 年 4 月 14 日复诊。乳腺癌术后 11 个月，依西美坦治疗中，自觉偶有关节不利，轻度乏力，少气汗出。舌红苔白，脉细略弦。

中医诊断：乳岩（阴虚内热，气滞血虚）。

治疗阶段：中医防护治疗。

治法：滋阴清热，行气养血。

处方：炒柴胡 6g，栀子 10g，天冬 12g，麦冬 12g，续断 10g，北沙参 12g，杜仲 10g，怀牛膝 10g，夏枯草 10g，白芍 10g，玄参 10g，补骨脂 12g，鸡血藤 15g，红景天 12g，预知子 15g，土茯苓 15g，金荞麦 15g。

14 剂，水煎服，每日 1 剂，早晚分服。

目前患者病情稳定，恢复正常生活，定期复查，各项指标正常，末次复诊于 2018 年 5 月，现仍服用依西美坦，复诊时的不适症状多为依西美坦的副作用。

[按语] 本患者体现了非常典型的中西医结合治疗阶段中的"中医防护治疗"。该阶段的适应人群是"围手术期、放化疗、内分泌治疗、靶向治疗期间的患者"，治疗原则以扶正为主，治疗目的是减轻西医治疗手段引起的不良反应，促进机体功能恢复，改善症状，提高生存质量。治疗周期上，本阶段的治疗与围手术期，或与放疗、化疗、内分泌治疗、靶向治疗等治疗手段同步。在化疗阶段，常见证型是脾胃不和、气血亏虚和（或）肝肾阴虚；在放疗阶段，常见证型是气阴两虚和（或）热毒瘀结；在内分泌治疗阶段，常见证型是阴虚内热。针对本病例，林洪生教授视患者状况和治疗阶段而决定扶正与祛邪的轻重关系，并辨证加减，起减毒增效的作用，改善患者症状，并提高患者的生活质量。

【例四】益气散结治疗乳腺恶性肿瘤术后

伍某，女，2013 年 2 月 5 日初诊。

主诉：左乳癌术后 20 日，内分泌治疗中。

现病史：患者因发现左乳肿物 1 个月，于 2012 年 12 月 26 日行左乳肿物微创旋切术，肿物大小 0.6cm×0.5cm。术后病理：乳腺多灶性低级别导管内癌及导管乳头状癌，部分伴大汗腺化生。免疫组化：ER（90% 强阳），PR（75% 强阳），

HER-2（++）（DCIS），Ki-67（7%）。患者于 2013 年 1 月 6 日行左乳单纯切除术 +SLN，术后病理显示无癌残留。患者制订内分泌治疗 5 年方案，现口服他莫昔芬治疗中。

刻下乏力，左胸手术处紧绷感，纳可眠差，二便调。舌红苔白，脉沉细。

中医诊断：乳岩（气血亏虚，痰瘀互结）。

西医诊断：乳腺恶性肿瘤术后，内分泌治疗中。

治疗阶段：中医防护治疗。

治法：益气养血，活血化瘀，解毒散结。

处方：炒柴胡 6g，香附 10g，栀子 12g，柏子仁 12g，莪术 10g，浙贝母 10g，茯苓 20g，鸡血藤 20g，白芍 10g，续断 10g，怀牛膝 10g，延胡索 15g，金荞麦 15g，白英 15g，预知子 15g，土茯苓 15g。

14 剂，水煎服，每日 1 剂，早晚分服。

二诊：2015 年 3 月 3 日复诊，乳腺癌术后 2 年，复查未见异常。刻下患者自觉易上火，大便偏干，余无明显不适，舌淡红，苔白，脉沉细。

中医诊断：乳岩（阴虚内热，兼有血瘀）。

治疗阶段：中医防护治疗。

治法：滋阴清热，行气活血。

处方：天冬 12g，麦冬 12g，北沙参 12g，石斛 15g，佛手 10g，鸡血藤 20g，白芍 10g，肉苁蓉 10g，怀牛膝 10g，补骨脂 10g，露蜂房 6g，知母 10g，郁金 10g，夏枯草 10g，莪术 10g，土茯苓 15g，白英 15g。

14 剂，水煎服，每日 1 剂，早晚分服。

三诊：2016 年 2 月 23 日复诊。目前每次复查结果尚可，对侧乳腺结节，检查尚可。无明显不适，舌红苔白，脉沉细。

中医诊断：乳岩（痰瘀互结）。

治疗阶段：中医防护治疗。

治法：化痰散结，活血化瘀，兼益气养阴。

处方：炒柴胡 6g，栀子 12g，怀牛膝 10g，浙贝母 10g，红景天 12g，夏枯草 10g，青皮 6g，陈皮 6g，莪术 10g，天冬 12g，麦冬 12g，石斛 15g，茯苓 20g，补骨脂 12g，预知子 15g，土茯苓 15g，蛇莓 15g，梅花 15g。

14 剂，水煎服，每日 1 剂，早晚分服。

四诊：2018 年 5 月 22 日复诊。患者继续内分泌治疗中，右侧乳腺结节 3 月手术（包性）。目前自觉一般情况尚可，纳少，睡眠稍差，时有乏力，余无明显不适。舌红苔白，脉沉细。

中医诊断：乳岩（阴虚内热，痰瘀互结）。

治疗阶段：中医防护治疗。

治法：益气养阴，活血化瘀，化痰散结。

处方：天冬 12g，麦冬 12g，北沙参 12g，知母 10g，石斛 15g，鸡血藤 20g，莪术 10g，蒲公英 10g，夏枯草 10g，合欢皮 12g，柏子仁 12g，红景天 12g，炒柴胡 6g，玄参 10g，土茯苓 15g，蛇莓 15g，半边莲 15g。

14 剂，水煎服，每日 1 剂，早晚分服。

目前患者病情稳定，恢复正常生活，定期复查，各项指标正常，末次复诊于 2018 年 5 月。

[按语] 乳腺癌属中医学的"乳岩""乳痞""乳栗"等。本病的发作与肝、脾、冲脉、任脉关系最为密切。正虚是乳腺癌致病之本，气滞、血瘀、痰湿为本病之标，所以"扶正祛邪"是中医治疗乳腺癌的宗旨和准则。本患者体现了非常典型的中西医结合治疗阶段中的"中医防护治疗"。在手术阶段，患者常见证型有气血亏虚和（或）脾胃虚弱；在内分泌治疗阶段，患者常见证型是阴虚内热。针对本病例，林洪生教授视患者状况辨证治疗，同时考虑患者的西医治疗阶段，在每次处方时秉持固本清源的理念，改善患者症状，提高患者生存质量。

【例五】补益肝肾治乳腺恶性肿瘤

徐某，女，71 岁，退休，2017 年 6 月 13 日初诊。

主诉：左乳癌术后，怀疑双肺转移 1 个月。

现病史：患者 2013 年 7 月 23 日在 301 医院行左乳癌切除术，术后病理示：左乳浸润性癌，SBR Ⅱ级，1.2cm×0.8cm×0.7cm，LN（1/15），HER-2（2+），P53（25% ～ 50%），Cyclin D（25% ～ 50%），ER（50% ～ 75%），Ki-67（5%+），PR（10%+），TOPO Ⅱ α（10%+），E-cad（+），p120（+），CK5（-）。FISH 检测：HER-2（-）。术后患者口服阿那曲唑。2015 年 8 月 3 日，CT 发现右肺小结节，定期随访。2017 年 6 月 19 日，行肺 CT 示双肺小结节，较前增加，考虑转移。改服托瑞米芬治疗。现为求中医药治疗来就诊。

辅助检查：B 超示左颈部淋巴结肿大（1.4cm×0.5cm），反应性增生可能；左腋窝淋巴结肿大，皮质增厚（0.4cm×0.2cm）；左腋窝及左锁骨下区淋巴结肿大（4A 级，0.4cm×0.9cm）。刻下胃脘不适，喜温，右肩不适，易上火，少言，易汗出，体力尚可，寐稍差，大便稍干，小便可。舌红苔白，脉沉细。

中医诊断：乳岩（痰瘀互结，肝肾阴虚）。

西医诊断：乳腺恶性肿瘤。

治疗阶段：中医防护治疗。

治法：清热解毒，化痰散结，活血化瘀，补益肝肾。

处方：炒柴胡 6g，栀子 12g，天冬 12g，麦冬 12g，浙贝母 10g，蜂房 6g，莪术 10g，怀牛膝 10g，三七粉 3g（分冲），佛手 10g，延胡索 15g，鸡血藤 20，肉苁蓉 12g，土茯苓 15g，金荞麦 15g，蛇莓 15g，凌霄花 15g。

14 剂，水煎服，每日 1 剂，早晚分服。

二诊：2017 年 10 月 17 日复诊。患者自觉肩部不适，双下肢乏力，胃脘不适，尿频，便秘，易流泪，寐差。脉细，舌红苔白。

中医诊断：乳岩（气血亏虚，阴虚内热，肝肾亏虚）。

治疗阶段：中医防护治疗。

治法：益气养血，清热养阴，调补肝肾。

处方：天冬12g，麦冬12g，鸡血藤20g，白芍10g，蜂房6g，浙贝母10g，佛手10g，续断10g，茯苓15g，生黄芪12g，焦白术10g，防风12g，炒柴胡6g，白英15g，红景天15g，土茯苓15g，金荞麦15g，预知子15g。

14剂，水煎服，每日1剂，早晚分服。

三诊：2018年1月21日复诊。患者月初复查，双肺结节较前变化不显，基本同前；查肿瘤标志物CEA（－），CA15-3（－）。刻下右肋下疼痛不适，右背部窜胀不适，易上火，口干多饮，自觉时有乏力，易汗出，纳可眠差，矢气。舌红苔白，脉沉细。

中医诊断：乳岩（阴虚内热，肝气郁结）。

治疗阶段：中医防护治疗。

治法：清热滋阴，理气散结。

处方：炒柴胡6g，栀子12g，天冬12g，麦冬12g，莪术10g，佛手10g，蜂房6g，石斛15g，川牛膝10g，柏子仁12g，北沙参10g，延胡索12g，红景天12g，凌霄花15g，蛇莓15g，土茯苓15g，白花蛇舌草15g。

14剂，水煎服，每日1剂，早晚分服。

目前患者病情稳定，定期复查，检验结果较前稳定，生活逐渐恢复正常。最后一次复诊于2018年5月。

[按语] 乳腺癌的发作与肝、脾、冲脉、任脉关系最为密切。正虚是乳腺癌致病之本，气滞、血瘀、痰湿为本病之标，所以"扶正祛邪"是中医治疗乳腺癌的宗旨和准则。本患者属中西医结合治疗阶段中的"中医防护治疗"，治疗原则以扶正为主，治疗目的是减轻西医治疗手段引起的不良反应，促进机体功能恢复，改善症状，提高生存质量。在内分泌治疗阶段，患者常见证型是阴虚内热。针对本病例，林洪生教授视患者状况和治疗阶段而决定扶正与祛邪的轻重

关系，在处方中贯彻固本清源的学术理念，减轻西医治疗手段引起的不适，控制疾病进展，改善患者症状并提高患者生活质量。

【例六】中西医结合治疗乳癌

刘某，女，59 岁，2009 年 7 月 30 日初诊。

主诉：左乳癌术后 1 个月，头晕 1 周。

现病史：患者 1 个月前行左乳肿物扩大切除术，术后病理示：浸润性导管癌Ⅱ – Ⅲ级，淋巴（0/8），ER（＋），PR（－），C-erb2（++）。术后行左乳放疗 6 次，拟继续行放疗。

症见恶风、头晕，疲倦乏力，口唇色淡红。纳可，眠差，二便调。舌淡，苔薄，脉弦细。

西医诊断：左乳癌术后，放疗中。

中医诊断：乳岩（肺脾气阴两虚）。

治法：益气养阴，补肾生髓。

处方：天冬 12g，麦冬 12g，沙参 10g，石斛 15g，玄参 10g，鸡血藤 20g，赤芍 20g，白芍 20g，蒲公英 10g，桑白皮 12g，郁金 10g，枸杞子 10g，补骨脂 12g，蒲公英 10g，柏子仁 12g，陈皮 6g，浙贝母 10，怀牛膝 10g。

配合服用中成药健脾益肾颗粒和生血丸。

二诊：2009 年 9 月 17 日。患者目前放疗结束，化疗在第 1 疗程中，时有头晕、乏力，疲倦，易出汗，手脚麻木。左侧乳房因放疗导致局部皮肤破溃渗液，久不收口。舌红苔白，脉细。

证型：肝气郁滞，肺阴亏虚。

治法：益气养阴，畅达气机。

处方：法半夏 10g，竹茹 12g，浙贝母 10g，天冬 10g，麦冬 10g，香附 10g，赤芍 10g，白芍 10g，玄参 10g，鸡血藤 20g，莪术 10g，焦神曲 15g，阿胶珠 12g，陈皮 6g，桑枝 10g，枸杞子 12g，茯苓 15g，延胡索 15g。

配合服用中成药生血丸。另外，林洪生教授嘱患者配合四黄膏和生肌玉红膏局部外敷。

三诊：2009 年 11 月 12 日。化疗结束，目前以曲妥珠单抗（赫赛汀）治疗中，自觉体力恢复尚可，轻度恶风，易出汗，寐差，纳可，大便不成形，日行 2 次。查体见左乳皮肤破溃处已经结痂，未见渗液。舌胖大苔白，脉细。

证型：肺脾亏虚。

处方：太子参 12g，焦白术 10g，香附 10g，枳壳 10g，天冬 12g，麦冬 12g，佛手 10g，鸡血藤 20g，桑白皮 10g，玄参 12g，补骨脂 10g，柏子仁 12g，合欢皮 6g，芡实 10g，白英 15g，预知子 15g，半枝莲 15g。

配合中成药西黄解毒胶囊口服。

患者复诊大便成形，体力逐渐恢复，精神好转，夜眠改善，继续定期复诊，未做其他放化疗，坚持在健脾益气基础上辨证论治，并予西黄解毒胶囊和软坚消瘤片口服治疗。随访至今 5 年余，患者精神状态及生活质量良好，定期全身复查，未见复发转移。

[按语] 本案患者属乳腺癌，一诊时处于放疗阶段，林洪生教授认为放射线属于"火热毒邪"，由于放射线直接作用于肌肤，热毒过盛，耗伤阴津，引起热蕴肌腠，故出现口渴、口干等症；火热之邪最易耗伤人体正气和阴血，阴血不足，心神失于濡养，不得安宁，则见心烦失眠；气血津液亏虚，出现乏力疲倦、易出汗、血象降低等。因此，林洪生教授在临症时强调对于放疗期间的患者以益气养阴为大法，配合生血丸升高红细胞。以沙参麦门冬汤加减治疗，酌加柏子仁养血安神。

二诊时患者处于化疗阶段一期，林洪生教授在肿瘤患者各期治疗中非常重视"辨病为主，辨证为用"。该患者处于化疗阶段，出现化疗副反应，比如血象低、手脚麻木等等，这些症状缘于患者本有脾虚，运化不利，痰湿壅盛，故出现头晕、易出汗、乏力困倦等。因此当标本兼治，予法半夏、竹茹、香附等化痰散结、疏肝养阴为主，配伍补血药物鸡血藤、阿胶珠等；针对手脚麻木，酌加桑枝活血通络，延胡索止痛。通过中药调理，使患者能够顺利完成化疗，疗效确切。同时，林洪生教授认为对于放射性皮炎皮肤破溃，局部外治可促进创面愈合，具有明显的优势，因此，"急则治其标，缓则治其本"。外治首先应当清热解毒，同时以扶正培本为主，发挥中医外治法的优势。在热毒壅盛期可用四黄膏清热解毒、消肿止痛，在毒热之邪消退后可用生肌玉红膏活血祛腐、解毒生肌，促进新生肌肤生长，从而达到加快伤口愈合的目的。这一病案乃中医内治与外治有机结合、祛邪与扶正相配合取得满意疗效的典型案例。

三诊时患者结束化疗，未行其他放化疗，采用口服靶向药物配合中药巩固治疗。林洪生教授考虑患者在口服靶向药物过程中会出现胃肠道紊乱，因此在健脾补肾的基础上配伍芡实、补骨脂以止泻。林洪生教授还强调在治疗中要兼顾祛除余毒，结合现代医学研究成果，重用具有抗癌作用的白英、预知子、半枝莲等。诸药合用，使得正气得固，祛邪外出，预防与延缓癌肿复发和转移，体现中医"治未病"的思想。

【例七】益气疏肝治乳癌

郑某，女，66岁，2013年2月5日初诊。

主诉：发现右乳浸润性导管癌4年余。

现病史：患者2009年11月因"右乳头凹陷4年伴右乳疼痛"查体发现占位，随后行根治术治疗。术后病理提示：右乳浸润性导管癌，淋巴结转移（5/18），免疫组化结果不详。后患者先于2010年1月至6月行6个周期化疗，10月至12月因复查胸部CT时发现双肺多发小结节，继续行3周期化疗。2011年至2012年定期复查，病情稳定。2012年7月复查，发现肺部小结节增多增大，考虑PD。

现症：口干苦，术区隐痛，纳眠可，二便调。舌红，苔白，脉细略弦。

中医诊断：乳岩（气阴不足，肝气郁滞，癌毒内蕴）。

西医诊断：乳腺癌Ⅳ期。

治疗阶段：中医巩固治疗。

治法：益气养阴，疏肝理气，清热解毒。

处方：炒柴胡 6g，生黄芪 15g，防风 12g，焦白术 10g，天冬、麦冬各 12g，沙参 10g，香附 10g，枳壳 10g，鸡血藤 20g，白芍 10g，莪术 15g，佛手 10g，金荞麦 15g，白英 15g，龙葵 15g。

30 剂，水煎服，每日 1 剂。

服药期间患者定期复查，病情稳定，不适症状明显缓解，定期于林洪生教授处复诊调方。2015 年 10 月起口服来曲唑治疗，定期复查。

二诊：2015 年 10 月 20 日复诊，复查未见明显复发转移征象。

现症：无明显不适，来曲唑治疗中，舌红苔白，脉沉细。

中医诊断：乳岩（气阴不足，肝气郁滞，癌毒内蕴）。

西医诊断：乳腺癌Ⅳ期。

治疗阶段：中医巩固治疗。

治法：益气养阴，疏肝理气，清热解毒。

处方：炒柴胡 6g，山栀子 12g，浙贝母 10g，桑白皮 12g，石斛 15g，玄参 10g，怀牛膝 10g，蒲公英 10g，夏枯草 10g，鸡血藤 20g，白芍 10g，莪术 10g，红景天 12g，半边莲 15g，白英 15g，龙葵 15g。

30 剂，水煎服，每日 1 剂。配合中成药服用。

后患者定期复查复诊，于 2016 年 2 月起停汤药，口服中成药治疗，病情稳定。

[按语] 乳腺癌发病多与情志不畅、肝气郁闭不舒有关，患者口干、口苦正是少阳胆经郁闭见证。患者术后、多重治疗后正气大伤，气阴两虚，不能荣养，因虚而致痛，故而术区隐痛连绵。林洪生教授以柴胡疏肝散为底方，辅以沙参、天冬、麦冬、白芍滋阴润燥，玉屏风散益气固表，辅以清热解毒之品，共奏扶

正固本、解毒抗癌之功。患者服药后口干苦等不适症状明显减轻，复诊调方仍以疏肝理气、益气养阴为主要治法，同时配合服用西黄解毒胶囊以增加解毒散结的效用。后患者定期复查随诊，无明显不适症状，亦未见复发转移征象，于2016年2月减汤药，予以中成药治疗，定期随诊，未出现复发转移达9年，中药治疗收效甚佳。目前仍门诊随诊。

淋巴瘤

1. 基本认识和治疗经验

恶性淋巴瘤（malignant lymphoma）是原发于淋巴结或结外淋巴组织和器官的免疫细胞肿瘤，可发生于身体的任何部位，淋巴结、扁桃体、脾和骨髓最易累及，按病理和临床特点大致分为霍奇金淋巴瘤（hodgkinlymphoma，HL）和非霍奇金淋巴瘤（non-Hodgkin lymphoma，NHL）两大类。与其他恶性肿瘤相比，恶性淋巴瘤最显著的特点是多样性，主要表现为淋巴组织分布广泛，淋巴细胞种类多样。恶性淋巴瘤在发达国家占全部恶性肿瘤排序的第7位，在发展中国家为第9位，发病率在所有恶性血液病中居首位。淋巴瘤起源于人类免疫系统细胞及其前体细胞，其本质是在体内外有害因素作用下，不同阶段的免疫细胞被转化，或由于机体正常调控机制紊乱而发生异常分化和异常增殖，但其确切病因至今尚未阐明。目前以病毒病因学说最受重视，近年也有学者提出其发病与机体免疫缺陷有关。某些理化因素、遗传基因突变、细菌感染等都被认为与淋巴瘤的发生有关。恶性淋巴瘤目前以放射治疗与化学治疗等为主要治疗手段。林洪生教授认为，中医中药治疗贯穿于恶性淋巴瘤治疗的全过程，可起到提高患者生存质量、放化疗减毒增效，减少复发和转移等疗效。

林洪生教授结合前人经验，查阅大量中医学文献，认为中医文献所记载的"恶核""石痈""石疽""上石疽""失荣""阴疽"等病证中，有一部分相当于现代医学的恶性淋巴瘤。明·王肯堂著《证治准绳》云："石痈、石疽，谓痈疽肿硬如石，久不作脓者是也。"清·吴谦等著《医宗金鉴》云："石疽生于颈项旁，坚硬如石色照常，肝郁凝结于经络，溃后法依瘰疬疮。"清·邹岳《外科真诠》说："上石疽生于颈项两旁，形如桃李，皮色如常，坚硬如石……此证初小渐大，难消难溃，既溃难敛，疲顽之证也。"宋·赵佶《圣济总录》云："上石疽与石痈之证同，比石痈为深。此寒客经络，气血结聚不得散，隐于皮肤之内，重按如石，故谓之石疽。"明·陈实功《外科正宗》云："失荣者，其患多生于肩之上。初起微肿，皮色不变，日久渐大，坚硬如石，推之不移，按之不动，半载一年，方生隐痛，气血渐衰，形容瘦削，破烂紫斑，渗流血水，或肿泛如莲，秽气熏蒸，昼夜不歇。……犯此俱为不治。"清·王维德《外科证治全生集》云："阴疽之症，皮色皆同，然有肿与不肿，有痛与不痛，有坚硬难移，有柔软如绵，不可不为之辨……不痛而坚，形大如拳者，恶核失荣也；……不痛而坚如金石，形如升斗，石疽也。此等症候，尽属阴虚，无论平塌大小，毒发五脏，皆曰阴疽。重按不痛而坚者，毒根深固，消之难速。"

1.1 对恶性淋巴瘤病因病机的认识

林洪生教授认为恶性淋巴瘤发病主要是脏腑气血阴阳失调，脾肾两虚，气滞、痰浊、水湿、瘀血、癌毒相互搏结而成。本病以正虚为本，气滞、痰浊、水湿、瘀血、癌毒为标。痰毒、瘀血易于流窜，或流窜于皮下肌肤，或注于筋骨关节，故体表、经络、筋骨、脏腑均可受累。同时她还强调恶性淋巴瘤多与"痰"有关，所谓"无痰不成核"，病因病机多与痰瘀互结，气血凝滞，耗伤气血，损及阴阳有关。

1.2 辨治恶性淋巴瘤的中医治疗总则

林洪生教授把固本清源作为本病的治疗总则。因本病之发病，正气虚弱是内在因素，痰、毒、瘀为主要病理产物，故以扶正培本、活血化瘀、化痰软坚、清热解毒为其治疗大法。在本病放化疗期间，应选用固本为主的中药配合治疗，起到减毒增效的作用。在患者放化疗结束后的稳定观察期，应以固本与清源相结合的方法，防止其复发与转移。一般来说，中医药治疗应从患者诊断明确开始，应用于肿瘤治疗的全程，持续 3 ～ 5 年。此外，由于本病多发生于青少年，林洪生教授还十分关心患者放化疗之后的生理发育及心理状况，临床用药十分注意对此进行调整。

1.3 恶性淋巴瘤分期辨治的灵活应用

林洪生教授抓住本病本虚标实的病机关键，重视分期辨治恶性淋巴瘤。放化疗为治疗恶性淋巴瘤的主要手段，在治疗的前、中、后同时应用中医药治疗可起到减毒增效的作用。林洪生教授在恶性淋巴瘤化疗期间主要治以补益气血、健脾和胃、滋补肝肾等，一般为纯补不攻。在化疗后，随着患者身体的逐渐恢复，视患者的体质状况而酌加龙葵、浙贝母、金荞麦、莪术等化痰散结之品，以防止其复发与转移。这一过程应根据患者症状及舌脉变化动态观察，灵活掌握。同时临床上恶性淋巴瘤的青少年患者很多，且大部分患者可治愈，故林洪生教授特别注重疏肝补肾法的应用，注意对青少年放化疗患者生理和心理的调节。

1.4 临床用药遵"王道"而慎"霸道"

林洪生教授在恶性淋巴瘤临证处方中用药轻灵，大多数药物剂量在10 ～ 15g，谨遵"王道"。中医治法历来就有"王道"与"霸道"之别。"霸道"方长于攻逐，其力峻猛，往往见某个症状明显消失，易被认为"有效"；"王道"方则多用于扶正，其效缓，因气血之生长本身就缓慢，故本法易被误认为"无效"。古人有比喻"王道"方为"君子"，所谓不求功而有功，不言德而有德，犹如"无名英雄"，其功妙在潜移默化之中。著名中医前辈蒲辅周老先生曾经说过："治外感方如大将，消灭入侵之敌；治内伤方如丞相，治理国家。久病正衰，当以'王道'方为主，多服自有益，不可操之过急，欲速则不达。惜乎有的病家只图一时之快，有的医家着眼于急功好利，对于慢性虚损之疾而行霸道极为有害。临床上以霸道方攻伐无过，加重病情者并非罕见。"清代著名医家叶天士治疗虚损久疾，也强调"王道无近功，多服自有益"。

受现代医学放化疗等杀伤性疗法的多年影响，"霸道"倾向在中医肿瘤治疗中大行其道，临床上滥用大剂量以毒攻毒中药的情况十分普遍。林洪生教授极为反对这种做法。她认为恶性淋巴瘤主要属于内伤之疾，且需长期治疗与控制，故治疗不能急于求成。很多肿瘤患者常因攻伐太过，不仅癌瘤未得控制，而且肠胃受损，体质变差。总之，要慎用攻伐，平调阴阳，缓缓图之，以稳定瘤灶，减少复发，维持患者低水平的阴阳平衡。

1.5 遣方用药应平和，且时时固护脾胃

林洪生教授临床诊治恶性淋巴瘤必问患者的饮食情况，注重固护患者的胃气。她十分赞同古人"内伤脾胃，百病由生"及"有胃气则生，无胃气则死"等论述。林洪生教授处方特点之一便是剂量小、药力缓，适合于肿瘤的长期调治。她主张治疗肿瘤要循序渐进，缓以图功，反对用药过当，损伤脾胃。脾胃为后天之本，气血生化之源，所有的食物和药物都要经脾胃的运化输布而发挥治疗作用。脾胃在生理上有重要作用，如"脾胃为水谷之海，气血生化之源，脏腑经络之根""五脏六腑皆禀气于胃"等，皆是此意。脾胃为后天之本，明代·李士材《医宗必读》云："谷入于胃，洒陈于六腑而气至，和调于五脏而血生，而人资之以为生者，故曰后天之本在脾。"李东垣《脾胃论》中言："百病皆由脾胃盛衰而生也。"又谓"脾主血，司气化，阴常不足；胃主气，司受纳，阳常有余。""脾胃弱则百病即生，脾胃足则万邪皆息。""元气之充足，皆由脾胃之气无所伤，而后能滋养元气，若胃气之本虚弱，饮食自倍，则脾胃之气既伤，而元气亦不能充，而诸病之由生也。"脾胃是人体后天之本，元气是人体生命的动力和源泉，脾胃功能的强弱是决定元气盛衰的关键。脾胃伤则元气衰，

元气衰则疾病由生。脾胃居中土，执中央以运四旁，脏腑皆赖脾胃之气以为生，调理脾胃亦可调理五脏。由于绝大部分恶性淋巴瘤的患者都要接受放化疗，脾胃运化功能也往往欠佳。特别是在化疗的过程中，如果不重视固护脾胃，不仅所治之病难以获效，而且容易引起脾胃之疾，出现呕吐、脘腹胀满、嗳气纳呆等症状，有些患者不得不中断治疗。

林洪生教授在临床带教中常常教导，大部分的恶性淋巴瘤患者都存在不同程度的脾胃虚弱，且绝大部分的恶性淋巴瘤患者都需长期口服汤药，这更凸显了固护患者胃气的重要性。在临床上因攻伐太过及药宏力猛等原因而损伤患者胃气，胃气一败，百药难施的现象比比皆是。因此林洪生教授不但在祛邪的时候考虑不要伤正，而且在扶正的时候也时时固护胃气，同时注意益气忌壅滞、养血忌滋腻等。对于晚期肿瘤患者，尤重视调理脾胃而慎用攻伐之品，从而使患者体力增强，食欲增加，提高生活质量，延长存活时间。

林洪生教授在处方中也常加入一些抗癌解毒药，如白英、蛇莓、龙葵等，但往往药味少而力专，且谨守患者脾胃强弱及身体状况而增减剂量；几种药物常轮换应用，以避免患者对抗癌中药耐药。林洪生教授在每张处方中几乎均加入一些健脾消食药，如鸡内金、焦山楂、焦神曲等，或加入生姜、大枣、甘草等固护脾胃之药，以及半夏、竹茹等健脾和胃之品，防止损伤脾胃。

2. 辨治淋巴瘤典型病例

【例一】非霍奇金淋巴瘤的中西医结合治疗

高某，女，48 岁，2009 年 4 月 23 日初诊。

主诉：非霍奇金淋巴瘤，化疗中。

现病史：患者 2008 年 12 月因胸闷行胸部 CT，发现前纵隔后占位，病变累及胸骨、前胸壁及心包。B 超引导下穿刺，病理回报：非霍奇金淋巴瘤，弥漫大 B 细胞淋巴瘤。2009 年 1 月开始化疗 5 个疗程，采用 R-CHOP 方案化疗，拟于 2009 年 5 月 4 日行第 6 个疗程化疗。2009 年 4 月 7 日，疗效评价：PR。刻下患者双手麻木，胸背部疼痛，时有恶心。口腔溃疡，易汗出，乏力畏寒，心悸气短，五心烦热。纳可，大便稀溏。舌淡红，苔薄，脉沉细。

中医诊断：恶核（气血亏虚，肝肾阴虚）。

西医诊断：非霍奇金淋巴瘤（弥漫大 B 型）。

治疗阶段：中医防护治疗。

治法：益气养血，滋阴补肾。

处方：党参 12g，焦白术 10g，防风 12g，香附 10g，焦神曲 15g，蒲公英 10g，川牛膝 10g，赤芍 12g，白芍 12g，牡丹皮 12g，阿胶珠 12g，鸡血藤 20g，陈皮 6g，补骨脂 12g，党参 10g，天冬 12g，麦冬 12g，茯苓 15g。

14 剂，每日 1 剂，水煎服，早晚分服。

生血丸 5g，每日 2 次，口服。

二诊：2009 年 6 月 4 日。患者 5 月 12 日结束第 6 个疗程化疗，近期开始放疗。5 月 15 日复查，CT 示纵膈软组织影较前缩小，2.4cm×1.9cm（原 2.4cm×2.6cm），余同前相仿。刻下易汗出，恶风，偶乏力，右肩胛骨处疼痛，口干咽痛，无发热，纳眠可，小便调，服上药后大便稀溏，日行 2 次。舌暗，苔白腻。

中医诊断：恶核（气阴两虚，脾胃不和）。

治疗阶段：中医防护治疗。

治法：益气养血，滋阴补肾，调和肝脾。

处方：天冬 12g，麦冬 12g，北沙参 10g，知母 10g，莪术 10g，川牛膝 10g，夏枯草 10g，党参 10g，芡实 10g，焦白术 10g，防风 12g，蒲公英 10g，赤芍 10g，白芍 10g，柏子仁 12g，茯苓 20g，焦神曲 15g，石斛 15g。

14 剂，每日 1 剂，水煎服，早晚分服。

三诊：2009 年 12 月 24 日。患者于 8 月复查 SD，血象正常，纵隔软组织影 2.4cm×1.9cm；11 月复查，原病灶饱满；12 月复查，略缩小。自觉颈部不适，寐差，纳可，二便调。脉沉细，舌红苔白。

中医诊断：恶核（气阴两虚，气滞痰凝）。

治疗阶段：中医维持治疗。

治法：益气养阴，理气化痰。

处方：太子参 12g，焦白术 10g，香附 10g，枳壳 10g，佛手 10g，蜂房 6g，白芍 10g，鸡血藤 20g，芡实 10g，柏子仁 12g，夏枯草 10g，蒲公英 10g，川牛膝 10g，枸杞子 12g，金荞麦 15g，土茯苓 15g，白英 15g，莪术 10g。

14 剂，每日 1 剂，水煎服，早晚分服。中成药配合西黄解毒胶囊 0.75g，每日 2 次，口服。

四诊：2012 年 8 月 9 日复诊。患者复查，纵隔淋巴结较前饱满，1.1cm×0.8cm。刻下自觉咽部不利，咽干，体力尚可，余无明显不适。脉沉细，舌红苔白。

中医诊断：恶核（气阴两虚，热盛伤阴）。

治疗阶段：中医维持治疗。

治法：益气养阴，兼清热解毒。

处方：天冬 12g，麦冬 12g，北沙参 10g，知母 10g，石斛 15g，蒲公英 10g，蜂房 6g，金银花 10g，浙贝母 10g，鸡血藤 20g，玄参 10g，赤芍 10g，白芍 10g，陈皮 6g，金荞麦 15g，预知子 15g，土茯苓 15g，半枝莲 15g。

14 剂，每日 1 剂，水煎服，早晚分服。

目前患者已恢复正常生活，病情稳定，定期复查未见异常，仅血糖偏高。末次复诊于 2018 年 5 月。

[按语] 本例患者体现了"中医防护治疗"和"中医维持治疗"两个阶段的特色。前者以扶正为主，治疗目的是减轻西医治疗手段引起的不良反应，促进机体功能恢复，改善症状，提高生存质量；后者扶正祛邪，治疗目的是控制肿

瘤生长，提高生存质量，延长生存时间。

【例二】非霍奇金淋巴瘤的中西医结合治疗

李某，女，57岁，2011年8月18日初诊。

主诉：非霍奇金淋巴瘤，化疗中。

现病史：2011年7月10日，颈淋巴结切除活检，病理示：弥漫性大B细胞型，非生发中心性，Ⅳ期，IPI评分2分，CD20（++）。7月13日，行PET-CT示：累及颌下、颏下、双颈及锁骨上、右乳、左上腹，多发淋巴结。7月15日，开始行R-CHOP方案化疗，至今已行2个疗程，尚未评价疗效。刻下无明显不适，纳可眠安，大便略干，小便调。舌红苔白，脉细略弦。

中医诊断：恶核（气血亏虚，肝肾阴虚）。

西医诊断：非霍奇金淋巴瘤（弥漫大B型）。

治疗阶段：中医防护治疗。

治法：益气养血，滋阴补肾。

处方：天冬12g，麦冬12g，北沙参10g，石斛15g，知母10g，川牛膝10g，蒲公英10g，佛手10g，肉苁蓉12g，玄参12g，补骨脂12g，白芍10g，枸杞子10g，党参12g，茯苓20g，鸡血藤20g，陈皮6g。

14剂，每日1剂，水煎服，早晚分服。中成药配合贞芪扶正颗粒5g，每日2次；生血丸5g，每日2次。口服。

二诊：2011年11月21日复诊。患者化疗6个疗程结束，疗效评价为CR，欲行骨髓移植。刻下一般情况尚可，纳寐可，二便调，偶有汗出。舌淡红，苔白，脉沉细。

中医诊断：恶核（气血亏虚，肝肾阴虚）。

西医诊断：非霍奇金淋巴瘤（弥漫大B型）。

治疗阶段：中医防护治疗。

治法：益气养血，滋阴补肾。

处方：生黄芪 20g，焦白术 10g，防风 12g，天冬 12g，法半夏 10g，淡竹茹 12g，浙贝母 10g，鸡血藤 20g，佛手 10g，怀牛膝 10g，白芍 10g，合欢皮 10g，蜂房 6g，菟丝子 10g，玄参 12g，半枝莲 15g，白英 15g，预知子 15g，土茯苓 15g。

14 剂，每日 1 剂，水煎服，早晚分服。

三诊：2012 年 2 月 16 日复诊。骨髓移植一次后。患者曾有 2 次发热，服药后自行缓解，咳嗽，有血痰，胸痛，心悸，纳可，寐稍差，二便调。脉细，舌红略暗，苔白。

中医诊断：恶核（阴虚内热，气滞痰凝）。

西医诊断：非霍奇金淋巴瘤（弥漫大 B 型）。

治疗阶段：中医防护治疗。

治法：滋阴清热，理气化痰。

处方：天冬 12g，麦冬 12g，北沙参 10g，知母 10g，桑白皮 12g，蒲公英 10g，浙贝母 10g，柏子仁 10g，合欢皮 10g，延胡索 15g，薤白 12g，赤芍 10g，白芍 10g，鱼腥草 10g，金银花 10g，金荞麦 15g，地肤子 15g。

14 剂，每日 1 剂，水煎服，早晚分服。中成药以止痒润肤霜外用；加阿莫西林 0.5g，每日 3 次，口服。

四诊：2016 年 3 月 10 日复诊。此前患者规律复查未见异常。刻下干咳，大便黏滞，排便不畅，寐差，时有心悸，脉细，舌红苔白。

中医诊断：恶核（气血亏虚，肝肾阴虚）。

西医诊断：非霍奇金淋巴瘤（弥漫大 B 型）。

治疗阶段：中医维持治疗。

治法：益气养血滋阴。

处方：天冬 12g，麦冬 12g，生黄芪 15g，浙贝母 10g，柏子仁 12g，薤白 12g，红景天 12g，石斛 15g，合欢皮 10g，炒酸枣仁 12g，白芍 10g，莪术 10g，地肤子 10g，肉苁蓉 10g，金荞麦 15g，土茯苓 15g，预知子 15g。

14 剂，每日 1 剂，水煎服，早晚分服。

目前患者已恢复正常生活，病情稳定，定期复查未见异常，末次复诊于 2018 年 5 月。

[按语] 淋巴瘤一病，病机关键在于脾虚、痰凝。在所有的现代医学治疗手段中，淋巴瘤患者适用的独特治疗方式是骨髓移植。骨髓移植患者常会出现免疫力低下、发热、感染等并发症。肾主骨生髓，针对这一阶段的患者，林洪生教授多以添精生髓治法为主，辅以清热解毒、养阴益气。本患者体现了"中医防护治疗"和"中医维持治疗"两个阶段的特色。前者以扶正为主，治疗目的是减轻西医治疗手段引起的不良反应，促进机体功能恢复，改善症状，提高生存质量；后者扶正祛邪，治疗目的是控制肿瘤生长，提高生存质量，延长生存时间。

【例三】非霍奇金淋巴瘤的中西医结合治疗

李某，男，60 岁，2013 年 11 月 20 日初诊。

主诉：非霍奇金淋巴瘤，滤泡型，化疗中。

现病史：患者 2013 年 1 月行 VATS 右胸腔探查加胸膜清扫术，诊断为非霍奇金淋巴瘤，滤泡型，Ⅱ级，位及双肺、双胸膜、脾，侵及双膈脚后、腹腔肠系膜根部、腹膜后淋巴结，双髂血管旁、骶骨前、右腹股沟淋巴结阴性。Ki-67（20%～30%），CD20（+），Bcl-2（+），CD38 部分细胞阳性。患者 2 月 27 日开始 R-CHOP 方案化疗 6 个周期，今年 6 月结束化疗，现开始利妥昔单抗（美罗华）维持治疗。9 月复查 SD。刻下前几日外感，近日仍有少气咳嗽，体力尚可，轻度气不足。纳眠可，二便调，舌红苔白，脉沉细。

中医诊断：恶核（气血亏虚，肝肾阴虚）。

西医诊断：非霍奇金淋巴瘤（滤泡型）。

治疗阶段：中医维持治疗。

治法：益气养血，调补肝肾。

处方：党参 12g，焦白术 12g，防风 12g，天冬 12g，鸡血藤 20g，白芍 10g，怀牛膝 10g，续断 10g，桑白皮 12g，桔梗 10g，红景天 12g，莪术 10g，补骨脂 12g，白英 15g，土茯苓 15g，半边莲 15g。

14 剂，每日 1 剂，水煎服，早晚分服。

二诊：2014 年 12 月 9 日复诊。患者第 6 次美罗华治疗结束，复查尚可，脾侵犯 1cm（8 月复查 1.7cm），疗效评价 SD。刻下患者自觉睡眠稍差，多梦，略有腹胀，纳可，双下乏力，二便调。舌红苔白，脉沉细。

中医诊断：恶核（气血亏虚，肝肾阴虚）。

治疗阶段：中医维持治疗。

治法：益气养血滋阴，调补肝肾。

处方：天冬 12g，莪术 10g，北沙参 12g，蒲公英 10g，怀牛膝 10g，大腹皮 10g，郁金 10g，党参 12g，焦白术 10g，防风 12g，续断 10g，柏子仁 12g，鸡血藤 15g，预知子 15g，土茯苓 15g，龙葵 15g。

14 剂，每日 1 剂，水煎服，早晚分服。中成药配合西黄解毒胶囊 0.75g，每日 2 次，口服。

三诊：2016 年 8 月 13 日复诊。患者于 2015 年 6 月 16 日结束美罗华 8 个周期治疗，2016 年 4 月复查与 2015 年 11 月相仿，SD。浅表淋巴结彩超（-），生化（-），血常规（-）。刻下患者自觉腹胀较前稍有好转，双下肢无力，易汗出；寐差，但较前改善；纳可，二便调。舌红苔白，脉沉细。

中医诊断：恶核（气血两虚，肝肾阴虚，气滞痰凝）。

治疗阶段：中医维持治疗。

治法：益气养血，滋阴补肾，理气化痰。

处方：太子参 12g，焦白术 10g，香附 10g，枳壳 10g，佛手 10g，鸡血藤 20g，蒲公英 10g，夏枯草 10g，大腹皮 10g，续断 10g，怀牛膝 10g，红景天 12g，蛇莓 15g，土茯苓 15g，白英 15g，半边莲 15g。

14 剂，每日 1 剂，水煎服，早晚分服。中成药配合西黄解毒胶囊 0.75g，每日 2 次，口服。

四诊：2017 年 10 月 19 日复诊。患者目前应用来那度胺治疗中。复查纵隔淋巴：8 月，1.4mm；10 月，0.8mm。胸膜：8 月，5.7mm×3.4mm；10 月，2.6mm×1.5mm。刻下患者一般情况尚可，血小板及白细胞偏低，腹中时有胀满，双下肢乏力。舌红苔白，脉沉细。

中医诊断：恶核（气血两虚，肝肾亏虚，气滞痰凝）。

治疗阶段：中医防护治疗。

治法：益气养血，滋补肝肾，理气化痰。

处方：生黄芪 15g，当归 12g，鸡血藤 20g，白芍 10g，佛手 10g，蒲公英 10g，大腹皮 10g，黄精 10g，玄参 12g，炒柴胡 6g，肉苁蓉 12g，蜂房 6g，阿胶珠 12g，菟丝子 10g，续断 10g，党参 12g。

14 剂，每日 1 剂，水煎服，早晚分服。

五诊：2018 年 5 月 22 日复诊。患者目前应用来那度胺治疗中。近日复查，胸 CT 示：双肺散在结节，1.6cm×3cm，部分较前缩小，部分增大，部分新发病灶；左膈脚后新发淋巴结，大者 1cm。查血常规示白细胞低。患者欲应用来那度胺加药治疗。刻下患者下肢乏力，偶有咳嗽，咯痰，时有心悸气短，自汗出，无发热，皮肤瘙痒，纳眠可，二便调，近日消瘦。舌红苔白，脉沉细。

中医诊断：恶核（气血亏虚，肝肾阴虚，气滞痰凝）。

治疗阶段：中医防护治疗。

治法：益气养血，滋补肝肾，理气化痰。

处方：太子参 10g，焦白术 10g，香附 10g，枳壳 10g，佛手 10g，桑白皮

10g，薤白 10g，石斛 15g，红景天 12g，灵芝 10g，阿胶珠 10g，白芍 10g，生黄芪 15g，菟丝子 15g，肉苁蓉 15g，蜂房 6g，土茯苓 15g。

14 剂，每日 1 剂，水煎服，早晚分服。

目前患者目前一般情况尚可，定期复查，末次复诊于 2018 年 5 月。

[按语] 恶性淋巴瘤的病理性质复杂多样，化疗疗效也不一，本例患者为行美罗华维持治疗期间的中医加载治疗。在中医加载治疗期间，"扶正固本"的同时，林洪生教授常加 3~4 味清热解毒类药物"祛邪清源"，其中白英、蛇莓为淋巴瘤最常用的清热解毒药对。并且，林洪生教授用药时经常会变换清热解毒药物种类，以免长期用药产生耐药。但在化疗期间，林洪生教授会减掉处方中的清热解毒类药物，以免脾胃、气血受损。

【例四】非霍奇金淋巴瘤的中西医结合治疗

李某，男，55 岁，2014 年 10 月 28 日初诊。

主诉：诊断为非霍奇金淋巴瘤（滤泡型）2 个月，化疗中。

现病史：患者 2012 年自觉左侧颌下淋巴结进行性增大，2014 年 8 月 7 日于北京大学肿瘤医院行左颌下肿物切除术，病理回报：非霍奇金淋巴瘤，B 细胞来源，符合滤泡淋巴瘤。PET-CT 示分期属 Ⅱ A 期，双颈部复发小淋巴结（累及），SUV1.4 ～ 2.8。全程无盗汗、发热及体重下降。于 2014 年 10 月 11 日行 R-CHOP 方案化疗，现结束第 1 周期化疗。刻下自觉乏力易困，体力差，无胸闷气短，近两日自觉午后潮热，测体温 36.7℃，夜间稍退。纳眠可，二便调。舌红苔白，脉弦细略数。

中医诊断：恶核（气血亏虚，兼有阴虚）。

西医诊断：非霍奇金淋巴瘤（滤泡型）。

治疗阶段：中医防护治疗。

治法：益气养血滋阴。

处方：生黄芪 15g，焦白术 10g，防风 12g，莪术 10g，薤白 12g，鸡血藤 20g，天冬 12g，麦冬 12g，佛手 10g，阿胶珠 10g，法半夏 10g，淡竹茹 12g，牡丹皮 12g，续断 10g，红景天 12g，石斛 15g。

14 剂，每日 1 剂，水煎服，早晚分服。中成药配合健脾益肾颗粒 10g，每日 2 次；生血丸 5g，每日 3 次。口服。

二诊：2015 年 5 月 21 日复诊。患者化疗 6 个疗程后疗效评价为 CR（2 月结束）。4 月 7 日行 PET-CT 示口咽左侧轻度代谢增高，5 月复查化验示白细胞低。刻下症见双下肢酸痛，皮肤瘙痒，双手晨起胀满，体力可，纳可眠差，小便调，大便溏。舌红苔白，脉细略弦。

中医诊断：恶核（气血亏虚，脾胃虚弱，肝肾阴虚）。

治疗阶段：中医巩固治疗。

治法：滋阴养血，健脾益气，调补肝肾。

处方：天冬 12g，麦冬 12g，石斛 15g，鸡血藤 20g，白芍 10g，怀牛膝 10g，续断 10g，芡实 10g，豆蔻 6g，青皮 6g，陈皮 6g，红景天 12g，黄精 10g，柏子仁 12g，地肤子 10g，土茯苓 15g，白英 15g，山慈菇 10g。

14 剂，每日 1 剂，水煎服，早晚分服。中成药配合贞芪扶正颗粒 5g，每日 2 次；生血丸 5g，每日 2 次；西黄解毒胶囊 0.75g，每日 2 次。口服。

三诊：2015 年 10 月 22 日复诊。患者规律复查，3 个月前复查腹部 CT 示腹股沟淋巴结 1.0cm，建议观察。2015 年 9 月出现带状疱疹。刻下皮肤瘙痒，咽痛，颌下淋巴结肿大，疼痛，体力稍差，易疲乏，纳可眠差，口感，小便不利，大便稀溏，每日 1～2 次。右腹部及腰部疼痛（带状疱疹），舌淡红苔白，脉沉细。

中医诊断：恶核（气阴两虚，痰瘀互结）。

治疗阶段：中医巩固治疗。

治法：益气养阴，活血化瘀，化痰除湿。

处方：天冬 12g，麦冬 12g，石斛 15g，川牛膝 10g，蒲公英 10g，莪术 10g，芡实 10g，豆蔻 6g，佛手 10g，鸡血藤 20g，红景天 12g，延胡索 15g，虎杖 10g，白英 15g，土茯苓 15g，山慈菇 10g。

14 剂，水煎服，每日 1 剂，早晚分服。中成药配合贞芪扶正颗粒 5g，每日 2 次；加西黄解毒胶囊 0.75g，每日 2 次。口服。

四诊：2016 年 6 月 3 日。患者规律复查，5 月复查胸腹部 CT 及 B 超示腹股沟淋巴结同前。刻下自觉上火，大便干，头颈部易汗出，盗汗，耳前肿物增大，手掌处肿物增大，纳可眠差，皮肤瘙痒。舌红苔白，脉沉细。

中医诊断：恶核（气血亏虚，阴虚内热）。

治疗阶段：中医巩固治疗。

治法：益气养血，清热滋阴。

处方：生黄芪 15g，焦白术 10g，防风 12g，天冬 12g，麦冬 12g，石斛 15g，蒲公英 10g，怀牛膝 10g，莪术 10g，地肤子 10g，柏子仁 12g，玄参 10g，合欢皮 10g，首乌藤（夜交藤）15g，灵芝 10g，金荞麦 15g，土茯苓 15g，山慈菇 10g，半边莲 15g。

14 剂，水煎服，每日 1 剂，早晚分服。中成药配合贞芪扶正颗粒 5g，每日 2 次；加西黄解毒胶囊 0.75g，每日 2 次。口服。

目前患者病情稳定，恢复正常生活，定期复查，各项指标稳定，末次复诊于 2018 年 5 月。

[按语] 恶性淋巴瘤的病因与禀赋不足、脏腑失调、七情内伤、饮食不节、外感六淫也有密切关系；发病为痰、虚、毒、瘀等杂合而致，多数起病缓慢，虚实错杂；其病机转化与患者体质、病因性质、邪气程度、治疗及调护措施是否得当等多种因素关系密切。到目前为止，淋巴瘤减轻肿瘤负荷以化疗、放疗、靶向治疗、手术为主，对消除与缩小癌肿、控制病情发展有其优势，中医药可作为辅助措施，起协同作用。本例非常典型地体现了中西医结合治疗阶段中的

"中医防护治疗"和"中医巩固治疗"两个阶段的特色。中医防护治疗阶段的适应人群是"围手术期、放化疗、内分泌治疗、靶向治疗期间的患者",治疗原则以扶正为主,治疗目的是减轻西医治疗手段引起的不良反应,促进机体功能恢复,改善症状,提高生存质量。中医巩固治疗阶段的适应人群是手术后无须辅助治疗或已完成辅助治疗的患者,治疗原则是扶正祛邪,治疗目的是防止复发转移,改善症状,提高生存质量。

【例五】霍奇金淋巴瘤的中西医结合治疗

张某,男,30岁,2013年11月14日初诊。

主诉:混合细胞型经典霍奇金淋巴瘤ⅢA期,化疗中。

现病史:霍奇金淋巴瘤ⅢA期,混合细胞型,位及右颈部、颈锁骨上、右下腹肠系膜血管旁淋巴结。2013年6～11月:ABVD方案化疗6个疗程,未评价疗效。暂停休息,待复查。刻下患者自觉颈部不适,无明显汗出,体力稍差,纳眠尚可,二便调。脉细略数,舌红苔白。

中医诊断:恶核(气血亏虚,肝肾阴虚)。

西医诊断:霍奇金淋巴瘤(滤泡型)。

治疗阶段:中医防护治疗。

治法:益气养血,滋阴补肾。

处方:生黄芪20g,焦白术10g,防风12g,天冬12g,浙贝母10g,鸡血藤20g,莪术10g,佛手10g,续断10g,菟丝子10g,红景天12g,陈皮6g,夏枯草10g,蒲公英10g,预知子10g,土茯苓15g,半边莲15g。

14剂,每日1剂,水煎服,早晚分服。

二诊:2014年1月28日复诊。化疗6个疗程,PET-CT示颈部淋巴结2.1mm×1.1mm,SUV 2.13(上次2.5×1.4,SUV 2.2);纵隔1.1×0.5,SUV1.53(原1.3×0.9,SUV2.53)。查肝功:谷丙转氨酶(ALT)125U/L,谷

草转氨酶（AST）65U/L。患者自觉一般情况尚可，体力、纳眠尚可，二便调。舌淡红，苔白，脉细。

中医诊断：恶核（气滞痰凝，肝肾阴虚）。

治疗阶段：中医巩固治疗。

治法：理气化痰，滋阴补肾。

处方：炒柴胡 6g，香附 10g，枳壳 10g，佛手 10g，蒲公英 10g，莪术 10g，鸡血藤 20g，夏枯草 10g，郁金 10g，续断 10g，黄精 10g，白芍 10g，预知子 10g，土茯苓 10g，凌霄花 10g，生黄芪 15g。

14 剂，每日 1 剂，水煎服，早晚分服。

三诊：2015 年 6 月 30 日复诊。患者本月复查。胸 CT 未见异常，谷丙转氨酶（ALT）57U/L，甘油三酯（TG）8.87 U/L。淋巴结超声：颈部左侧，12 月 1.3mm×0.5mm，3 月 1.6mm×0.7mm，6 月 2.2mm×0.7mm；颈部右侧，12 月 2.1mm×0.6mm，3 月 1.6mm×0.7mm，6 月 2.1mm×0.7mm；腹股沟（3 月），右侧 1.0mm×0.4mm，左侧 0.9mm×0.4mm。刻下患者自觉颈部略有不适，湿疹，后背略不适，纳眠可，二便调。舌红苔白，脉细。

中医诊断：恶核（气虚血瘀，痰瘀互结）。

治疗阶段：中医巩固治疗。

治法：益气养血，理气化痰，活血化瘀。

处方：天冬 12g，麦冬 12g，石斛 15g，蒲公英 10g，桑白皮 12g，夏枯草 10g，合欢皮 10g，郁金 10g，莪术 10g，红景天 12g，党参 12g，焦白术 10g，防风 12g，三七粉 3g（分冲），丹参 10g，土茯苓 15g，白英 15g，山慈菇 10g，半边莲 15g。

14 剂，每日 1 剂，水煎服，早晚分服。

四诊：2018 年 5 月 22 日。患者规律复查，5 月查胸 CT 无明显异常，腹部 B 超示脾大（13.3cm×4.8cm，同前，2016 年 8 月 13.3cm×4.9cm）。浅

表淋巴 B 超，颈部左侧 1.2mm×0.6mm，右侧 1.5mm×0.4mm；腹股沟左侧 1.3mm×0.4mm，右侧 1.5mm×0.7mm。化验：ALT 72U/L，TG 9.45 U/L。刻下患者自觉四肢发凉，易汗出，余无明显不适，小便调，大便日行 2～3 次，成型，纳可眠安。舌淡红苔白，脉细。

中医诊断：恶核（气滞痰凝，气虚血瘀）。

治疗阶段：中医巩固治疗。

治法：理气化痰，益气养血，活血化瘀。

处方：炒柴胡 6g，栀子 12g，天冬 12g，麦冬 12g，鸡血藤 20g，薤白 12g，紫苏梗 10g，炒莱菔子 10g，三七粉 3g（分冲），荷叶 10g，白芍 10g，郁金 10g，红景天 12g，决明子 10g，土茯苓 15g，蛇莓 15g，凌霄花 15g，白花蛇舌草 15g。

14 剂，每日 1 剂，水煎服，早晚分服。

目前患者病情稳定，恢复正常生活，定期复查，各项指标稳定，末次复诊于 2018 年 5 月。

[按语] 霍奇金淋巴瘤一般化疗疗效很好，预后较好，化疗对机体造成的损伤乃困扰霍奇金淋巴瘤患者最主要的问题。本例患者在化疗期间出现了肝功能指标的升高，提示肝功能的损害。这种情况下，林洪生教授一般以疏肝理气为法，促进肝功能指标的恢复，常用方剂为柴胡疏肝散，常用药物为柴胡、香附、枳壳、佛手、郁金等。出现肝功能损害的患者并非不能口服汤药，林洪生教授一般会选取药性平和、药食同源的药物处方加减，帮助肝功能恢复。

【例六】中医药治疗淋巴瘤

周某，男，21 岁，2014 年 2 月 13 日初诊。

主诉：发现弥漫大 B 细胞淋巴瘤 5 个月余。

现病史：患者 2013 年 9 月无明显诱因出现咳嗽、胸闷，抗炎治疗无效，就诊于解放军 301 医院。查胸部 CT 示：前纵隔囊实性软组织密度影，7.31cm×12.68cm。行活检病理，结果显示：弥漫大 B 细胞淋巴瘤，4 期。CD20+，CD30-，Ki-67（95%+），双锁骨上多发淋巴结肿大，左侧 1.3cm×0.9cm，右侧 0.7cm×0.6cm。2013 年 11 月起行 CAVD 方案化疗，2 个周期后疗效评价 PR，自 2014 年 1 月 23 日起行放疗治疗（纵隔）15/20 次。

现症：乏力，易汗出，咽痛、纳呆、眠差，二便调。舌淡红，苔白，脉细。

中医诊断：恶核（气阴不足，痰凝气滞，癌毒内蕴）。

西医诊断：非霍奇金淋巴瘤Ⅳ期。

治疗阶段：中医防护治疗。

治法：益气养阴，理气化痰，清热解毒。

处方：香附 10g，枳壳 10g，防风 12g，佛手 10g，天冬、麦冬各 12g，茯苓 20g，蒲公英 10g，法半夏 10g，莪术 10g，红景天 12g，怀牛膝 10g，补骨脂 12g，露蜂房 6g，党参 12g，白术 10g，阿胶 12g。

30 剂，水煎服，每日 1 剂。中成药配合服用健脾益肾颗粒 20g，每日 2 次；生血丸 5g，每日 3 次。

服药期间患者定期复查，并行美罗华维持治疗，于 2014 年 5 月结束，疗效评价 PR。

二诊：2014 年 5 月 20 日复诊，白细胞（WBC）偏低。现一般状况尚可，大便频，乏力、汗出，纳寐可，舌红苔白，脉细。

中医诊断：恶核（气阴两虚，癌毒内蕴）。

西医诊断：非霍奇金淋巴瘤Ⅳ期。

治疗阶段：中医巩固治疗。

治法：益气养阴，解毒散结。

处方：生黄芪 20g，焦白术 10g，防风 12g，鸡血藤 20g，浙贝母 10g，桑白皮 12g，玄参 12g，石斛 15g，豆蔻 6g，芡实 10g，金荞麦 15g，山慈菇 10g，白英 15g，土茯苓 15g。

汤药及服用方法同前。中成药辅以西黄解毒胶囊 0.75g，每日 2 次，口服。

后患者定期复查复诊，根据病证变化及时调整用药，病情稳定。

[按语] 该非霍奇金淋巴瘤患者化疗期间气阴不足，肝肾亏虚。这一阶段，林洪生教授常以中医药防护治疗为主，以益气养阴、滋补肝肾为核心治法。患者兼有纳呆等胃脘不适症状，林洪生教授临证常以理气化痰、抑酸和胃为主要治法，调理患者脾胃。脾胃为后天之本，气机升降之枢，脾胃健运是机体气机条畅的先决条件。肿瘤患者多兼虚证，故以四君子汤及天冬、麦冬等益气养阴，通补兼施。患者服药后汗出、咽痛、纳呆症状明显减轻，定期复查随诊。复诊时，患者完成多重化疗及靶向治疗，体质较弱，且兼有药物引起的骨髓抑制，故而林洪生教授在这一阶段予以中医药防护治疗，在固本清源基本治则治法的前提下，以固本为主，健脾益肾、益气养阴，及时调整方药，以玉屏风散为底方加减。患者一直坚持口服汤药，于 2017 年 12 月 14 日复查各项指标及检查正常，且不适症状较前明显缓解，未出现复发转移达 5 年，目前仍门诊随诊。

【例七】中医药治疗淋巴瘤

邓某，男，57 岁，2014 年 9 月 22 日初诊。

主诉：发现 B 细胞淋巴瘤 9 个月余。

现病史：患者 2013 年 12 月体检发现尿蛋白升高，IgM3300。行骨髓穿刺活检，病理提示为 B 细胞淋巴瘤骨髓受侵，淋巴细胞 21.5%，未行其他治疗。B 超检查提示颈部淋巴结肿大。

现症：一般情况尚可，少量汗出，消瘦、轻微恶寒，偶有乏力，纳寐可，二便调。舌红，苔白，脉细略弦。

中医诊断：恶核（气阴不足，肝肾亏虚，癌毒内蕴）。

西医诊断：非霍奇金淋巴瘤Ⅳ期。

治疗阶段：单纯中医治疗。

治法：益气养阴，滋肝益肾，清热解毒。

处方：焦白术 10g，生黄芪 15g，防风 12g，莪术 10g，天冬、麦冬各 12g，郁金 10g，怀牛膝 10g，阿胶珠 12g，红景天 12g，菟丝子 10g，鸡血藤 20g，土茯苓 15g，佛手 10g，龙葵 15g，白英 15g。

30 剂，水煎服，每日 1 剂。中成药配合服用西黄解毒胶囊 0.75g，每日 2 次；贞芪扶正颗粒 5g，每日 2 次。

服药后，患者 IgM 水平较前明显降低（1926）。

二诊：2015 年 7 月 20 日。患者出现上肢疼痛，考虑为骨髓弥漫侵袭较前活跃，遂行 3 个疗程 R–CHOP 方案化疗，复查 B 超提示颈部淋巴结较前缩小，但患者治疗期间出现美罗华引起的肺损伤，故改为 CHOP 方案欲再行 6 个疗程治疗。

现症：一般状况可，手麻、易汗出、纳眠可、二便调，舌红苔白，脉细略数。

中医诊断：恶核（气阴不足，肝肾亏虚）。

西医诊断：非霍奇金淋巴瘤Ⅳ期。

治疗阶段：中医防护治疗。

治法：益气养阴，补益肝肾。

处方：当归 12g，生黄芪 15g，白芍 10g，莪术 10g，浙贝母 10g，郁金 10g，石斛 15g，天冬 12g，补骨脂 12g，红景天 12g，鸡血藤 20g，阿胶珠 12g，佛手 10g，玄参 12g，桑白皮 10g，黄精 10g。

汤药服用方法同前。中成药辅以健脾益肾颗粒 10g，每日 2 次，口服。

后患者定期复查复诊，根据病证变化及时调整用药，病情稳定。

[按语] 该非霍奇金淋巴瘤患者骨髓受侵，消瘦、乏力，结合四诊，辨为气阴不足、肝肾亏虚、癌毒内蕴证。林洪生教授以益气养阴、滋补肝肾、清热解

毒为核心治法，以玉屏风散为底方，健脾益气；药用阿胶珠、菟丝子、红景天、鸡血藤、怀牛膝、天冬、麦冬、郁金、佛手滋补肝肾、理气养阴，使补而不滞，通补兼施；辅以土茯苓、白英、龙葵清热解毒抗癌，共奏固本清源之功。患者服药后汗出、乏力症状明显减轻，定期复查随诊，IgM 水平较前下降，复诊时，患者正行多重化疗，体质较弱，兼有药物引起的肺损伤和骨髓抑制，故而林洪生教授在这一阶段予以中医药防护治疗，在固本清源基本治则治法的前提下，以固本为主，健脾益肾、益气养阴。及时调整方药，予以当归补血汤为底方加减。患者一直坚持口服汤药，于 2017 年 12 月 14 日复查各项指标及检查正常，且不适症状较前明显缓解，未出现复发转移达 4 年，目前仍门诊随诊。

【例八】中医药治疗非霍奇金淋巴瘤

王某，男，37 岁，2011 年 1 月 25 日初诊。

主诉：发现非霍奇金淋巴瘤伴乏力 1 年余。

现病史：患者 2010 年 1 月于友谊医院查气管镜、肠镜，取肿大的淋巴结行活检病理，结果显示：边缘带 B 细胞淋巴瘤IV期。病灶侵及乙状结肠、十二指肠、双肺、腹膜后淋巴结及脾。后于北京大学肿瘤医院行 R-FC 化疗 6 个周期，末次治疗 2010 年 8 月 2 日。PET-CT 疗效评价 CR，后每 3 个月行 1 次美罗华维持治疗，建议一年后停用。目前血象偏低，白细胞 1.32×10^9/L。

既往史：溃疡性结肠炎 10 余年。

个人史：吸烟史 20 余年，20 支 / 日。

现症：乏力，易汗出，胸闷，时有咳嗽，咯少量黄灰色痰，咽干、眼干，口渴，纳差，眠差，梦多，下肢发冷，二便调。舌红，苔白，脉沉细。

中医诊断：恶核（气阴不足，脾肾两虚，癌毒内蕴）。

西医诊断：非霍奇金淋巴瘤IV期。

治疗阶段：中医巩固治疗。

治法：益气养阴，健脾益肾，清热解毒。

处方：焦白术 10g，生黄芪 20g，防风 12g，知母 10g，天冬、麦冬各 15g，沙参 12g，石斛 15g，芡实 12g，豆蔻 10g，当归 12g，鸡血藤 20g，菟丝子 15g，佛手 10g，柏子仁 12g，红景天 5g，白英 15g，土茯苓 15g，蒲公英 10g。

30 剂，水煎服，每日 1 剂。中成药配合服用肺瘤平膏 15g，每日 2 次；生血丸 5g，每日 3 次。

服药期间患者定期复查，病情稳定，未见明显复发转移征象，但患者体质较弱，免疫力低下，反复外感，并患有扁平疣。

二诊：2015 年 1 月 20 日复诊，复查未见明显复发转移征象。

现症：乏力、汗出明显好转，颈部不适、咽喉不利，偶有腹泻，纳差，舌红苔白，脉沉细。

中医诊断：恶核（肺热阴虚，癌毒内蕴）。

西医诊断：非霍奇金淋巴瘤Ⅳ期。

治疗阶段：中医巩固治疗。

治法：清热养阴，解毒散结。

处方：桑白皮 12g，蒲公英 10g，川牛膝 10g，芡实 10g，浙贝母 10g，天冬、麦冬各 12g，沙参 12g，石斛 15g，豆蔻 6g，红景天 12g，续断 10g，莪术 10g，党参 10g，焦白术 10g，防风 12g，土茯苓 15g。

汤药及中成药服用方法同前。

后患者定期复查复诊，根据病证变化及时调整用药，病情稳定。

[按语] 该非霍奇金淋巴瘤患者平素饮食、作息不规律，精神压力较大，兼患有溃疡性结肠炎 10 余年，继行 6 次化疗，气阴不足，脾肾两虚。肺卫气虚，失于固摄，故而汗出、乏力；气阴受损，故而口咽干燥、眼干、口渴；脾肾不足，故而纳差、失眠、肢冷多梦。结合四诊，辨为气阴不足、脾肾两虚、癌毒

内蕴证。林洪生教授以益气养阴、健脾益肾、清热解毒为核心治法，以玉屏风散为底方，固摄肺卫之气；药用天冬、麦冬、沙参、知母、石斛养阴生津；芡实、豆蔻燥湿健脾，菟丝子、鸡血藤滋补肝肾；考虑患者体质较弱，稍加土茯苓、蒲公英清热解毒抗癌，共奏固本清源之功。患者服药后汗出、乏力症状明显减轻，定期复查随诊，未见明显复发转移征象，但患者体质较弱，免疫力低下，服药期间间断外感，并患扁平疣，在固本清源基本治则治法的前提下，林洪生教授及时调整方药。二诊以肺热阴虚见证为主，予以沙参麦门冬汤为底方加减。患者一直坚持口服汤药，于2017年12月14日复查各项指标及检查正常，且不适症状较前明显缓解，未出现复发转移达7年，目前仍门诊随诊。

消化道肿瘤

1. 基本认识和治疗经验

临床常见消化系统肿瘤以胃癌、食管癌、肝癌、肠癌、胰腺癌为多见，主要临床表现为进食困难、呃逆、腹痛、腹胀、腹泻、恶心、呕吐、便秘、便血等，而这些表现多属中医学噎膈、胃反、伏梁、肠风、肠癖、积聚、下痢、泄泻、黄疸之范畴，属中医广义的脾胃病。脾胃居于中焦，是为"后天之本"，《素问·脏气法时论》有言："脾病者身重，善肌肉痿，足不能收，行善瘛，脚下痛，虚则腹满肠鸣、飧泄、食不化。"《素问·通评虚实论》首载"噎膈"曰："隔塞闭绝，上下不通。"《金匮要略》中关于"积聚"有言："积者，脏病也，终不移；聚者，腑病也，发作有时，展转痛移，为可治。"林洪生教授认为，消化系统肿瘤的发生发展及转归无不与脾胃密切相关。消化道位置特殊，通过经络与其他脏腑相互关联，如脾病及肝、脾虚及肾，脾胃不足亦可影响心、肺等，脾胃有病还可以表现为头面窍络与二便的病证，正如《素问·通评虚实论》所言："头痛耳鸣，九窍不利，肠胃之所生也。"《灵枢·口问》曰："中气不足，溲便为之变。"林洪生教授在40余年的临床工作中，治疗了数以万计的消化系统肿瘤患者，笔者在整理其多年的临床验案过程中，深感老师在总结吸收古人先辈医术精华的基础上，于消化系统肿瘤治疗中师古不泥古、知常达变、心裁别出，故能取得良好的临床疗效。现将林洪生教授在消化系统肿瘤诊疗方面的宝贵经验载述如下，以期为广大同道提供一些思路和方法。

1.1 对消化系统肿瘤病因病机的基本认识

脾胃乃后天之本，脾主运化，胃主受纳，脾胃互为表里，为后天生化之源，若脾胃虚则气血生化乏源，正气衰败，癌毒肆虐。因此，林洪生教授认为脾胃虚弱、癌毒内蕴是消化系统肿瘤发生发展的根本内在原因。总体而言，消化系统肿瘤往往是内因和外因共同作用的结果，从病机来看多是因虚致病，本虚标实，正虚和邪实共同存在。初期以标实为主，多呈气滞、血瘀、痰湿、热毒、湿热；后期以本虚为主，出现气血亏虚、津液枯槁、脏器衰弱。

1.2 辨治消化系统肿瘤的基本治则治法

林洪生教授临证中以"固本清源"为治疗消化系统肿瘤的总则，注重调理患者的脾胃功能。叶天士在其著作《临证指南医案》中对脾胃的生理特点曾有高度概括，"纳食主胃，运化主脾，脾宜升则健，胃宜降则和""太阴阴土得阳始运，阳明阳土得阴自安，以脾喜刚燥，胃喜柔润"，林洪生教授非常赞同该观点，进一步提出治疗消化系统肿瘤当遵循"疏燥以健脾，顺润以养胃，清散以解毒"的原则，以健脾扶正、祛癌解毒为基本治疗原则。

在临证用药上，林洪生教授常选用党参、太子参、茯苓、怀山药、炒白术等健脾益气，用半夏、豆蔻、佩兰、砂仁等燥湿、化湿、利湿以醒脾运，用姜厚朴、枳实、制香附、木香等降胃气，用白芍、天冬、麦冬、知母、生地黄、石斛等滋润胃津，用白花蛇舌草、半枝莲、半边莲、露蜂房、山慈菇等祛癌解毒，也可与三棱、莪术、夏枯草、皂角刺等合用以化瘀散结、软坚通络。

1.3 病证结合、分期论治

消化系统肿瘤临床表现多样，明确的西医诊断有助于医生了解患者的发病特点和病程进展，以西医诊断作为重要参考，回归传统的中医辨证论治思路，是林洪生教授提倡的中医治疗消化系统肿瘤的核心和重点。通过严谨辨证得出的病机，是对患者神、色、症、舌、脉等外象，以及与之相关的既往疾病、体质差别、心理状态、生理习惯等多因素诱发的癌病机制的总判断。在病理上，由于邪正盛衰、阴阳消长的千变万化，同一患者不同阶段的病机因时而异；在病情上，由于每一位患者内外条件的差异，病机特点也因人而异。西医看来不变的病理，在中医却有着千变万化的病机。"观其脉证，知犯何逆，随证治之"，"从证治瘤"既体现了中医的特点和优势，也与西医切除病灶、消除肿瘤细胞为"靶点"的治疗思路相得益彰。只有紧抓具体患者的病机证候，才能灵活选择和解、泻下、理气、养血、滋阴、清热、温阳、祛湿、化瘀、祛痰等治法，做到据实而用，权宜相用，不拘泥于一法一方，才能避免杂投当下治疗肿瘤常用的清热解毒药、软坚散结药、活血化瘀药。

此外，消化系统肿瘤患者往往要接受手术、放疗、化疗、介入治疗、靶向治疗等现代医学治疗手段。林洪生教授认为中医药是消化系统肿瘤综合治疗的重要手段，何时应用以中医为主的治疗，何时选用中西医合并治疗，如何灵活应用"固本清源"治则，其间存在极大的临床技巧，需要丰富的临床经验和大量中西医治疗肿瘤的知识。临床治疗中应考虑患者不同的治疗阶段分期论治，根据对患者病情进展和机体状况的整体判断，中医药治疗采取或以扶正为主、或以祛邪为主、或扶正祛邪兼顾、或交替进行的不同模式。

总之，林洪生教授认为中医对消化系统肿瘤的治疗当"有常道，无常法，无定方"，完整、准确地运用中医理论，严密审症，仔细辨证，以证立法，以法遣药，才能在消化系统肿瘤的中医"精准治疗"中取得更好的效果。

1.4 升降相宜，斡旋气机

《素问·六微旨大论》有言："出入废则神机化灭，升降息则气立孤危，故非出入则无以生长壮老已，非升降则无以生长化收藏。是以升降出入，无器不有。"《素问·离合真邪论》谓之："以上调下，以左调右。"气机升降理论辨证地解释了人体的动态平衡，是对脏腑功能、气化特性乃至人体生命活动基本规律的高度概括，升降失常是疾病的基本病机之一。脾胃为中焦气机升降之枢纽，气机升降理论对于消化系统肿瘤的生成、发展、治疗及预后均有深刻的指导意义。对于气机升降理论的阐释，清代医家周学海在其《读医随笔》一书中有充分阐释："气亢于上者，抑而降之；陷于下者，升而举之；散于外者，敛而固之；结于内者，疏而散之""气亢于上，不可径抑也，审其有余不足；有余耶，先疏而散之，后清而降之；不足耶，先敛而固之，后重而镇之……气散于外，不可径敛也，审其有余不足：有余者，自汗由于肠胃之实，下其实而阳气内收；不足者，表虚由于脾肺之亏，宣其阳而卫气外固。"林洪生教授对调理气机颇为推崇，认为属于脾胃范畴的消化系统肿瘤，气机升降失调是贯穿病变的核心病机，应注重从气机升降角度去处方用药，且用药不宜升降不及，更要谨防升降太过，当升而过于升，不但下气虚而里气亦不固，如气虚喘嗽者恐有汗脱之虞矣；当降而过于降，不但上气陷而表气亦不充，如下利者每有恶寒之征。林洪生教授认为具有升浮作用的中药有柴胡、葛根、升麻、荆芥、防风、党参、白芷等；具有沉降作用的中药有龙骨、牡蛎、知母、黄柏、牛膝、车前子、五味子等。

1.5 化痰祛瘀，相得益彰

癌毒留结，脾胃运化水湿功能异常，肝胆疏泄失调，引起经络气机不畅，津液停聚为痰，血液留滞为瘀，癌毒与痰瘀搏结形成肿块，因此痰瘀搏结是消化系统肿瘤的重要病机环节，痰胶着黏腻之性是肿瘤难以消除的重要原因，瘀血则是久病入络之征。痰可随癌毒黏着于人体周身空隙与窍道，除了与瘀毒搏结成局部肿块外，还能导致脏腑经络的进一步虚损。如痰毒附着于肝，浸渍肝体，则发为胁下肿块、疼痛、黄疸等；痰邪壅塞胃脘，则可见上脘不适，纳少痞满，触之肿块；瘀毒阻于胃肠，还可见呕血、大便色黑如漆。化痰祛瘀、软坚散结正是针对该重要病机的正治之法，通过改善症状，缩小癌肿，使经络气血运行逐渐恢复，气机升降输布趋于正常。在临床诊疗中，若肿处疼痛多为刺痛，痛处固定不移，拒按，夜间痛甚者，多选用当归、丹参、川芎、赤芍、莪术、益母草等活血化瘀之品；若肿块触之柔软，不易活动，疼痛不剧，则多选用半夏、山慈菇、贝母、制僵蚕、瓦楞子等化痰祛湿之品，同时配伍预知子、陈皮、莱菔子等理气药，以求气行而津液得以输布。

1.6 情志为重，调肝为先

早在《素问·举痛论》中就有记载，"余知百病生于气也，怒则气上，喜则气缓，悲则气消，恐则气下……思则气结"。《丹溪心法·五郁论》中有云："气血冲和，百病不生，一有怫郁，诸病生焉，故人生诸病，多生于郁……郁者，结聚而不得发越也，当升者不得升，当降者不得降，当变化者不得变化也；此为传化失常。"历代医家均非常重视精神因素对疾病的影响。消化系统肿瘤的发生、发展和预后与精神情志因素关系甚为密切。现代社会纷繁复杂，情志过激、思虑过度已是常态，生活压力、工作紧张、家庭失和等均可导致情绪抑郁、焦虑，轻则脾胃功能失调，纳谷不香，出现"思伤脾""思则气结"；日久则易引起噎膈、积聚、肝积、臌胀等病。且情志不畅、精神紧张可导致肝气郁结，疏泄失职，木克脾土，常兼见嗳气太息、胸闷不畅、脘腹痞满胀痛等，或如叶天士所言"胃土久伤，肝木愈横"，说明脾胃已病之时，情志因素尤易作祟。面对肿瘤患者，医生应做好其思想工作，帮助患者正确对待肿瘤，认识到肿瘤是可治可防的，解除其思想顾虑，充分调动患者的积极性，树立其战胜癌症的信心，从而提高患者的生存率和生活质量。在门诊上，林洪生教授常耐心宽慰患者，鼓励患者积极参与并制订详细的心理疏导策略，患者坚持 1～2 个月，疗效将渐渐展现，若长期坚持，常可有事半功倍之效。林洪生教授除了常用疏肝解郁药，如柴胡、郁金、佛手、苏梗、绿萼梅、玫瑰花、预知子等外，还常在处方中加入百合、淡竹叶等解郁安神之品以增强药效。例如百合，味苦微寒，不仅能润肺养阴止咳，更能安神解郁，《本草述》曰："百合之功，在益气而兼之利气，在养正而更能去邪，故李氏谓其为渗利和中之美药也。"现代药理研究亦支持百合具有抗癌、止咳、抗疲劳、调节免疫的作用。使用这类在中西药理上对消化系统肿瘤患者均有益处的中药也是林洪生教授用药的一大特色。

2. 辨治消化道肿瘤典型病例

【例一】益气养血治疗胃癌

陈某，女，70岁，2014年4月17日初诊。

主诉：胃癌术后3个月，右上腹轻度疼痛。

现病史：患者于2013年12月因上腹部疼痛，呕吐，行胃镜检查：早期胃癌。病理示黏液细胞癌。2014年1月4日于齐齐哈尔医院行全麻下根治性远端胃切除术，术后病理：胃印戒细胞癌，3cm×3.3cm×1.5cm，侵及深肌层，淋巴结转移（胃大弯3/13，胃小弯3/6）。2014年2月至2014年4月行3个周期化疗。第1周期口服卡培他滨（希罗达），第2、3周期口服卡培他滨＋奥沙利铂，暂未复查。血常规（2014年4月2日）：白细胞 $3.9×10^9$/L。目前患者欲继续化疗，身体状况较差，白细胞下降。

现症：饭后右上腹轻度疼痛，乏力，二便可，睡眠可，舌红苔白，脉细。

中医诊断：胃反（气血亏虚，兼有血瘀）。

西医诊断：胃癌。

治疗阶段：中医防护治疗。

治法：益气养血，活血。

处方：生黄芪30g，当归12g，白芍10g，鸡血藤20g，佛手10g，天冬

12g，怀牛膝 10g，红景天 12g，党参 12g，露蜂房 6g，淡竹茹 12g，川续断 10g，陈皮 6g，阿胶珠 12g，菟丝子 10g，枳壳 10g。

14 剂，水煎服，每日 1 剂，早晚各 1 次。中成药配合健脾益肾颗粒 10g，每日 2 次。

二诊：2014 年 11 月 25 日复诊，化疗于 2 周前结束，复查：白细胞 3.4×10^9/L，自觉一般情况尚可，偶有腹胀，乏力，时有气短，二便调，舌红苔白，脉细。

中医诊断：胃反（气血亏虚，痰瘀互结）。

西医诊断：胃癌。

治疗阶段：中医防护治疗。

治法：益气养血，化痰散结。

处方：生黄芪 20g，焦白术 10g，防风 12g，莪术 10g，鸡血藤 20g，白芍 10g，天冬 12g，麦冬 12g，大腹皮 10g，露蜂房 6g，红景天 12g，夏枯草 10g，党参 12g，佛手片 10g，土茯苓 15g，半枝莲 15g，藤梨 15g，白英 15g。

14 剂，水煎，每日 1 剂，分 2 次服。中成药配合西黄解毒胶囊 0.75g，每日 2 次；贞芪扶正颗粒 10g，每日 2 次。

三诊：2017 年 3 月 16 日复诊，胃癌术后 3 年，自觉偶有腹胀，体力较前好转，纳眠可，二便调，脉细，舌红苔白。

中医诊断：胃反（气血亏虚，兼有气滞）。

西医诊断：胃癌。

治疗阶段：中医维持治疗。

治法：益气养血，行气。

处方：太子参 12g，焦白术 10g，防风 12g，天冬 12g，麦冬 12g，鸡血藤 20g，莪术 10g，白芍 10g，佛手片 10g，灵芝 10g，玄参 12g，大腹皮 10g，黄精 10g，三七粉 3g（分冲），炒柴胡 6g，土茯苓 15g，藤梨根 15g，蛇莓 15g，白英 15g。

14 剂，水煎，每日 1 剂，分 2 次服。

目前患者病情稳定，最近一次随访为 2018 年 4 月 26 日，患者自觉一般情况可，正常生活。

[按语] 胃癌在中医属"胃脘痛""噎膈""胃反""积聚"等范畴。本病的病因有内外之分，内因主要有情志不遂、忧思恼怒、脏腑功能失调等，外因有饮食不节或不洁，内外因交织，互相作用，最终导致本病。本病病位在胃，正虚与邪实两方面同时存在，初期以实的表现多见，如本病例初期疼痛、腹胀、呕吐等，属气滞血瘀的表现；后期则以虚的表现为主，经过手术、放化疗等治疗之后正气渐衰，出现乏力、纳差等表现。林洪生教授在治疗时整体考虑，正确把握时机，明确邪实与正虚的时机和关系，达到祛邪不伤正、扶正邪自安的目的。

【例二】益气健脾以治直肠癌

刘某，女，58 岁，2013 年 3 月 26 日初诊。

主诉：直肠癌术后，化疗后 2 年，双下肢沉重 2 个月余。

现病史：患者因体检发现直肠占位，于 2010 年 9 月行直肠癌扩大根治术，术后病理：腺癌Ⅱ级，部分为黏液腺癌。浸润肠管全程达浆膜外，未见脉管侵犯，切缘未见癌，肠系膜转移性癌（6/11），术后行 6 个周期辅助化疗（FolFo1 个周期，FolFIRI5 个周期、L-OHP 过敏），放疗 22 次，于 2011 年 3 月结束。患者于 2012 年 3 月行 PET-CT 发现左肺上叶结节，直径 0.9cm。CEA、CA72-4 较前升高，同年 7 月开始行希罗达化疗 2 个周期，8 月复查左肺上叶结节 1.1cm×1.1cm，于 9 月行左肺上叶肿物切除术，病理示：腺癌，形态似肠道转移。同年 10 月开始行替吉奥联合伊立替康 4 个周期、希罗达单药 1 个周期化疗，现患者拟行希罗达单药口服治疗。

现症：双下肢无力、沉重，腹胀，偶有烧心，口干，不欲饮水，头部汗出明显，胸闷，眠差，小便可，大便时干时稀。舌红苔白，脉沉细。

中医诊断：肠覃 (气血两虚，癌毒内蕴)。

西医诊断：直肠癌，左肺转移癌。

治疗阶段：中医防护治疗。

治法：益气养血，健脾益肾。

处方：生黄芪 20g，焦白术 10g，防风 12g，党参 10g，香附 10g，枳壳 10g，露蜂房 6g，大腹皮 10g，芡实 10g，辛夷 10g，白芍 10g，柏子仁 12g，首乌藤（夜交藤）15g，鸡血藤 20g，红景天 12g，白英 15g，土茯苓 15g。

14 剂，水煎，每日 1 剂，分 2 次服。中成药配合西黄解毒胶囊 0.75g，每日 2 次；健脾益肾颗粒 10g，每日 2 次。

二诊：2013 年 5 月 28 日，服药后症状好转，自觉多梦，少量汗出，胸闷，喉中有痰鸣音，少量痰，后背发凉，流清涕，轻度腹胀，纳可，舌红苔白。

中医诊断：肠覃（痰湿，气滞）。

西医诊断：直肠癌，左肺转移癌。

治疗阶段：中医防护治疗。

治法：行气化痰。

处方：天冬 12g，麦冬 12g，紫苏子 10g，紫苏梗 10g，香附 10g，枳壳 10g，大腹皮 10g，法半夏 10g，淡竹茹 10g，川续断 10g，柏子仁 12g，辛夷 10g，炙枇杷叶 10g，怀牛膝 10g，防风 12g，党参 12g，红景天 12g，金荞麦 15g，土茯苓 15g，龙葵 15g。

14 剂，水煎，每日 1 剂，分 2 次服。中成药配合西黄解毒胶囊 0.75g，每日 2 次；健脾益肾颗粒 10g，每日 2 次。

三诊：2014 年 6 月 24 日，停口服化疗药 1 年，自觉一般情况尚可，易感冒、鼻塞，偶有汗出，胃脘偶有不适、腹胀，体力稍差，二便调，舌红苔白，脉沉细。

中医诊断：肠覃（气血两虚，气滞）。

西医诊断：直肠癌，左肺转移癌。

治疗阶段：中医防护治疗。

治法：益气养血，行气。

处方：太子参 12g，焦白术 10g，香附 10g，枳壳 10g，佛手片 10g，露蜂房 6g，辛夷 10g，蒲公英 10g，鸡血藤 20g，白芍 10g，红景天 12g，大腹皮 10g，金荞麦 15g，预知子 15g，藤梨根 15g，蛇莓 15g，党参 12g。

14 剂，水煎，每日 1 剂，分 2 次服。中成药配合西黄解毒胶囊 0.75g，每日 2 次；健脾益肾颗粒 10g，每日 2 次。

目前患者病情稳定，最后一次随访至 2018 年 4 月 12 日，目前病情平稳，仍有少量汗出，继续治疗中。

[按语] 结直肠癌属于中医"肠覃""积聚""锁肛痔"等疾病范畴，本病的发病以正气虚损为内因，邪毒入侵为外因，两者互相影响，正虚则痰、瘀、毒等病理产物易结于肠道，邪气结于体内则正气更虚，最终发为本病。本病全身属虚、局部属实，患者经过手术、化疗之后正虚较重，以双下肢沉重、易出汗等为特点。林洪生教授在治疗当中，一方面以汤药加强益气养血，同时配合中成药健脾益肾颗粒，适当减少软坚散结、清热解毒的中药，固本与清源同时考虑，共同达到稳定病情、改善患者生活质量、延长生存期的目的。

【例三】中医药治疗十二指肠癌

王某，男，54 岁，2018 年 4 月 26 日初诊。

主诉：十二指肠壶腹低分化腺癌 3 年半，肝转移 3 年，腹胀半年。

现病史：患者 2014 年 7 月因黄疸，于 302 医院检查发现十二指肠壶腹肿瘤，行内镜活检，病理：十二指肠（乳头）少许中低分化腺癌。2014 年 8 月 20 日行胰 - 十二指肠切除术，术后病理：壶腹部浸润性腺癌，低分化，2cm×1cm×1cm；脉管内癌栓形成，浸润胰头浅层；胰周淋巴结癌转移（2/2），十二指肠、胃切缘及胰腺切缘未见肿瘤，T3N1Mx。免疫组化：CK19

（++），CK20（－），Ki-67（+>75%），P53（+<25%），EGFR（－），HER-2（－），术后未行化疗。2015年6月发现肝转移，与307医院化疗至今60次，方案为吉西他滨联合泰欣生1年，替吉奥7个月，伊立替康8个月，奥沙利铂联合卡培他滨5个月。肿瘤标记物、肝肾功能稳定，现仍处于化疗中。

现症：腹胀，肠鸣，食欲减退，无恶心呕吐，下肢时有水肿，腰膝酸软，乏力消瘦，大便日2次，夜尿日3次，舌红苔白，脉细略数。

中医诊断：肠覃（气血两虚，脾肾阳虚）。

西医诊断：十二指肠癌。

治疗阶段：中医防护治疗。

治法：益气养血，补益脾肾。

处方：生黄芪15g，焦白术10g，白芍10g，沙参10g，怀牛膝10g，丹参10g，鸡血藤20g，红景天12g，防风12g，淫羊藿10g，郁金10g，黄精10g，土茯苓15g，蛇莓15g，党参10g，灵芝10g。

14剂，水煎，每日1剂，分2次服。

[按语] 本例患者经历过手术及多次化疗，并且肝转移，经历上述治疗后以下肢水肿、腰膝酸软、乏力消瘦等正虚表现为主。林洪生教授面对此患者，并未过多攻伐其正气，转以补气养血、健脾益肾为主要方法，同时佐以少量软坚散结、清热解毒的药物，以固本为主，兼以清源，在不同的时机选用不同的治法，不伤正气，同时邪气得以缓慢祛除。

【例四】益气补肾治疗结肠癌

武某，女，54岁，2018年4月12日初诊。

主诉：间断便血半年余。

现病史：患者半年前无明显诱因间断出现便鲜血，量少，色红，自觉头晕、无乏力、心悸、黑蒙，未予重视。2018年3月于北医三院行肠镜示：距肛门25cm

可见肿物；病理示：中分化腺癌。免疫组化:MLH（+），HER-2（++）。基因检测：KRAS12 位点突变。2018 年 3 月 15 日，胸 CT 示：双肺多发转移瘤，最大者位于右肺中叶，约 1.9cm。2018 年 3 月 20 日，腹盆 CT 示：右侧附件区不规则肿块，约 13.2cm×8.5cm；肝内多发低密度灶，较大者约 4.6cm×3.4cm。2018 年 3 月 26 日行左侧卵巢切除术加降结肠保护性造口术，现欲行化疗，故前来就诊。

现症：体重减少约 4kg，偶有便血，无腹胀，纳可，眠差，二便调。舌淡红，苔白，脉沉细。

中医诊断：肠覃（气血亏虚，肝肾阴虚）。

西医诊断：结肠癌。

治疗阶段：中医防护治疗。

治法：益气养血，补益肝肾。

处方：炙黄芪 15g，白芍 10g，香附 10g，枳壳 10g，佛手片 10g，芡实 10g，豆蔻 6g，露蜂房 6g，天冬 12g，麦冬 12g，红景天 12g，灵芝 10g，阿胶珠 12g，菟丝子 10g，合欢皮 10g，黄精 10g。

14 剂，水煎，每日 1 剂，分 2 次服。加生血宝合剂 10mL，每日 2 次。

[按语] 本病的发病以正气虚损为内因，邪毒入侵为外因，两者互相影响，正虚则痰、瘀、毒等病理产物易结于肠道，邪气结于体内则正气更虚，最终发为本病。本患者最初发病以便鲜血为主要表现，临床表现易与痔疮相混，现有肺转移、肝转移、卵巢转移的表现，术后欲行化疗。此时，患者正气虚损较为严重，邪实相对较弱，考虑以益气养血、补益肝肾为治疗方向，过度攻伐可能导致患者体虚更重，继观病情变化。

【例五】养血利湿以治十二指肠癌

赵某，男，2018 年 2 月 28 日初诊。

主诉：十二指肠、胰头癌术后，黄疸 1 个月余。

现病史：患者 2017 年 5 月因黄疸，于友谊医院查腹部 CT 示：胆总管远端占位性病变伴胆道梗阻。AFP：5.78ng/mL，CEA：2.95ng/mL。2017 年 5 月 16 日行胰头、十二指肠部分切除术，脾、胃部分切除、胆囊摘除。术后病理：十二指肠乳头高分化腺癌，侵透肌层达浆膜并侵犯部分胰腺组织，胆总管扩张，黏膜下不典型增生，手术断端无癌残留，淋巴 0/12，术后未行放化疗及特殊药物治疗。2018 年 1 月 30 日因黄疸复查腹部 CT：肝 S8 动脉可见类圆形高密度结节，d ≈ 0.8cm；S5 动脉可见高密度结节，d ≈ 2.6cm。肠系膜脂膜炎可能性大，腹腔及腹膜后多发小淋巴结。生化：ALT71U/L，AST51U/L，ALP190U/L。后服用中药，黄疸未见改善。2018 年 2 月 24 日复查腹部 B 超：左肝内胆管宽 0.6cm，右肝内胆管宽 0.4cm，门静脉宽 1.0cm，胆总管宽 0.9cm。生化：ALT59U/L，AST247U/L。肿瘤标志物上升。

现症：黄疸，自觉皮肤瘙痒，纳可，眠差，大便次数多，4 ～ 5 次 / 日，小便酱油色。舌淡，苔白，脉沉细。

中医诊断：肠覃（脾虚气滞，湿热蕴结）。

西医诊断：十二指肠癌。

治疗阶段：中医巩固治疗。

治法：益气清热，健脾燥湿。

处方：炒柴胡 6g，山栀子 12g，莪术 10g，郁金 10g，威灵仙 12g，白芍 10g，鸡血藤 20g，怀牛膝 10g，云苓 20g，芡实 10g，红景天 12g，灵芝 10g，茵陈 10g，垂盆草 10g，土茯苓 15g，蛇莓 15g，水红花子 15g，预知子 15g。

14 剂，水煎，每日 1 剂，分 2 次服。

[按语] 本病常因外感湿邪、忧思恼怒、嗜食肥甘厚腻等因素导致肝气郁结、痰湿蕴聚、瘀毒内结，日久不散，积而成瘤。患者有十二指肠、胰头两部分的病变，以黄疸为主要表现，并且有皮肤瘙痒、眠差等表现。林洪生教授在治疗上，适时加入清热利湿、行气散结的药物，同时不过度耗伤人体正气，兼顾养血活血，达到减轻症状、控制疾病发展的目的。

【例六】中西医结合治疗肝内胆管癌

吴某，女，65岁。2008年1月17日初诊。

主诉：两胁胀痛6个月余。

现病史：2007年6月出现两胁胀痛，于同年7月24日在北京医院行"肝肿物楔形切除术"，肝左叶占位6.5cm×5.4cm。术后病理：肝内胆管腺癌，中分化，胆管内有癌栓，切缘有癌细胞。术后局部放疗30日，后口服卡培他滨片（0.5g/片），每次2g，早晚饭后半小时各服用一次，12日后因皮肤反应剧烈和手足综合征明显，故予停药。就诊时患者两胁胀痛不适，口干口渴，略感乏力，纳眠可，二便调。病理：肝内胆管腺癌。腹部MRI：肝癌术后，未见明显复发转移。生化全项：ALT 43U/L。肿瘤标志物未见异常。舌红苔白，脉沉细。

中医诊断：积聚（肝郁脾虚，肾亏毒结）。

西医诊断：肝内胆管癌术后，腺癌。

治疗阶段：中医防护治疗。

治法：疏肝理气健脾，益气散结解毒。

处方：太子参12g，焦白术10g，香附10g，枳壳10g，天冬12g，麦冬12g，玄参10g，栀子12g，炒柴胡6g，白芍12g，当归12g，生黄芪20g，党参12g，夏枯草10g，预知子15g，蛇莓15g，水红花子15g。

水煎服，每日1剂。中成药配合服用西黄解毒胶囊0.75g，每日2次；健脾益肾颗粒10g，每日2次。

二诊（2009年10月12日）：近日复查胸部CT示：右肺小结节，右侧胸腔积液。复查肿瘤标志物CA125 71U/mL。余同前。现症见口干、目涩，舌红苔白，脉细。

中医诊断：积聚（肺脾气虚，气机不利）。

西医诊断：肝内胆管癌术后，腺癌。

治疗阶段：中医防护治疗。

治法：疏肝健脾，益肾解毒。

处方：炒柴胡 6g，栀子 12g，天冬 12g，麦冬 12g，北沙参 10g，猪苓 20g，茯苓 20g，玄参 12g，川续断 10g，怀牛膝 10g，党参 12g，鸡血藤 20g，佛手片 10g，莪术 10g，藤梨根 15g，白英 15g，龙葵 15g，土茯苓 15g。

中成药服用同前。

三诊（2009 年 12 月 1 日）：复查肿瘤标志物 CA125 81U/mL。复查腹部 MRI：肝内胆管癌术后改变，少量腹水，未见复发转移。现症见胸闷憋气较重；胃脘不适，时有疼痛，餐后加重；咽干，口干，舌红苔白，脉细略弦。

中医诊断：积聚。

西医诊断：肝内胆管癌术后，腺癌。

治疗阶段：中医防护治疗。

治法：疏肝健脾，益肾解毒。

处方：太子参 12g，焦白术 10g，香附 10g，枳壳 10g，鸡血藤 20g，浙贝母 10g，夏枯草 10g，莪术 10g，延胡索 15g，猪苓 20g，桑白皮 12g，桔梗 10g，党参 10g，金荞麦 15g，白英 15g，蛇莓 15g，绿萼梅 15g。

中成药服用同前。

四诊（2010 年 2 月 23 日）：复查肿瘤标志物 CA125 64U/mL，余未见异常。现症见乏力气短，目干，偶有眉骨胀痛，胸部发沉，咽部不利，心悸，纳眠可，二便调。舌红苔白，脉细。

中医诊断：积聚。

西医诊断：肝内胆管癌术后，腺癌。

治疗阶段：中医防护治疗。

治法：疏肝健脾，益肾解毒。

处方：生黄芪 20g，焦白术 10g，防风 12g，薤白 10g，赤芍 10g，白芍 10g，浙贝母 10g，苏梗 10g，玄参 10g，蒲公英 10g，天冬 12g，麦冬 12g，石斛 15g，鸡血藤 20g，郁金 10g，白英 15g，预知子 15g，金荞麦 15g。

中成药服用同前。

后患者定期随诊复查，病情几经反复，但用药后均得以控制。

五诊（2010 年 9 月 11 日）：复查 CA125 13.6U/mL。患者整体状况良好，病情平稳，继续服用中药维持治疗。

[按语] 肝内胆管癌是指起源于左右肝管汇合部以上的胆管上皮细胞的恶性肿瘤，其发病率占整个胆管癌的 5% ～ 10%。其根治性切除患者，平均生存 27 个月，1、2、3 年生存率分别为 86.5%、61.8% 和 49%；姑息切除和单纯引流，平均生存期分别为 11 个月和 9.5 个月，1、2、3 年生存率分别为 30.7%、20.5%、0%。林洪生教授认为肝内胆管癌的病因病机与原发性肝癌基本相同，故在对其进行中医药治疗时也本着相同的治则治法。针对该病案，林洪生教授通过对影像学的变化和 CA125 指标的涨幅情况进行观察，结合四诊综合分析病情的进展，见微知著，先其时而变，整体把握病情，经长期中药调理，使得患者病情好转。

患者初诊时，结合患者症状，在气血亏虚、正气不足这一总的病机基础上，辨证为肝郁脾虚、肾亏毒结，以太子参、生黄芪、党参、焦白术补脾益气，麦冬、天冬、玄参滋阴补肾。该病病位在肝，故用炒柴胡、山栀子疏肝清热，白芍、当归养血柔肝。水红花子、预知子、蛇莓、夏枯草均为抗癌而不伤肝之药，同时又有散结解毒之能。以上诸药合用，可达疏肝健脾、益肾解毒的目的。患者坚持用药，病情稳定近一年半之久，疗效显著。

随后复诊，林洪生教授主要根据现代影像学和 CA125 的变化情况对疾病的发展做出预判，既病防变。患者 2009 年 10 月复查胸部 CT 提示右肺小结节、右侧胸腔积液，林洪生教授认为病程日久，正气亏耗，癌毒之邪已有波及肺的趋势，以致病机、病症发生改变，病情进展，此时本着"急则治其标"的原则，同时结合刻下患者的主要不适症状重新辨证论治，将疾病的主要矛盾归结为中上焦气机不利，辨证由肝郁脾虚、肾亏水泛转为肺脾气虚、气机不利，改以自拟养胃方（太子参、焦白术、香附、枳壳）为主方，调补中焦气机；同时加用桑白皮、茯苓、猪苓泻肺利水，用莪术、绿萼梅、夏枯草、浙贝母行气散结，以一味桔梗载药上浮，引药直达病所。再次复诊时病情已得到控制。林洪生教授在疾病复杂的发生发展过程中，能够准确把握疾病的主要矛盾，经过数次复诊调方，使得胸腔积液和肿瘤标志物都得到了很好的控制，患者转危为安。若一年内患者病情没有反复，可考虑停药。

【例七】疏肝健脾治疗原发性肝癌

麦某，男，56岁，2009年3月31日初诊。

主诉：食欲不振伴消瘦1个月余。

现病史：1个月前，患者无明显诱因出现食欲不振伴明显消瘦，遂就诊于当地医院，确诊为原发性肝癌，未行手术、放疗、化疗等特殊治疗。就诊时自觉纳差，少寐，乏力，气短，时感腹胀，易汗出。就诊时见其舌暗，苔微黄，脉弦。腹部MRI示：肝叶有4粒结节，最大病灶直径2.3cm，诊断为原发性肝癌。甲胎蛋白（AFP）43.5μg/L。谷丙转氨酶（ALT）184U/L，谷草转氨酶（AST）77U/L。

中医诊断：肝积（肝郁不疏，脾虚气滞）。

西医诊断：原发性肝癌。

治疗阶段：单纯中医药治疗。

治法：疏肝理气，健脾散结。

处方：炒柴胡6g，香附10g，枳壳10g，天冬12g，麦冬12g，茯苓20g，炒栀子12g，大腹皮10g，郁金10g，生黄芪20g，焦白术10g，防风12g，莪术10g，枸杞子12g，夏枯草10g，白英15g，水红花子15g，土茯苓15g，龙葵15g。

水煎服，每日1剂。中成药配合服用西黄解毒胶囊0.75g，每日2次；健脾益肾颗粒 10g，每日 2 次。

定期复诊，根据病症变化在原方基础上进行调整。

二诊（2011 年 10 月 11 日）：近日复查腹部 MRI 提示部分结节较前增大，最大病灶直径 3.6cm，部分结节较前缩小。实验室检查提示：AFP220μg/L，ALT127U/L，AST68U/L。

现症：自觉体力较前好转，腹胀减轻，时气短，纳可，伴有肝区不适，易反酸烧心，眠差，畏寒，夜间少量汗出，二便调。舌淡红，苔白，脉细略弦。

中医诊断：肝积（肝郁不疏，脾虚气滞）。

西医诊断：原发性肝癌。

治疗阶段：单纯中医药治疗。

治法：疏肝理气，健脾散结。

处方：太子参 12g，焦白术 10g，香附 10g，川续断 10g，佛手 10g，莪术 10g，蒲公英 10g，鸡血藤 20g，生黄芪 20g，防风 12g，炒柴胡 6g，露蜂房 6g，红景天 10g，半枝莲 15g，预知子 15g，水红花子 15g，龙葵 15g。

中成药配合服用西黄解毒胶囊 0.75g，每日 2 次；金龙胶囊 0.75g，每日 3 次。定期复诊。

三诊（2012 年 1 月 4 日）：复查 AFP24.9μg/L，ALT127U/L，AST69U/L。腹部 MRI 提示病灶稳定。现就诊时自觉眠差，多梦，时有肝区不适，余症状均有好转。舌红苔白，脉沉细。

中医诊断：肝积（肝郁不疏，脾虚气滞）。

西医诊断：原发性肝癌。

治疗阶段：单纯中医药治疗。

治法：疏肝理气，健脾散结。

处方：炒柴胡 6g，香附 10g，枳壳 10g，天冬 12g，麦冬 12g，鸡血藤 20g，白芍 10g，柏子仁 12g，合欢皮 10g，莪术 10g，夏枯草 10g，蒲公英 10g，红景天 10g，露蜂房 6g，半枝莲 15g，龙葵 15g，蛇莓 15g，徐长卿 15g，白花蛇舌草 15g。

中成药服用同上诊。定期复诊。

四诊（2012 年 8 月 28 日）：近日复查腹部 MRI 提示肿物较前缩小，病灶最大直径 1.7cm，AFP10μg/L，ALT99U/L，AST58U/L。现自觉一般情况可，乏力，气短，眠差，偶有肝区不适，舌红苔白，脉细略弦。

中医诊断：肝积（肝郁不疏，脾虚气滞）。

西医诊断：原发性肝癌。

治疗阶段：单纯中医药治疗。

治法：疏肝理气，健脾散结。

处方：炒柴胡 6g，炒栀子 10g，柏子仁 10g，天冬 12g，麦冬 12g，露蜂房 6g，白芍 10g，佛手 10g，郁金 10g，鸡血藤 20g，党参 10g，生黄芪 15g，莪术 10g，夏枯草 10g，金荞麦 15g，白英 15g，土茯苓 15g，白花蛇舌草 20g。

中成药配合服用西黄解毒胶囊 0.75g，每日 2 次；护肝片 1.44g，每日 3 次。定期复诊。

五诊（2015 年 2 月 10 日）：近日复查腹部超声，结节较前明显缩小，肝部最大结节直径 0.66cm。现就诊时患者自觉肝区不适，畏寒，易外感，眠差，余症状明显好转。舌淡红，苔白，脉细。

中医诊断：肝积（肝郁不疏，脾虚气滞）。

西医诊断：原发性肝癌。

治疗阶段：单纯中医药治疗。

治法：疏肝理气，健脾散结。

处方：炙黄芪 15g，焦白术 10g，防风 12g，天冬 12g，麦冬 12g，鸡血藤 20g，白芍 10g，郁金 10g，莪术 10g，大腹皮 10g，合欢皮 10g，柴胡 6g，炒栀子 12g，红景天 12g，土茯苓 15g，预知子 15g，凌霄花 15g，水红花子 15g。

中成药配合服用西黄解毒胶囊 0.75g，每日 2 次。

[**按语**] 肝癌具有恶性程度高、治愈率低、预后极差的特点。该患者就诊时已失去手术机会，且拒绝化疗，仅寻求中医治疗。中医认为肝喜条达，恶抑郁，主疏泄，调畅气机。林洪生教授认为肝癌为病，多在正气亏虚的基础上表现气滞不疏的症状，因此，疏肝理气、健脾散结当作为治疗肝癌的要点。初诊时患者自觉纳差，少寐，乏力，气短，时感腹胀，易汗出，一派气虚气滞之象。林洪生教授主张肝脾同调，遵从柴胡疏肝散方义疏肝理气、调畅气机，拟玉屏风散健脾补气、固表止汗，同时加用夏枯草、莪术、白英、土茯苓、龙葵以散结解毒。肝郁日久必生郁热，故用炒栀子、夏枯草凉肝清热。肝体阴而用阳，疏肝太过易伤肝阴，所以在大量疏肝之药中加用枸杞、天冬、麦冬以养阴柔肝。疏补同调，清润同用，患者病灶稳定 2 年余。

2 年后复诊，病灶进展，症见肝区不适，易反酸烧心，眠差，畏寒，夜间少量汗出，余可。此时患者肝郁气滞症状较前缓解，气血亏虚之象凸显。此时以健脾益肾、补气养血为主要治法，同时少佐香附、佛手、莪术以理气和胃，防补气太过，气机壅塞，同时配以抗癌解毒之药。再诊时提示气血亏虚症象缓解，病情得到控制，再以疏肝理气、健脾散结法治之，病灶明显缩小。由此可见，疏肝理气、健脾散结法对肝癌治疗的有效性，扶正培本大法在肿瘤治疗中的重要性。

【**例八**】**健脾益气治疗肠癌**

付某，女，78 岁，2011 年 3 月 3 日初诊。

主诉：肠癌术后伴排便次数增多 5 个月余。

现病史：患者 2010 年 10 月行肠镜检查提示肠道占位。10 月 29 日行直肠癌根治术。术后病理为中低分化腺癌，侵透肌层达纤维层，淋巴结转移 16/19。术后行 4 周期 FOLFOX 方案化疗；因不可耐受而中止。化疗后复查肿瘤标志物

CA72-4 9.87μg/L（0～6.9）。

既往史：2型糖尿病，高血压，脑梗死。

现症：后背痛，纳眠可，术后排便次数增多，每日6～7次。舌红，苔白，脉细略弦。

中医诊断：肠覃（脾胃虚弱，失于固摄，癌毒内蕴）。

西医诊断：肠腺癌Ⅲ期。

治疗阶段：中医巩固治疗。

治法：健脾益气，涩肠止泻，解毒散结。

处方：焦白术10g，党参12g，防风12g，石斛15g，茯苓20g，鸡血藤15g，天冬12g，芡实10g，豆蔻6g，延胡索15g，续断10g，莪术10g，诃子10g，佛手10g，白英15g，藤梨根15g，预知子15g。

30剂，水煎服，每日1剂。中成药配合服用西黄解毒胶囊0.75g，每日2次；贞芪扶正颗粒5g，每日2次。

二诊：2011年12月6日复诊，复查未见明显异常。

现症：排便次数减少，手足麻木，皮肤瘙痒，下肢不适，纳眠可，舌红苔白，脉细。

中医诊断：肠覃（气阴两虚，血瘀气滞，癌毒内蕴）。

治疗阶段：中医巩固治疗。

治法：益气养阴以固本，理气活血、解毒散结以清源。

处方：太子参12g，焦白术10g，香附10g，枳壳10g，露蜂房6g，赤芍、白芍各10g，玄参10g，续断10g，预知子15g，川续断10g，补骨脂12g，延胡索15g，半枝莲15g，金荞麦15g，郁金10g，芡实10g。

汤药及中成药服用方法同前。

后患者定期复查复诊，期间肿瘤标志物时有升高，根据病证变化及时调整用药，病情稳定。

[按语] 患者肠癌，多个淋巴结转移，分期已属晚期，术后应行辅助化疗，延缓复发转移。然而患者年龄较大，体质较弱，无法耐受足量足疗程化疗。患者术后脾胃功能受损，运化失常，不能固摄，因而排便次数增多。根据四诊，林洪生教授对其辨证为脾胃虚弱，失于固摄，癌毒内蕴。患者处于术后化疗后阶段，正气虚弱，癌毒内蕴，林洪生教授谨遵治疗肿瘤的基本大法，以健脾益气为核心扶正培本，以党参、白术、天冬、石斛、茯苓健脾益气养阴；芡实、豆蔻、诃子健脾燥湿，涩肠止泻；鸡血藤、延胡索、佛手、莪术理气活血止痛；白英、藤梨根、预知子清热解毒。同时配合服用西黄解毒胶囊以增加解毒散结的效用。2011 年 12 月 6 日复诊时，患者肿瘤标志物恢复正常，排便次数减少。但患者出现化疗药物引起的手足麻木，因考虑肿瘤易产生耐药性的特点，林洪生教授易方不易法，继续行固本清源治疗，以香附、枳壳、郁金、延胡索、赤芍、鸡血藤理气活血，金荞麦、半枝莲、预知子、玄参解毒散结，续断、补骨脂补益肝肾，太子参、焦白术、芡实健脾益气。后患者定期复查随诊，期间虽肿瘤标志物有所波动，但在基本治则治法的前提下及时调整方药，于 2018 年 3 月 4 日复查各项指标及检查正常，且不适症状较前明显缓解，未出现复发转移达 8 年，中药治疗收效甚佳，目前仍门诊随诊。

妇科恶性肿瘤

1. 基本认识和治疗经验

常见的妇科肿瘤有外阴肿瘤、子宫肿瘤、阴道肿瘤、卵巢肿瘤和输卵管肿瘤等，其中以子宫及卵巢肿瘤最为多见。卵巢恶性肿瘤的主要临床表现为腹部持续性胀痛，或见腹部肿块、月经不调、进行性消瘦等。中医学文献虽无卵巢恶性肿瘤之名记载，但依据临床症状，可参照"癥瘕、肠覃、石水、石瘕"等论治。癥瘕，指一切腹内结块，或胀，或痛，或满，甚或出血的一类病证。宋代陈言《三因极一病证方论·妇人女子众病论证治法》曰："多因经脉失于将理，产褥不善调护，内伤七情，外感六淫，阴阳劳逸，饮食生冷，遂致营卫不输，新陈干忤，随经败浊，淋露凝滞，为癥为瘕。"明代《医学正传》记载："其癥与瘕独见于脐下，是为下焦之疾，故常得于妇人。大凡腹中有块，不问积聚癥瘕，俱为恶候，切勿视为寻常等疾而不求医早治，若待胀满已成，胸膜鼓急，虽仓扁复生，亦莫能救其万一。"文中认为癥瘕治疗困难，预后不佳。子宫颈癌是发生于子宫颈阴道部及子宫颈管上皮的恶性肿瘤。人乳头瘤病毒（HPV）的持续感染被认为是宫颈癌发病最重要的原因。人群中 HPV 的感染率和宫颈癌的发病率相关。其他与宫颈癌有关的流行病学危险因素包括吸烟史、经产、使用避孕药、性交年龄过早、多个性伴侣、性传播疾病史，以及长期免疫力低下等。宫颈癌属于中医"带下""崩漏""癥瘕"范畴。明代张景岳所著《景岳全书·妇人规》中提出的"交接出血而痛"，与现代医学描述的宫颈癌主症之一"接触性出血"相同。孙思邈《备急千金要方》云："妇人崩中漏下，赤白青黑，腐臭不可近，令人面黑无颜色，皮骨相连，月经失度，往来无常……阴中肿如有疮之状。""所下之物，一曰状如膏，二曰如黑血，三曰如紫汁，四曰如赤肉，五曰如脓血。"分析此证候，与晚期宫颈癌的临床表现极为相似。元代朱丹溪用实例叙述了妇人"糟粕出前窍，溲尿出后窍，六脉皆沉涩""三月后必死"，无疑是宫颈癌晚期浸润的临床表现。

1.1 对妇科肿瘤病因病机的基本认识

林洪生教授认为，卵巢恶性肿瘤发病的主要原因无外乎外感风寒、素体阳虚、情志内伤；病位在少腹，肝肾亏虚、冲任失调为本，气滞痰凝、瘀血阻滞为标。宫颈癌多由脏腑虚损、冲脉失约、带脉不固，邪毒瘀阻血络和痰湿内结胞宫所致，与肝、脾、肾三脏关系最为密切。

感受风寒，或过食生冷，或因素体阳虚，寒从内生，导致寒邪客于胞宫经脉，阻滞气血运行，瘀积胞宫，日久形成癥瘕。又因"气为血之帅"，气行则血行，气滞则血瘀，由于情志不畅或郁怒伤肝，或思虑过度，而致气滞血瘀，瘀血凝滞胞脉，渐成斯疾。

陈言在《三因极一病证方论》中指出，妇人肿瘤的发生，"多因经脉失于将理，产褥不善调护，内伤七情，外感六淫，阴阳劳逸，饮食生冷，遂致营卫不输，新陈干忤，随经败浊，淋露凝滞，为癥为瘕"。因此，林洪生教授认为外感邪毒、内伤饮食及情志抑郁是本病的主要致病因素，还认为妇科肿瘤往往非单一因素可致，与诸多因素有关，但最终都是正虚为本，邪实为标，致气血、冲任失调。

林洪生教授认为妇科肿瘤病程大多迁延日久，久病则机体受损，脏腑气血虚弱，其中以肾虚为其根本；脏腑气血虚弱则气血运行无力而产生瘀滞，因此诸虚皆可致瘀。

1.2 妇科肿瘤临床治疗大法

根据上述病因病机特点，林洪生教授认为妇科肿瘤的中医治疗应坚持辨证论治，辨证与辨病相结合。同时，遵循"扶正祛邪"的根本大法，扶正以健脾益气、补益肝肾、调理冲任为主，用四物汤、左归丸、右归丸和十全大补汤加减。祛邪以疏肝理气、化痰散结、活血化瘀为主，用柴胡疏肝散、开郁二陈汤、乌药散和血府逐瘀汤加减。在临床实践中，形成经验方，药用黄芪、白术、柴胡、白芍、天冬、麦冬、红景天、鸡血藤、黄精、补骨脂、枸杞子、莪术、土茯苓、蒲公英、龙葵、半夏、浙贝母。气虚明显，加党参、茯苓、山药；血虚明显，加熟地黄、当归、制何首乌；瘀久化热，加牡丹皮、栀子、红藤、败酱草；气滞腹胀明显，加香附、枳壳、大腹皮；肿块疼痛，加桃仁、预知子、延胡索、姜黄；出现腹水，加茯苓、猪苓、泽泻、白茅根。

1.3 妇科肿瘤中医用药特点

1.3.1 分阶段用药

手术前和化疗中，以健脾益气、补益肝肾、调理冲任为主，加入1~2味的清热解毒、化痰散结药，扶助正气，提高机体的免疫力，为手术和化疗作准备；手术后和化疗后，扶正和祛邪并举，加大清热解毒、化痰散结、活血化瘀药的用量，巩固手术和化疗的效果，防止复发。

1.3.2 衷中参西，结合现代药理选药

现代药理研究表明，一些中药提取物如莪术油、苦参碱、蟾蜍毒素、人参皂苷等可起到抑制增殖、诱导凋亡、抑制肿瘤血管生成、增强机体免疫力等抗癌作用。一些中药成分，如薏苡仁植物固醇类、姜黄素、五羟黄酮等，可发挥对妇科肿瘤细胞的抑制增殖、诱导凋亡和增加对化疗药物的敏感性等抗癌作用。其作用机制涉及抑制细胞代谢关键酶活性，以及影响细胞基因表达和抑制肿瘤新生血管形成等方面。林洪生教授在妇科肿瘤治疗中常用到莪术、姜黄、苦参、薏苡仁、党参、黄芪、枸杞子、山萸肉等。

1.3.3 重视对药应用

半夏与厚朴相配能增加行气降逆、消痰散结功效；红藤与败酱草相配能增加清热解毒、消痈排脓之功；牡丹皮与栀子能增加清热凉血、疏泄肝胆郁热作用；荔枝核与橘核相配能增加行气止痛作用；龙葵与蒲公英相配能够增加清热解毒、软坚消肿之效；莪术与土茯苓相配能增加清热解毒、破血散瘀、消肿散结功效；黄精与枸杞子相配有补益肝肾功效；香附配柴胡，理气解郁效果更显著；柴胡配白芍，一散一敛，能增加疏肝和血止痛功效；山茱萸配补骨脂，则温肾助阳效果更显著；牛膝配红花，活血破瘀、通经止痛。以上皆为林洪生教授临床上常用的对药。

2. 辨治妇科恶性肿瘤典型病例

【例一】补益气血治疗卵巢癌、子宫内膜癌及多处转移癌

秦某，女，50岁，2013年4月23日初诊。

主诉：发现左侧卵巢癌、子宫内膜癌2年，子宫颈多处转移癌。

现病史：患者2011年11月因阴道接触性出血，查妇科B超提示：盆腔左后囊性肿物，90mm×79mm×88mm。于2011年11月8日行手术治疗，左卵巢肿物冰冻回报：左卵巢低分化腺癌。遂行"广泛子宫、双附件切除加大网膜切除术，盆腔病灶切除，盆腔淋巴结切除，腹主动脉旁淋巴结切除"。术后病理：（左侧）卵巢高级别浆液性癌，11cm×8cm×6cm，子宫内膜浆液性癌，侵及表浅肌层，子宫颈转移性腺癌，盆腔淋巴结转移癌23/47。术后行8周期紫杉醇联合卡铂化疗，行9次局部放疗，因便血终止。复查病情稳定。患者于2013年1月复查肿瘤标志物CA125 30U/mL，较前增高，间断复查。妇科B超提示：盆腔未见异常。2013年4月17日PET-CT回报：右肾上腺结节，建议化疗。近1年白细胞波动在2200～2800，口服中药治疗。刻下右下肢大腿局部肿胀，无疼痛，纳眠可，二便调。舌红苔白，脉沉细。

中医诊断：癥瘕（气血亏虚）。

西医诊断：①卵巢癌；②子宫内膜癌；③子宫颈多处转移癌。

治疗阶段：中医加载治疗。

治法：补益气血以固本。

处方：生黄芪30g，焦白术10g，防风12g，天冬12g，麦冬12g，鸡血藤20g，白芍10g，川续断10g，阿胶珠12g，石韦10g，佛手10g，香附10g，枳壳10g，菟丝子10g，红景天15g，补骨脂12g，怀牛膝10g。

14剂，水煎服，每日1剂，分2次服。

二诊：2013年10月16日复诊，于5月行盐酸吉西他滨（健择）+奥沙利铂化疗1次，CA125降至正常，未复查右肾上腺，监测CA125指标缓慢上升。患者自觉体力尚可，右大腿根部水肿，纳眠可，二便调，舌红，苔白，脉细略弦。

中医诊断：癥瘕（气虚水停）。

治疗阶段：中医巩固治疗。

治法：益气养阴以固本，行气利水、解毒散结以清源。

处方：生黄芪 20g，白术 10g，防风 12g，鸡血藤 20g，阿胶珠 12g，浙贝母 10g，佛手 10g，猪苓 20g，茯苓 20g，莪术 10g，天冬 12g，红景天 12g，大腹皮 10g，龙葵 15g，白英 15g，土茯苓 15g，金荞麦 15g。

14 剂，水煎服，每日 1 剂，分 2 次服。

三诊：2014 年 1 月 8 日复诊，化疗前右肾上腺结节。2013 年 5 月化疗后未复查，2013 年 11 月 19 日 CT 示：右肾上腺（－），左肾上腺内侧 6.5mm×9.3mm 低密度结节，界清。12 月 5 日 CA125 33.64U/mL，白细胞 2700。患者自觉易疲劳，后背怕冷，纳少、眠可、二便调。舌淡红，苔白，脉细略弦。

中医诊断：癥瘕（气血两虚）。

治疗阶段：中医维持治疗。

治法：补益气血以固本。

处方：天冬 12g，鸡血藤 20g，白芍 10g，川续断 10g，生黄芪 20g，焦白术 10g，防风 12g，怀牛膝 10g，莪术 10g，补骨脂 12g，红景天 12g，佛手 10g，玄参 10g，预知子 15g，金荞麦 15g，半夏 10g，山慈菇 10g，石斛 15g。

14 剂，水煎服，每日 1 剂，分 2 次服。

四诊：2014 年 3 月 8 日复诊，复查：CA125 41.17U/mL，白细胞 2500。患者自觉一般情况尚可，时有腹胀，便调。舌红苔白，脉沉细。

中医诊断：癥瘕（脾胃不和）。

治疗阶段：中医维持治疗。

治法：健脾和胃以固本，清热解毒散结以清源。

处方：太子参 12g，焦白术 10g，香附 10g，枳壳 10g，佛手 10g，大腹皮 10g，白芍 10g，鸡血藤 20g，菟丝子 10g，阿胶珠 12g，黄精 10g，红景天 12g，夏枯草 10g，白英 15g，土茯苓 15g，半枝莲 15g，龙葵 15g。

14 剂，水煎服，每日 1 剂，分 2 次服。

五诊：2014 年 6 月 16 日复诊，患者自觉活动后稍感乏力，无腹胀，纳眠可，二便调，舌红苔白脉细。

中医诊断：癥瘕（脾胃不和）。

治疗阶段：中医维持治疗。

治法：健脾和胃以固本。

处方：生黄芪 30g，焦白术 10g，防风 12g，天冬 12g，麦冬 12g，鸡血藤 20，白芍 10g，大腹皮 10g，沙参 15g，红景天 12g，夏枯草 10g，云苓 20g，蒲公英 10g，补骨脂 12g，阿胶珠 12g，预知子 15g，土茯苓 15g，龙葵 15g。

14 剂，水煎服，每日 1 剂，分 2 次服。

[按语] 妇科肿瘤患者行手术治疗后，常会因手术对术区血管、淋巴管和组织造成的损伤，引发下肢肿胀等并发症。由于手术和多重放化疗对机体正气的损伤，患者多气血亏虚，气虚无力推动水液运行，亦会引起水肿。林洪生教授在治疗此类情况时，多以健脾益气、理气活血、利水除胀为法，处方以玉屏风散或四君子汤为底方，辅以猪苓、泽泻利水，大腹皮理气除胀，佛手、莪术理气活血、通利水湿，减轻妇科肿瘤患者术后下肢水肿、腹胀等并发症。

【例二】中西医结合治疗卵巢癌

王某，女，58 岁，2013 年 2 月 21 日初诊。

主诉：发现卵巢癌 1 个月，化疗中。

现病史：患者因腹胀腹痛 20 日于 2013 年 1 月 15 日行盆腹腔超声提示：盆腹腔左右侧均可见囊实性包块，右侧 19.7cm×11.7cm，左侧 17.5cm×9.8cm。腹盆腔 CT 发现腹膜后多发肿大淋巴结，考虑转移。CA125 383.5U/mL。于 2013 年 1 月 17 日行剖腹探查、粘连松解加肿瘤细胞减灭术，手术病理分期 ⅢC 期。手术基本切除，残留部位：直肠前壁残渣、横结肠残渣，脾门脂肪内散在转移瘤，单个转移瘤小于 1.0cm。术后病理：左侧卵巢低分化浆液性囊腺癌。免疫组化：ER（60%+），PR（−），Ki-67（60%+），P53（+）。右侧卵巢浆液性囊腺癌，分化差，右侧输卵管及输卵管系膜见癌浸润，子宫左右宫旁、乙状结肠系膜、右输尿管旁、小网膜内、大网膜腹壁结节、直肠表面均见癌结节及癌组织浸润，可见脉管癌栓，淋巴结3/31。术后复查：CA125 161.38 U/mL。2013年1月25日开始行TC方案化疗，化疗期间2度骨髓抑制，后恢复正常，CA125 107.3 U/mL。2013年2月15日行第2周期化疗。

现症：下腹疼痛，矢气，乏力汗多，纳可，眠差，二便可。舌红，苔白，脉沉细。

中医诊断：癥瘕（气血亏虚兼有气滞）。

西医诊断：卵巢癌术后，化疗中。

治疗阶段：中医防护治疗。

治法：益气养血以固本，行气散结以清源。

处方：生黄芪20g，焦白术10g，防风12g，白芍10g，鸡血藤20g，云苓20g，阿胶珠12g，红景天12g，柏子仁12g，延胡索15g，枸杞子10g，佛手10g，法半夏10g，怀牛膝10g，黄精10g，陈皮6g。

14剂，水煎服，每日1剂，分2次服。

二诊：2013年5月16日复诊，易汗出，寐稍差，舌淡红，苔白，脉细。

中医诊断：癥瘕（肝脾不和）。

西医诊断：卵巢癌术后，化疗中。

治疗阶段：中医防护治疗。

治法：疏肝健脾以固本。

处方：炒柴胡6g，香附10g，枳壳10g，佛手10g，柏子仁12g，大腹皮10g，白芍10g，麦冬12g，焦神曲15g，阿胶珠12g，红景天12g，陈皮6g，延胡索15g，菟丝子10g，生黄芪20g，露蜂房6g。

14剂，水煎服，每日1剂，分2次服。

三诊：2013年7月15日复诊，复查CA125 8U/mL。化疗8周期结束。目前一般情况尚可，轻度乏力，汗出，二便调，纳寐尚可，舌红质暗，苔白，脉细。

中医诊断：癥瘕（气阴亏虚兼有血瘀）。

西医诊断：卵巢癌术后。

治疗阶段：中医维持治疗。

治法：益气养阴以固本，活血解毒散结以清源。

处方：天冬 12g，麦冬 12g，沙参 10g，知母 10g，赤芍 10g，白芍 10g，郁金 10g，怀牛膝 10g，莪术 10g，夏枯草 10g，补骨脂 12g，鸡血藤 20g，浙贝母 10g，川续断 10g，金荞麦 15g，白英 15g，土茯苓 15g，蛇莓 15g。

14 剂，水煎服，每日 1 剂，分 2 次服。

四诊：2013 年 11 月 5 日复诊，复查 CA125 6.8U/mL，余（ – ）。自觉体力较前增加，易汗出，时急躁，寐尚可，二便调。舌淡红，苔白，脉沉细。

中医诊断：癥瘕（气阴亏虚兼有血瘀）。

西医诊断：卵巢癌术后。

治疗阶段：中医维持治疗。

治法：益气养阴以固本，活血解毒散结以清源。

处方：炒柴胡 6g，山栀子 10g，麦冬 12g，沙参 12g，生黄芪 15g，焦白术 10g，防风 10g，鸡血藤 15g，红景天 12g，莪术 10g，蒲公英 10g，白芍 10g，土茯苓 15g，预知子 15g，绿萼梅 15g，龙葵 15g。

14 剂，水煎服，每日 1 剂，分 2 次服。

五诊：2014 年 5 月 8 日复诊，复查：CA125 13.6U/mL。自觉体力稍差，耳鸣，舌淡红，苔白，脉细。

中医诊断：癥瘕（精气亏虚）。

西医诊断：卵巢癌术后。

治疗阶段：中医维持治疗。

治法：补益肝肾以固本。

处方：天冬 12g，麦冬 12g，川续断 10g，莪术 10g，玄参 10g，补骨脂 12g，怀牛膝 10g，浙贝母 10g，赤芍 10g，白芍 10g，郁金 10g，红景天 12g，鸡血藤 20g，莪术 10g，沙参 12g，土茯苓 15g，白英 15g，半边莲 15g。

14 剂，水煎服，每日 1 剂，分 2 次服。

[**按语**] 本例卵巢癌患者行肿瘤细胞减灭术后，病灶仍有残留，术后常规行化疗治疗，延缓疾病的进展。化疗期间，患者常会出现脾胃不和、肝肾阴虚、肺脾气虚的情况。因此，林洪生教授在处方时多会提前用相应药物干预，预防不良反应的发生和加重。处方常以玉屏风散加党参健脾益气，二陈汤和胃化湿止呕，阿胶珠、黄精、牛膝等益精填髓，预防化疗引起的消化道反应和骨髓抑制。血象偏低的患者容易发生外感，故以玉屏风散为底方，固护肺气，预防外感。

【**例三**】补益肝肾治疗卵巢癌

刘某，女，48 岁，2008 年 5 月 13 日初诊。

主诉：左侧卵巢癌术后，胸闷不适伴左侧后背疼痛 2 周。

现病史：患者 2005 年 4 月因左侧卵巢癌行手术治疗，术后以含铂方案化疗 8 周期，恢复尚可。

现症：胸闷，气短，后背疼痛，嗳气，全身肌肉酸痛，口干口渴，轻度乏力，纳可，睡眠差，二便调。舌红少津，脉细。

中医诊断：肝肾阴亏。

治法：补益肝肾，清热解毒。

处方：生地黄 10g，熟地黄 10g，玄参 12g，浙贝母 10g，苏梗 10g，苏子 10g，延胡索 15g，补骨脂 12g，柏子仁 12g，石斛 15g，枳壳 10g，莱菔子 10g，大腹皮 10g，党参 10g，肉苁蓉 10g，白英 15g，半枝莲 15g，蒲公英 10g，淫羊藿 12g。

14 剂，水煎服，每日 1 剂，分 2 次服。中成药配合贞芪扶正颗粒口服。

二诊：2008 年 7 月 10 日。全身肌肉酸痛症状明显改善，体力稍差，纳可，睡眠正常，二便调。舌淡，苔白，脉弱。

处方：太子参 12g，焦白术 12g，党参 12g，浙贝母 10g，焦神曲 15g，石斛 15g，陈皮 6g，佛手 10g，天冬 10g，麦冬 10g，白芍 10g，怀牛膝 10g，补骨脂 12g，延胡索 15g，莪术 10g，预知子 15g，蛇莓 15g，白英 15g。

14 剂，水煎服，每日 1 剂，分 2 次服。中成药以贞芪扶正颗粒口服。

三诊：服药后患者体力恢复，症状明显改善，效不更方。继续门诊治疗，此后患者定期复诊，酌情辨证加减，坚持服用汤药配合贞芪扶正颗粒，随访至今，患者每半年复诊一次，定期全身检查，未见复发转移，生活质量良好。

[按语] 本病例属于放化疗后中药调理巩固阶段的治疗。林洪生教授认为卵巢癌的中医治疗宜攻补兼施，运用中医药治疗具有两方面的作用，一是有抑杀癌细胞的作用，二是增强宿主的免疫力，这些作用对患者术前控制病情及术后预防复发均有好处。中药扶正培本治疗可以预防、减轻或纠正化疗的副反应，并能增强化疗的疗效。一诊中患者肝肾亏虚症状明显，林洪生教授处以补益肝肾，平补肾阴肾阳。生地黄滋肾阴，淫羊藿、肉苁蓉、补骨脂补肾阳，延胡索疏肝理气、解郁止痛，当归、赤芍柔肝养血，玄参、浙贝母软坚消积、清热散结，白英、半枝莲可化瘀解毒、消肿散结。二诊时患者症状好转，但林洪生教授认为健脾益气、扶正抗癌仍然是巩固调理阶段的主要治法，通过调节人体免疫功能，调动自身的抗病因素，达到强身、健体、防病的目的。因此，在二诊中以健脾益肾、化瘀解毒配合，达到攻补兼施、化瘀解毒、消肿散结、健脾益气的作用，有效地杀灭癌细胞，缩小肿瘤，提高机体免疫功能，防止转移和复发。

【例四】益气解毒治疗卵巢癌

于某，女，53 岁，2007 年 3 月 27 日初诊。

主诉：卵巢癌术后伴乏力 1 年余。

现病史：患者 2006 年 4 月于山东省立医院行右侧卵巢切除术，术中未行淋巴结清扫。术后病理为浆液性乳头状腺癌，肿物大小 9mm×7.5mm×3mm，淋巴结未清扫。后行 2 周期化疗，同年 8 月再次行淋巴结清扫术，淋巴结 0/32。术后继行 4 个疗程化疗，11 月底结束，血象提示白细胞降低。

现症：乏力，易汗出，潮热，纳可，眠差，二便调。舌红，苔白，脉细略数。

中医诊断：积聚（肺卫失固，气阴不足，癌毒内蕴）。

西医诊断：卵巢癌 I 期。

治疗阶段：中医巩固治疗。

治法：益气养阴，清热解毒。

处方：焦白术 10g，生黄芪 20g，防风 12g，知母 10g，茯苓 15g，鸡血藤 20g，天冬 12g，麦冬 12g，地骨皮 12g，白芍 10g，补骨脂 12g，续断 10g，柏子仁 12g，合欢皮 10g，白英 15g，半枝莲 15g，龙葵 15g。

30 剂，水煎服，每日 1 剂。中成药配合服用西黄解毒胶囊 0.75g，每日 2 次；生血丸 5g，每日 2 次。

二诊：2007 年 5 月 8 日复诊，复查 ALT 98U/L，AST 61U/L，LDH 270 U/L（<214 U/L）。

现症：汗出好转，心慌，眠差，舌红苔白，脉细略弦。

中医诊断：积聚（肝郁气滞，气阴不足，癌毒内蕴）。

西医诊断：卵巢癌 I 期。

治疗阶段：中医巩固治疗。

治法：疏肝解郁，益气养阴，清热解毒。

处方：炒柴胡 6g，山栀子 12g，香附 10g，枳壳 10g，茯苓 15g，天冬、麦冬各 12g，沙参 10g，石斛 5g，白芍 12g，生黄芪 10g，蒲公英 10g，补骨脂 12g，半边莲 15g，玄参 12g，首乌藤（夜交藤）15g，土茯苓 15g，预知子 15g。

汤药及中成药服用方法同前。

后患者定期复查复诊，中间肿瘤标志物时有升高，根据病证变化及时调整用药，病情稳定。

[按语] 该卵巢癌患者先后行 2 次手术，6 次化疗，正气受损，体质较弱。肺卫气虚，失于固摄，故而汗出、乏力，对于此类患者，林洪生教授常以玉屏风散为底方，辅以知母、天冬、麦冬、白芍、地骨皮滋阴清热；补骨脂、续断、鸡血藤补益肝肾，帮助恢复造血功能；柏子仁、合欢皮养阴安神助眠；龙葵、半枝莲、白英清热解毒抗癌，固本为主，兼以清源。患者服药 2 个月后汗出、乏力症状明显减轻，但出现肝功能指标升高，结合四诊，考虑患者平素思想负担较重，多思忧虑，故而心慌、寐差、脉细弦。继以疏肝解郁为核心，以炒柴胡、栀子、香附、枳壳疏肝理气；生黄芪、天冬、麦冬、沙参、石斛、白芍益气养阴；补骨脂、玄参滋补肝肾；半边莲、蒲公英、土茯苓、预知子清热解毒抗癌。同时配合服用西黄解毒胶囊以增加解毒散结的效用。后患者复查肝功能指标恢复正常，定期复查随诊，期间虽肿瘤标志物有所波动，但在基本治则治法的前提下及时调整方药，于 2018 年 1 月 3 日复查各项指标及检查正常，且不适症状较前明显缓解，未出现复发转移达 12 年，中药治疗收效甚佳，目前仍门诊随诊。

【例五】益气解毒治疗卵巢癌

张某，女，51 岁，退休，2014 年 4 月 3 日初诊。

主诉：卵巢肿块术后 1 个月余。

现病史：患者 2014 年 3 月体检时腹部超声示：腹部包块，大小约 13.5cm×10.5cm。行"子宫及双附件切除术"，术后病理：卵巢透明细胞癌，淋巴结未见转移。免疫组化：ER（-），PR（-），HER-2（3+）。现欲进行化疗，具体方案未知。

现症：乏力，易汗出，口干，纳眠可，二便调。舌红苔白，脉细略数。

中医诊断：癥瘕（气血亏虚，兼有虚热）。

西医诊断：卵巢透明细胞癌ⅠC期。

治疗阶段：中医防护治疗阶段。

治法：益气养血、健脾益肾以固本，清热化瘀散结以清源。

处方：生黄芪20g，焦白术10g，防风12g，天冬12g，麦冬12g，浙贝母10g，鸡血藤20g，白芍10g，阿胶珠12g，佛手片10g，大腹皮10g，红景天12g，石斛15g，补骨脂12g，法半夏10g，法竹茹12g，枸杞子12g。

30剂，水煎服，每日1剂，分2次服。

二诊：2014年12月2日复诊，自觉一般情况尚可，无明显不适，时有潮热，舌红苔白，脉沉细。肺部CT：肺部可见多发小结节。CA125未见异常。

中医诊断：癥瘕（气阴两虚）。

西医诊断：卵巢透明细胞癌ⅠC期。

转移性肺癌。

治疗阶段：中医巩固治疗。

治法：益气养阴养血以固本，化瘀散结以清源。

处方：生黄芪20g，焦白术10g，防风12g，天冬12g，麦冬12g，浙贝母10g，白芍10g，鸡血藤20g，莪术9g，佛手片10g，露蜂房6g，郁金12g，怀牛膝10g，沙参12g，玄参10g，阿胶珠12g。

30剂，水煎服，每日1剂，分2次服。

三诊：2015年6月30日复诊，肺部小结节γ刀治疗后，现咳少量白痰，体力稍差，易汗出。舌红苔白，脉细。查生化：ALT 55U/L，AST 46U/L。

中医诊断：癥瘕（气阴两虚）。

西医诊断：卵巢透明细胞癌ⅠC期。

转移性肺癌。

治疗阶段：中医巩固治疗阶段。

治法：滋阴益气以固本，清热化瘀散结以清源。

处方：天冬 12g，麦冬 12g，沙参 12g，石斛 15g，浙贝母 10g，蒲公英 10g，桑白皮 12g，桔梗 10g，鸡血藤 20g，金银花 10g，白芍 10g，党参 12g，莪术 10g，补骨脂 12g，炒柴胡 6g，苏梗 10g，金荞麦 15g，土茯苓 15g，白英 15g。

30 剂，水煎服，每日 1 剂，分 2 次服。

目前患者病情稳定，卵巢癌术后 4 年余，最后一次复查在 2018 年 5 月，未见明显肿瘤复发或转移征象，肿瘤标志物未见异常。患者未见明显不适，一般情况可，已恢复正常生活。

[按语] 卵巢癌多发生肺转移，本例患者二诊行胸部 CT 时发现肺部小结节，并行 γ 刀治疗，但出现了感染。对于此种情况，林洪生教授多以清热解毒、养阴散结为基本治法，处方以蒲公英、金银花清热解毒消炎；天冬、麦冬、沙参、石斛养阴润肺；浙贝母、桔梗理气化痰散结，还常以桑白皮清泄肺热。一方面缓解咯痰、发热等症状，控制炎症；另一方面帮助控制肺部微转移的病灶进展。

泌尿系统恶性肿瘤

1. 基本认识和治疗经验

泌尿系肿瘤是指发生于泌尿系统任意部位的肿瘤，包括肾癌、前列腺癌及膀胱癌等泌尿系统最常见的肿瘤，分为良性和恶性。大部分前列腺肿瘤、膀胱肿瘤都为恶性肿瘤，良性肿瘤较少见。

前列腺是男性特有器官，位于膀胱下方和直肠前方，中间包绕尿道。前列腺癌是发源于前列腺上皮组织的恶性肿瘤，65 岁以上的男性为高发人群。在欧美国家，前列腺癌是发病率最高的男性恶性肿瘤。近年来随着我国老龄化社会进程的加速，前列腺癌的发病率也快速增高，大部分前列腺癌患者早期无明显临床表现，仅偶有尿频和夜尿次数增加，但随着病情的进展可出现尿细、尿不尽、排尿时间延长等症状，至中晚期则表现为明显的尿血、尿痛、会阴部胀痛、腰骶及背部疼痛等。中医学无前列腺这一器官名称，其功能概括于肾、膀胱、三焦等脏腑之内。前列腺癌在古代中医典籍中类似于"尿血""癃闭""淋证""积聚"等疾病。明代《景岳全书·癃闭》记载："有因火邪结聚小肠、膀胱者，此以水泉干涸而气门热闭不通也。有因热居肝肾者，则或以败精，或以槁血，阻塞水道而不通也。"有因真阳下竭，元海无根，气虚不化而闭的。有因肝强气道，移碍于膀胱，气实而闭的。

膀胱癌是泌尿系统最常见的恶性肿瘤，在古代中医典籍中属"溺血""血淋""癃闭"等病症的范畴。《医学精要》云："溺血者，溺下红赤也。"朱丹溪进一步指出："溺而痛者为血淋，不痛者为溺血。"

肾癌是发生于肾实质细胞、肾盂移行上皮和输尿管的恶性肿瘤，分为肾癌、肾盂癌和输尿管癌。临床以无痛性血尿、腰痛、腰部或上腹部肿块为主要表现。本病属中医"腰痛""血尿""癥积"等范畴。中医古代文献有类似肾癌的记载，《素问·四时刺逆从论》曰："少阴……涩则病积溲血。"《金匮要略·五脏风寒积聚篇》中叙述："热在下焦者则尿血。"

1.1 对泌尿系统肿瘤病因病机的认识

林洪生教授认为本系统疾病病位在下焦，涉及肺、脾、肾、三焦，病因分外邪和内伤两大类。外邪多由外感六淫和饮食不节，内伤多因情志所伤、房劳过度、久病失治误治和禀赋不足，导致湿热蕴结、瘀血内阻、肾气亏虚，发为本病。前列腺癌病机总属正虚邪实，正气虚弱是该病发生的根本原因，机体抵御外邪的能力低下，外邪乘虚侵入人体，是前列腺癌发病的基础，湿、痰、瘀、热、毒长期滞留体内，导致脏腑、气血津液功能失调，耗精伤血，损伤元气，进一步加重正虚。膀胱癌一般初病为实，久病为虚，主因外感邪毒、饮食所伤、情志不调、正气虚损等原因，水湿不化，瘀积成毒，湿毒化热下注膀胱，发为本病。肾癌的病机关键是正气亏虚，邪毒乘机侵犯，邪滞于肾，致使脾肾亏损，水湿不化，湿毒内生，气滞、湿热、瘀毒蕴结成积。本病早期多属标实，以湿热蕴毒、瘀毒内阻为主；晚期多属本虚标实，以气血两虚、肾气亏损为主。

1.2 辨治泌尿系统肿瘤的基本治则治法

林洪生教授认为，正气亏虚、脏腑虚弱是泌尿系统肿瘤发生的前提；肿瘤形成之后进一步损伤脏腑功能，耗伤气血，特别是患者经过手术、放化疗及内分泌治疗后致使正气更虚，因此固本培元是治疗泌尿系统肿瘤的根基。

1.3 泌尿系统肿瘤的用药特点

林洪生教授在临床治疗中将"固本清源"作为基本治则贯穿泌尿系统肿瘤治疗的始终。在具体治则治法上，林洪生教授常常在固本培元的基础上结合解毒、活血、散结之法标本兼治，固本清源以控制肿瘤，常用西洋参、生黄芪、当归、石韦、鸡血藤、陈皮、大枣、炒麦芽、阿胶珠扶正固本。其中西洋参味甘、性平，入心、肺、肾经，具有益气养阴、清火生津之功效；生黄芪味甘、性微温，入肺、脾经，具有补气升阳、固表止汗、托毒排脓等功效。二者相合，发挥益气固本、滋阴清热之功效。当归、鸡血藤补血行血，且当归与黄芪合用，"有形之血生于无形之气，气旺而血生"；肿瘤侵袭及内分泌治疗、放化疗往往伤及骨髓造血功能，故以阿胶珠补养气血；陈皮、大枣、炒麦芽健脾理气和胃，使补而不滞；更以石韦清热泄浊而为佐药。全方益气养阴、健脾益肾、调补气血，通过固本培元，增强泌尿系统肿瘤患者的体质，调动机体防癌抗癌的能力。

在培元固本基础上，林洪生教授还通过解毒、活血、散结标本兼治。泌尿系统肿瘤患者由于先天不足、七情失调，以及脏腑功能紊乱，导致机体阴阳失调，邪毒内蕴，结聚成癌，故《中藏经》云："夫痈疽疮肿之所作也，皆五脏六腑蓄毒不流则生矣。"《仁斋直指方论》曰："癌者，上高下深，岩穴之状，颗颗累垂，毒根深藏。"癌毒积聚形成肿瘤之后往往阻碍经络气血运行，进而导致瘀血，并与之互为因果，因此林洪生教授认为应注意辨别泌尿系统肿瘤病邪的性质，分别用药。如以热毒为主者，常用白花蛇舌草、半枝莲、龙葵、蛇莓等；以瘀血为重者，常用三棱、莪术、苏木、鸡血藤等；以痰浊结聚为主者，常用海藻、牡蛎、山慈菇、夏枯草等。此外还应根据肿瘤进展情况合理搭配不同形式的抗肿瘤中药。如患者肿瘤进展较快，可选择在辨证汤药的基础上联合应用西黄解毒胶囊、软坚消瘤片或岩舒注射液、华蟾素注射液、榄香烯注射液等抗肿瘤中药注射剂，临床实践证明，中药联合治疗往往优于单一方式治疗的疗效。总之，通过辨别肿瘤病邪的性质、病势，采取有针对性的治疗方法，才能真正达到标本兼治、固本清源控制泌尿系统肿瘤的效果。

1.4 治疗泌尿系统肿瘤的关键在于恰当处理治疗中攻与补的关系

泌尿系统肿瘤病情复杂，常常虚实错杂，临床治疗的关键是要根据肿瘤与机体的整体状况，综合判断邪正力量的盛衰，恰当处理攻与补的关系。具体来说：在泌尿系统肿瘤稳定或缓解期应攻补兼施，综合运用扶正固本与解毒、活血、散结方法，以达到控制复发转移、稳定病情的作用；而当泌尿系统肿瘤处于进展期，则应加强攻邪力度，采用解毒、活血、散结为主的中药，兼以扶正，最大限度抑制肿瘤进展，同时注意祛邪而不伤正；对于泌尿系统肿瘤晚期患者，此时往往正气虚衰，应当以固本培元为主，兼以解毒、散结、活血，治疗的重点常是患者最突出的症状和痛苦，以改善生活质量。总之，运用固本清源方法既要符合攻补兼施的原则，又要紧扣泌尿系统肿瘤的病因病机，扶正不忘攻邪，祛邪不可伤正。

2.辨治泌尿系统恶性肿瘤典型病例

【例一】益气补肾治疗小儿肾母细胞瘤

罗某，男，7岁，2016年9月17日初诊。

主诉：肾母细胞瘤术后，化疗后。

现病史：肾母细胞瘤术后，化疗后。

现症：自 2016 年 8 月以来，患者自觉乏力、易汗出，纳食不香，寐尚可，二便调，近期体重减轻约 1.7kg，舌红苔白，脉沉细。

中医诊断：肾积（气血亏虚，肝肾阴虚，癌毒内蕴）。

西医诊断：小儿肾母细胞瘤。

治疗阶段：中医巩固治疗。

治法：益气养血，滋阴补肾，清热解毒。

处方：生黄芪 10g，焦白术 8g，防风 8g，石斛 10g，续断 10g，佛手 10g，黄精 8g，莪术 6g，天冬 10g，麦冬 10g，红景天 6g，土茯苓 10g，凌霄花 10g，白花蛇舌草 12g。

14 剂，两日 1 剂，水煎服，每日服 1 次。

二诊：2017 年 3 月 30 日复诊。患者近期复查，生化检查示乳酸脱氢酶和 α－羟丁酸脱氢酶升高，余复查结果未见异常。

现症：间断咳嗽，少量痰；易汗出，手脚明显；纳食一般，乏力较前改善，寐可，二便可。近期双手起皮疹，痒。舌红苔白，脉沉细。

中医诊断：肾积（阴虚内热，肝肾亏虚）。

西医诊断：小儿肾母细胞瘤。

治疗阶段：中医巩固治疗。

治法：滋阴清热，调补肝肾。

处方：生黄芪 15g，白芍 10g，鸡血藤 20g，天冬 12g，麦冬 12g，焦白术 10g，防风 12g，桑白皮 12g，桔梗 10g，芦根 15g，肉苁蓉 10g，黄精 10g，牛膝 10g，党参 12g，地肤子 15g，蛇莓 15g，半边莲 15g。

14 剂，两日 1 剂，水煎服，每日服 1 次。

三诊：2018 年 2 月 8 日复诊。患者近期复查未见异常。

现症：咳嗽，白痰难咯出，纳食略差，易汗出，寐可，二便调，近期易外感。

中医诊断：肾积（气阴两虚）。

西医诊断：小儿肾母细胞瘤。

治疗阶段：中医巩固治疗。

治法：益气养阴。

处方：生黄芪 20g，焦白术 10g，防风 12g，白芍 10g，桑白皮 12g，红景天 12g，灵芝 10g，莪术 10g，蒲公英 10g，佛手 10g，枇杷叶 10g，党参 12g，金荞麦 15g，土茯苓 15g，蛇莓 15g，凌霄花 15g。

14 剂，两日 1 剂，水煎服，每日服 1 次。另用川贝母粉 1g（冲服），每日 2 次。

目前患者病情稳定，恢复正常生活，定期复查，各项指标稳定，末次复诊于 2018 年 5 月。

[按语] 小儿患癌，多由先天禀赋不足，癌毒内蕴所致。小儿脏腑功能发育尚不完全，脾胃消化功能、肝肾代谢功能均不健全，故而临证用药时需以性味平和而甘淡为宜，不宜用滋腻厚重、药性偏颇之味。用药之性、味、剂量、服用方法等均应慎重。本例小儿虽为肾癌，但总以肺之气阴不足、肺气不利、痰湿内蕴为主，故而治疗时以益气固表、理气化痰、清热解毒为主要治法。防护机体正气，预防复发转移。

【例二】养阴散结治疗肾癌

郑某，男，2014 年 11 月 25 日初诊。

主诉：左肾透明细胞癌术后 3 个月，周期性发热 2 个月余。

现病史：2014 年 8 月，于协和医院行左肾下部切除术，肿物大小约 2cm×2cm，术后病理示：（左肾）透明细胞癌。2014 年 9 月，因手术感染，再次入院，予介入引流及抗感染处理。2014 年 9 月至 2014 年 11 月期间，无明显诱因多次发热，均予以对症治疗。

个人史：否认饮酒史，吸烟史30余年。

现症：咽干，痰多，色黄质黏难咳出，乏力，自汗、盗汗，晨起口苦，腰酸。周期性发热，每7～10日1次，持续1天，眠可，纳差，不欲饮食，大便调，小便每日起夜2次。舌淡红，苔白，脉细。

中医诊断：肾积（阴虚内热，气血淤阻）。

西医诊断：肾癌。

治疗阶段：中医巩固治疗阶段。

治法：养阴清热，活血散结。

处方：地骨皮12g，牡丹皮12g，石斛15g，茯苓20g，桔梗10g，桑白皮10g，浙贝母10g，蒲公英10g，金银花10g，红景天12g，白芍10g，怀牛膝10g，土茯苓15g，白花蛇舌草15g，金荞麦15g。

14剂，水煎服，每日1剂，分2次服。中成药配合肺瘤平膏15g，每日2次；贞芪扶正颗粒5g，每日2次；三金片10.5g，每日3次。

二诊：2015年3月24日复诊，目前体温正常，胸闷，体力尚可，纳眠可，二便调，血压偏高，舌红苔白，脉细。

中医诊断：肾积（气血亏虚，肝肾亏虚）。

西医诊断：肾癌。

治疗阶段：中医巩固治疗阶段。

治法：益气养血，补益肝肾。

处方：太子参12g，焦白术10g，香附10g，枳壳10g，炒柴胡6g，夏枯草10g，茯苓20g，川牛膝10g，山栀子12g，天冬12g，麦冬12g，浙贝母10g，佛手10g，肉苁蓉12g，白英15g，凌霄花15g，水红花子15g。

14剂，水煎，每日1剂，分2次服。中成药配合西黄解毒胶囊0.75g，每日2次；贞芪扶正颗粒5g，每日2次。

三诊：2016 年 4 月 27 日，目前一般情况尚可，偶有腰酸、口干口苦，舌红，苔白，脉细。

中医诊断：肾积（肝肾阴虚）。

西医诊断：肾癌。

治疗阶段：中医巩固治疗。

治法：养阴益肝肾。

处方：天冬 12g，麦冬 12g，鸡血藤 20g，莪术 10g，茯苓 15g，佛手 10g，怀牛膝 10g，玄参 10g，石斛 15g，白芍 10g，红景天 12g，灵芝 10g，沙参 10g，金荞麦 15g，土茯苓 15g，凌霄花 15g。

中成药配合贞芪扶正颗粒 5g，每日 2 次。

目前患者病情平稳，最后一次随访为 2016 年 7 月 7 日，未发现肿瘤进展，生活情况可。

[按语] 肾癌在中医属"腰痛""肾积"等范畴，本病多因肾气亏虚，外受湿热邪毒，入里蓄毒，蕴结于水道所致。外感湿热之邪入里，或过食肥甘厚味，嗜酒损伤脾胃，脾失健运，湿浊内生，湿毒火热下注膀胱，烁灼经络，络脉受损，出现血尿而发病；或因年老肾精亏虚，气化不利，水湿不行，瘀积成毒，滞留腰部而成癌肿；或脾肾虚寒，脾虚不运，湿浊内生，痰湿阻遏，久而成块。本患者术后因感染出现了周期性发热，反复不止。林洪生教授面对此患者，首先采用养阴清热之法，同时不忘活血散结，待患者体温逐渐恢复正常时，气血亏虚成为主要的表现，此时加强了固本的力量，同时不忘清源，后期患者一般情况基本稳定，以肝肾阴虚为主要表现，改以补益肝肾为拟方思路。总体过程中根据患者的情况灵活处理，固本与清源有机配合，最后达到延长患者生存期、改善患者生活质量的目的。

【例三】益气活血治疗右肾透明细胞癌

徐某，男，63 岁，2015 年 1 月 12 日初诊。

主诉：发现右肾透明细胞癌 1 年余，术后胸椎、腰椎骨转移。

现病史：患者于 2013 年 10 月突然出现血压升高，就诊于中国医学科学院肿瘤医院，查超声及腹部 CT 提示：右肾占位。于 2014 年 1 月 27 日行右肾切除术，病理示：肾透明细胞性肾细胞癌，病理分期 pT1，术后未行其他治疗，定期复查。于 2015 年 9 月查胸腹部 CT 示：胸 11 椎可见组织破坏，伴软组织影，约 2.1cm×2.0cm，考虑转移。完善骨扫描：T_{11}、L_2、L_4、L_5 骨转移。于 2015 年 10 月于北大医院行胸椎后路肿瘤切除减压内固定术加胸 7PVP 术。胸 11 椎体病理符合肾透明细胞瘤骨转移，于 10 月底行胸 7、胸 11 放疗 10 次。胸部 CT 示：小结节影（具体报告未见）。刻下血压正常，行走、久立时胸椎处不适，乏力，咳嗽咯痰，色白，纳一般，眠差，二便可。舌红质暗，苔白，脉沉细。

中医诊断：肾积（肾阴亏虚，湿浊内蕴）。

西医诊断：右肾透明细胞癌术后，放化疗后，胸椎、腰椎转移。

治疗阶段：中医巩固治疗。

治法：滋阴益肾，化湿利浊。

处方：生地黄 12g，川续断 10g，茯苓 20g，泽泻 15g，鸡血藤 20g，怀牛膝 10g，枸杞子 12g，灵芝 10g，柏子仁 12g，合欢皮 10g，莪术 10g，延胡索 10g，桑白皮 12g，土茯苓 15g，预知子 15g，凌霄花 15g。

14 剂，水煎服，每日 1 剂，分 2 次服。

二诊：2016 年 4 月 14 日复诊，复查 CT 示：肝 S7 血管瘤；MR 示胸 7/11 及腰 2 椎体及附件异常信号。生化：ALT 172U/L，AST 118U/L，GGT 168U。患者诉乏力，精神状态可，纳眠可，尿频，大便不成形，每日 1 次。舌红质暗，苔白，脉细。

中医诊断：肾积（肝郁气滞，癌毒内蕴）。

西医诊断：右肾透明细胞癌术后，放化疗后，胸椎、腰椎转移。

治疗阶段：中医巩固治疗。

治法：疏肝健脾以固本，清热解毒散结以清源。

处方：炒柴胡 6g，山栀子 12g，鸡血藤 20g，白芍 10g，灵芝 10g，红景天 12g，芡实 10g，豆蔻 6g，郁金 10g，延胡索 15g，天冬 12g，麦冬 12g，浙贝母 10g，土茯苓 15g，片姜黄 10g，凌霄花 15g，白花蛇舌草 15g。

14 剂，水煎服，每日 1 剂，分 2 次服。

三诊：2016 年 5 月 19 日复诊，复查：ALT 73 U/L，AST 57 U/L，GGT 148U。尿少，排尿不利，脉沉细。

中医诊断：肾积（脾肾不足，癌毒内蕴）。

西医诊断：右肾透明细胞癌术后，放化疗后，胸椎、腰椎转移。

治疗阶段：中医巩固治疗。

治法：补益肝肾以固本，清热解毒散结以清源。

处方：炒柴胡 6g，山栀子 12g，茵陈 10g，白芍 10g，莪术 10g，佛手 10g，芡实 10g，豆蔻 6g，茯苓 20g，怀牛膝 10g，灵芝 10g，红景天 12g，柏子仁 12g，土茯苓 15g，莪术 10g，凌霄花 15g，天冬 12g。

14 剂，水煎服，每日 1 剂，分 2 次服。

四诊：2016 年 12 月 8 日复诊，复查 CT：左肾下相占位，3.6cm，考虑恶性，RCC？转移瘤？肝 S7 结节，2.9cm×2.3cm，较前增大，恶性可能性大。患者黑眼圈明显，乏力，气短，纳眠可，二便调。舌红，苔白，脉沉细。

中医诊断：肾积（肾阴亏虚，癌毒内蕴）。

治疗阶段：中医维持治疗。

治法：补益气血以固本，清热解毒散结以清源。

处方：炒柴胡 6g，山栀子 12g，天冬 12g，麦冬 12g，鸡血藤 20g，怀牛膝 10g，白芍 10g，柏子仁 12g，合欢皮 10g，三七粉 3g（分冲），灵芝 10g，红景天 12g，菟丝子 10g，水红花子 15g，金荞麦 15g，土茯苓 15g，凌霄花 15g。

14 剂，水煎服，每日 1 剂，分 2 次服。

五诊：2017 年 2 月 16 日复诊，目前易腹泻，易上火，纳寐可，时有胸痛，舌红质暗，苔白，脉沉细。

中医诊断：肾积（气阴不足，气机不利，湿浊内蕴）。

治疗阶段：中医维持治疗。

治法：益气以固本，活血行气、解毒散结以清源。

处方：太子参 12g，焦白术 10g，香附 10g，枳壳 10g，三七粉 3g（分冲），佛手 10g，红景天 12g，延胡索 10g，灵芝 10g，白芍 10g，芡实 10g，豆蔻 6g，诃子 10g，炙黄芪 15g，土茯苓 15g，预知子 15g，蛇莓 15g，凌霄花 15g。

14 剂，水煎服，每日 1 剂，分 2 次服。

[按语] 本例患者为肾癌晚期，多发转移，核心病机在于肾阴亏虚，湿浊内蕴。故而总以滋阴益肾、化湿利浊为法。患者二诊之时，发现肝转移灶、肝功能指标升高及脾虚湿盛之见证，故而林洪生教授以疏肝清热为法，健脾燥湿、养阴散结为治。病情演变过程中正邪交争，正气日益亏损，故而，前期治疗以固本、清源兼施，后期治疗则以健脾益气固本为要。临证常以生地黄、怀牛膝、续断、枸杞子、菟丝子滋补肾阴。

【例四】益气活血治疗前列腺癌

裴某，男，68 岁，退休职员，2016 年 9 月 6 日初诊。

主诉：发现右肾肿物 2 个月，术后 1 个月。

现病史：2016 年 7 月体检时发现右肾占位病变，2016 年 8 月 16 日于中国医学科学院肿瘤医院行"右肾部分切除术"，术后病理：透明细胞肾细胞癌，Furhrman 分期：Ⅰ－Ⅱ期。肿瘤最大直径 2cm，局限于肾内，肾周围未见异常，后口服百令胶囊治疗。

现症：乏力，右腹股沟处坠胀感，休息后好转，疝气，音哑。纳可眠安，二便可。舌红，苔白，脉沉细略数。

中医诊断：肾积（肝肾亏虚，兼有气滞血瘀）。

西医诊断：肾透明细胞癌术后Ⅰ-Ⅱ期。

治疗阶段：中医巩固治疗阶段。

治法：滋补肝肾以固本，活血化瘀理气以清源。

处方：生地黄 12g，川续断 10g，怀牛膝 10g，鸡血藤 20g，白芍 10g，露蜂房 6g，沙参 12g，佛手片 10g，知母 10g，桑白皮 12g，红景天 12g，芡实10g，石斛 15g，预知子 15g，土茯苓 15g，蛇莓 15g。

30 剂，水煎服，每日 1 剂，分 2 次服。

二诊：2017 年 2 月 21 日复诊，患者 2017 年 12 月复查肝肾功能未见明显异常，自觉一般情况尚可，乏力明显好转，现体力稍差，无腹胀腹痛，无恶心呕吐，无音哑，纳眠可，二便调，舌红苔白，脉沉细弱。

中医诊断：肾积（气阴两虚）。

西医诊断：肾透明细胞癌术后Ⅰ-Ⅱ期。

治疗阶段：中医巩固治疗阶段。

治法：益气养阴补肾以固本，清热化瘀通络以清源。

处方：天冬 12g，麦冬 12g，鸡血藤 20g，石斛 15g，露蜂房 6g，川续断10g，怀牛膝 10g，白芍 10g，灵芝 10g，合欢皮 10g，柏子仁 12g，莪术 10g，枸杞子 10g，土茯苓 15g，预知子 15g，白花蛇舌草 15g。

30 剂，水煎服，每日 1 剂，分 2 次服。

三诊：2017 年 10 月 17 日再复诊，患者肾癌术后一年两个月，复查肝肾功能：Cr114.8μmol/L。易上火、口腔溃疡，耳鸣，纳可眠安，二便调，舌红苔白，脉沉细。

中医诊断：肾积（肝肾阴虚，兼有内热）。

西医诊断：肾透明细胞癌术后Ⅰ-Ⅱ期。

治疗阶段：中医巩固治疗阶段。

治法：养阴益气、滋补肝肾以固本，清热活血化瘀以清源。

处方：天冬 12g，麦冬 12g，石斛 15g，鸡血藤 20g，白芍 10g，露蜂房 6g，川牛膝 10g，红景天 12g，灵芝 10g，玄参 10g，合欢皮 10g，土茯苓 15g，蛇莓 15g，杭菊花 10g，凌霄花 15g。

30 剂，水煎服，每日 1 剂，分 2 次服。

目前患者病情稳定，一般情况可，最后一次复诊在 2018 年 5 月，未发现肿瘤复发，未发现肝肾功能异常。目前患者已恢复正常的工作和生活。

[按语] 肾透明细胞癌属中医学的"肾积"，主要是由于正气虚损，或先天不足、年老体衰等原因，导致患者肝肾亏虚，加之瘀血阻络或水湿不能运化而凝结成痰，聚结于肾，日久形成肾部积块。肾癌是一种全身属虚、局部属实，虚实夹杂的疾病。肾癌的虚以肝肾阴虚、气阴两虚为多见，实则不外乎气滞、血瘀、痰凝、毒聚。在临证时首先要辨清虚实及虚实的多少，治疗上或以扶正为主，或以祛邪为主，或扶正驱邪并重。

【例五】益气活血治疗前列腺癌

戴某，男，84 岁，2014 年 7 月 24 日初诊。

主诉：前列腺癌 1 年余，骨转移，肺转移，双下肢乏力半年余。

现病史：患者因 2013 年 6 月出现下肢瘫痪，于武警医院行增强 CT：前列腺癌。与 2013 年 6 月行 Rd 方案化疗 25 次，后行 2 次血液自输，患者能自行活动，同时行比卡鲁胺＋瑞宁得治疗，PET–CT 示：腰椎、盆腔骨转移，双肺转移，未行病理检查，现欲行中药治疗。

现症：双下肢乏力，不能自行活动，骶尾部疼痛，纳眠可，大便无力，2 ～ 3 日行 1 次，小便频，尿色未见异常。舌红苔白，脉沉细。

中医诊断：癃闭（气血亏虚，脾肾两虚）。

西医诊断：前列腺癌。

治疗阶段：中医防护治疗阶段。

治法：益气养血，健脾益肾。

处方：党参 12g，焦白术 10g，香附 10g，枳壳 10g，佛手片 10g，鸡血藤 20g，红景天 12g，延胡索 15g，玄参 12g，补骨脂 12g，天冬 12g，麦冬 12g，桑枝 10g，威灵仙 10g，土茯苓 15g，金荞麦 15g，杜仲 10g，龙葵 15g。

14 剂，水煎服，每日 1 剂，分 2 次服。中成药配合贞芪扶正颗粒 5g，每日 2 次；西黄解毒胶囊 0.75g，每日 2 次。

二诊：2014 年 10 月 14 日复诊，自觉症状较前减轻，偶有腹痛，大便 2 日一行，WBC 3.4×10^9/L，脉沉细，舌红苔白。

中医诊断：癃闭（肝肾阴虚）。

西医诊断：前列腺癌。

治疗阶段：中医防护治疗阶段。

治法：补肝肾养阴。

处方：生地黄 12g，玄参 12g，川续断 10g，鸡血藤 20g，白芍 10g，延胡索 15g，怀牛膝 10g，补骨脂 12g，红景天 12g，阿胶珠 12g，佛手片 10g，杜仲 10g，露蜂房 6g，肉苁蓉 10g，土茯苓 15g，白英 15g，凌霄花 15g。

14 剂，水煎服，每日 1 剂，分 2 次服。中成药配合贞芪扶正颗粒 5g，每日 2 次；西黄解毒胶囊 0.75g，每日 2 次。

三诊：2016 年 5 月 19 日复诊，自觉腰腿疼痛，其余症状同前，大便干，脉沉细，舌红苔白。

中医诊断：癃闭（肝肾阴虚）。

西医诊断：前列腺癌。

治疗阶段：中医防护治疗。

治法：补益肝肾。

处方：太子参 12g，焦白术 10g，香附 10g，佛手片 10g，露蜂房 6g，白芍 10g，鸡血藤 20g，红景天 12g，灵芝 10g，肉苁蓉 15g，党参 12g，怀牛膝 10g，延胡索 15g，黄精 10g，土茯苓 15g，预知子 15g，半边莲 15g。

14 剂，水煎，每日 1 剂，分 2 次服。

目前患者病情平稳，最后一次随访在 2018 年 4 月 12 日。患者生活情况良好。

[按语] 前列腺癌在古代中医典籍中属"尿血""癃闭""淋证"等范畴，病因分外、内两大类。外邪多由外感六淫和饮食不节，内伤多因情志所伤、房劳过度、久病失治误治和禀赋不足等，导致湿热蕴结、瘀血内阻、肾气亏虚而发为本病。本患者是前列腺癌，同时有骨转移、肺转移，就诊时以下肢沉重为主诉，治疗上以健脾益肾、益气养血为主，不过度攻伐，防止过度损伤正气。

验方解析

1. 肺癌化疗方（林洪生经验方 1）

[来源] 自拟方。

[组成] 法半夏 10g，淡竹茹 12g，生黄芪 20g，焦白术 10g，鸡血藤 20g，白芍 10g，怀牛膝 10g，川续断 10g，桔梗 10g。

[功用] 健脾和胃，益气养血，滋补肝肾。

[方解] 本方中法半夏燥湿化痰、降逆止呕，淡竹茹清热化痰、除烦止呕，这二味药同用，取温胆汤之义，共奏健脾和胃之功，同做君药；生黄芪、焦白术益气健脾，鸡血藤、白芍补血养血，四药同为臣药，共奏益气养血之能；怀牛膝、川续断滋补肝肾、强筋健骨，同为佐药，以奏补骨生髓之效；桔梗载药上浮于肺，通利肺窍，调畅气机，为使药。

[主治] 肺癌（化疗期），证属脾胃不和、气血亏虚者。症见恶心、呕吐、食欲减退、乏力、气短、精神不振、面色淡白或萎黄，舌质淡，苔白腻或黄腻，脉虚沉细。

[临床应用及加减化裁] 肺癌化疗方可用于肺癌患者化疗出现的恶心呕吐、骨髓抑制等化疗副反应的基础治疗。

伴泛酸烧心、胃脘不适，加佛手、露蜂房化湿制酸；伴少气懒言，加党参、红景天健脾益肺；伴血红蛋白或白细胞低下，加阿胶珠、菟丝子、补骨脂补血生髓；伴咳血，加仙鹤草、三七粉敛疮止血；伴疼痛，加延胡索、白屈菜通经止痛；伴失眠多梦，加柏子仁、合欢皮养心安神；伴大便秘结，加肉苁蓉、玄参温润通便；伴腹泻便溏，加诃子、芡实、豆蔻化湿止泻。

[验案举要]

脾胃不和、正气亏虚之肺积化疗诸证，治以健脾和胃、益气养血、滋补肝肾。

吴某，男，75 岁。咳嗽、咯痰伴痰中带血 2 个月余。患者 2 个月前无明显诱因出现咳嗽、咯痰伴痰中带血，查体发现左锁骨上肿物，遂就诊于北京医院，胸部 CT 检查示：左肺上叶尖后段肿块，3.2cm×2.8cm；纵隔多发淋巴结转移，大者长径 1.9cm。行左锁骨上淋巴结活检，病理提示转移性腺癌。结合免疫组化结果，诊断为肺腺癌伴左锁骨上淋巴结转移。予以多西他赛联合卡铂进行化疗，化疗期间出现恶心呕吐、骨髓抑制等化疗副反应，遂来门诊就诊。

就诊时症状见咳嗽、咯痰，痰中带血，乏力伴胸闷气短，恶心，纳差，眠尚可，腰酸伴背部不适，夜尿频，大便日行 1 次。舌红苔白，脉沉细。实验室检查，白细胞计数 $3.5×10^9$/L。诊断为肺积，证属脾胃不和、气血亏虚、肝肾不足。癌瘤内生于肺，阻滞气血运行，耗伤人体正气。化疗药物在杀伤癌瘤同时亦损伤自身正气，故而人体正气更衰，进而出现脾胃不和、气血亏虚、肝肾不足之证，治疗以健脾和胃、益气养血、滋补肝肾。予肺癌化疗方加用仙鹤草 15g，党参 12g，阿胶珠 12g，补骨脂 12g，同时配合服用中成药健脾益肾颗粒，服药伴随整个化疗始终。用药后化疗毒性导致的不适症状明显减轻，患者顺利完成化疗周期。

注意事项：一般在化疗用药第一、二天，恶心、呕吐等消化道副反应较重，可暂不服药，其余时间应坚持按时服药。

2. 肺癌放疗方（林洪生经验方 2）

[来源] 自拟方。

[组成] 天冬 12g，麦冬 12g，沙参 10g，石斛 15g，太子参 12g，焦白术 10g，鸡血藤 20g，白芍 10g，赤芍 10g，蒲公英 10g，桔梗 10g，桑白皮 12g。

[功用] 养阴生津，活血解毒，凉补气血。

[方解] 本方中天冬、麦冬、沙参、石斛养阴润燥、清肺生津、滋阴清热，共为君药；太子参性平，补气健脾、生津润肺，既有补气之功，又无生热之嫌，与焦白术、鸡血藤、白芍同用，凉补气血，同为臣药；赤芍清热凉血、散瘀止痛，蒲公英清热解毒、消肿散结，此二味药合用，可起活血解毒之效，对放射性肺炎有一定的防治作用，同为佐药；桔梗、桑白皮均入肺经，引药入肺，二药一升一降，同调肺气，可改善咳嗽、喘憋等不适症状，为使药。

[主治] 肺癌（放疗期），证属阴亏津少、血热毒结者。症见干咳少痰或痰中带血，乏力气短，口干纳呆，舌红，苔白干或黄。

[临床应用及加减化裁] 肺癌放疗方可用于肺癌患者放疗出现的干咳少痰、乏力口干等放疗副反应的基础治疗。

伴咳喘气逆，加枇杷叶、浙贝母降气化痰；伴痰黄质黏，加玄参、知母滋阴润肺；伴痰中带血，加仙鹤草、白及、三七粉敛疮止血；伴放射性炎症，加金银花、金荞麦解毒抗炎；伴恶心呕吐，纳食不香，加法半夏、淡竹茹、焦神曲健脾和胃；伴腹胀不适，加香附、枳壳理气消胀；伴大便秘结，加酒大黄、生地黄、玄参增液通腑；伴心慌胸闷，加薤白、瓜蒌、补骨脂通阳散结；伴刺痛等瘀血症状，加莪术、郁金、延胡索活血止痛。

[验案举要]

阴虚津亏、血热毒结之肺积放疗诸证，治以养阴生津、活血解毒、凉补气血。

朱某，男，26岁。咳嗽咯痰4个月余。4个月前患者无明显诱因出现咳嗽、咯痰，就诊于当地医院，行胸部CT及肺部穿刺活检等检查，诊断为右肺小细胞肺癌，伴纵隔淋巴结转移。遂行依托泊苷联合卡铂化疗6个周期，疗效评价为完全缓解。为行进一步巩固治疗，化疗后予序贯放射治疗，放疗期间自觉身体不适，为能顺利完成放疗，特就诊寻求中医辅助治疗。

就诊时症状为咳嗽少痰，痰黄质黏，乏力气短，咽干不适，胃脘部时发胀满，时而头痛，纳眠可，二便调。舌红，苔白干，脉细数。诊断为肺积。证属阴虚津亏，血热毒结。肺为娇脏，喜润恶燥，而放射线为热毒之邪，热毒蕴内，伤阴耗气，更损于肺。治疗以养阴生津、活血解毒、凉补气血。予肺癌放疗方加用莪术10g，延胡索15g，香附10g，枳壳10g，服药伴随整个放疗始终。用药后放疗导致的不适症状明显减轻，患者顺利完成了放疗周期。

注意事项：放疗疗程结束后，症状若无特殊变化，可再坚持服该药1个月。放疗服药期间，如症状加重，出现放射性肺炎情况，应及时复诊，调整方药。

3. 补肺消瘤方（林洪生经验方3）

[来源] 自拟方。

[组成] 生黄芪20g，焦白术10g，川续断10g，红景天12g，天冬12g，防风12g，佛手10g，浙贝母10g，桔梗10g，金荞麦15g。

[功用] 扶正培本，解毒消瘤。

[方解] 本方中生黄芪补气健脾、益卫固表、利尿消肿，为君药；焦白术、

川续断、红景天、天冬健脾益肾、养阴益肺，为臣药；防风、佛手、浙贝母、桔梗、金荞麦理气化痰、解毒清肺、散结消瘤，同为佐使。据现代药理学研究，以上诸药均具有抑瘤消癌的作用。运用中医理论合理配伍组方，共奏扶正抗癌、祛邪解毒之效。

[主治] 肺癌晚期，证属气阴两虚、癌毒内蕴者。症见咳嗽咯痰、痰少而黏、乏力少气。

[临床应用及加减化裁] 补肺消瘤方可用于晚期肺癌的单纯中医药治疗。

气虚明显，加党参、太子参；阴虚明显，加麦冬、沙参；兼阳虚，加补骨脂、肉苁蓉；兼血虚，加鸡血藤、白芍、阿胶珠；兼肾气虚，加怀牛膝、杜仲、菟丝子；兼血瘀，加莪术、赤芍；兼气滞，加香附、枳壳、预知子；兼痰湿，加法半夏、茯苓、山慈菇；兼热毒，加金银花、蒲公英；伴胸闷胸痛者，加薤白、丹参、延胡索通阳活血止痛；伴胸腔积液者，加猪苓、泽泻利水化湿；伴癌毒深聚者，加白英、龙葵、土茯苓、半枝莲、半边莲、白花蛇舌草等以解毒抗癌。

[验案举要]

气阴两虚，癌毒内结之肺积晚期诸证，治以扶正培本、解毒消瘤。

王某，男，70岁。反复咳嗽、咯痰伴周身乏力近2年。患者2009年年初无明显诱因出现咳嗽、咯痰伴周身乏力，未予重视，后上述症状逐渐加重，就诊于301医院，CT检查示右肺上叶肿物（具体检查报告未见），肺穿刺病理结果不明确。于2009年9月27日行右肺上叶切除术，术后病理为：腺癌。术后未行放化疗。2010年1月1日，复查胸部CT示：右肺下叶基底段可见圆形6mm磨玻璃结节影，未予治疗。2010年11月11日，复查胸部CT示：结节较前增大。遂于2010年12月10日于301医院行右肺下叶楔形切除术。术后病理：肿物1cm×1cm×1cm，细支气管肺泡癌，非黏液细胞型，肿物未侵及肺膜，支气管断端未见癌。2011年6月21日复查胸部CT：右肺结节增大，双肺转移。

医院诊断为右肺上叶腺癌，右肺下叶细支气管肺泡癌。患者拒绝放化疗，特寻求中医治疗。

就诊时见其时有咳嗽，咯痰，色黄，手术切口处疼痛，周身乏力，盗汗，气短，纳可，入睡困难，二便正常。舌淡红，苔白，脉沉细。诊断为肺积。证属气阴两虚，癌毒内结。正气虚损，阴阳失调，邪毒壅滞于肺，导致肺气郁阻，宣降失司，气机不利，血行不畅，津聚为痰，气滞血瘀，瘀阻络脉，痰气瘀毒胶结，日久形成肺部积块。治疗以扶正培本，解毒消瘤。予补肺消瘤方加减，配合服用中成药肺瘤平膏和西黄解毒胶囊，咳嗽咯痰、乏力气短、汗出失眠等症状均有好转，同时坚持服用方药，亦大大减缓了病灶的进展。现已服药近3年，每2个月门诊复诊。

注意事项：忌食羊肉、狗肉、辛辣刺激之品。

4. 恶性淋巴瘤验方——扶正散结方（林洪生经验方4）

[来源] 自拟方。

[组成] 生黄芪20g，生地黄12g，玄参10g，川续断10g，浙贝母10g，夏枯草10g，莪术10g，半枝莲15g，半边莲15g。

[功用] 益气养阴清热，解毒散结消积。

[方解] 方中生黄芪补气健脾、益气固表，为君药；生地黄清热凉血、养阴生津，玄参清热凉血、泻火解毒、滋阴，以上三味药合用，益气养阴、清热凉血，共为臣药；因久病必伤及肾气，故用川续断补益肝肾、扶助正气，为佐药。浙贝母清热化痰、散结消痈；夏枯草清热泻火、散结消肿；莪术破血行气、消积止痛；半枝莲、半边莲清热解毒、利水消肿。浙贝母、夏枯草、莪术、半枝莲、半边莲从气、血、痰、热、毒等多方面散结消积，同为佐使。因散结攻伐之药多耗伤气血，故组方上配用益气养阴君臣之品，寓消于补，扶正不留邪，祛邪不伤正。

[主治]晚期恶性淋巴瘤，证属气阴两虚、血热毒结者。症见乏力，口干，汗出，舌红苔白，脉沉细数。

[临床应用及加减化裁]扶正散结方可用于晚期恶性淋巴瘤中出现的身体虚弱、淋巴结肿大的基础治疗。

伴自汗乏力等气虚症状明显者，加用焦白术、防风，取玉屏风散之义；伴盗汗、口干等阴虚症状明显者，加用知母、天冬、麦冬，增大养阴力量；伴发热者，加用牡丹皮、地骨皮清热退蒸；伴肝郁气滞者，加用炒柴胡、山栀子、郁金疏肝解郁；伴腹胀不适者，加用厚朴、大腹皮理气行滞；伴手足麻木者，加用桑枝、威灵仙通经活络；伴腰酸腿软者，加怀牛膝、枸杞子、山萸肉滋补肝肾；伴癌毒深聚者，予以徐长卿、龙葵、白英、土茯苓、山慈菇、白花蛇舌草等，加强解毒散结之功。

[验案举要]

气阴两虚、血热毒结之恶核，治以益气养阴清热、解毒散结消积。

焦某，男，73岁。乏力11年余。患者于2001年11月因乏力日甚，自行查体发现左腹股沟有一凸起肿物，遂就诊于北医三院，完善检查并行病灶手术切除术，结合术后病理，诊断为滤泡型非霍奇金淋巴瘤（Ⅱ级），ⅢA期，侵及腹股沟、腹膜后及颈部淋巴结。2001年12月于中国医学科学院肿瘤医院行化疗联合利妥昔单抗（美罗华）治疗6个周期，后行放疗及干扰素治疗。于2003年8月于林洪生主任门诊行中药治疗。就诊时症见乏力，口干，低热，时有汗出，腰酸，急躁易怒，纳眠可，二便调，舌红苔白，脉沉细数。影像学检查，腹盆CT示右腹股沟多个小淋巴结。诊断为恶核，证属气阴两虚、血热毒结。患者老年男性，体质素虚，情绪不定，肝郁气滞，气机不能条达，日久则痰聚，水停，血凝，毒结，热蕴。正虚邪实日久而成癌瘤。治疗以益气养阴清热、解毒散结消积。予扶正散结方加减，配合服用中成药西黄解毒胶囊和健脾益肾颗粒，定期复诊。该例患者自2003年于林洪生主任门诊行单纯中药治疗

11年，目前病情稳定，除时有乏力、口干等气阴两虚表现外，余无明显不适。现患者病情稳定，定期复诊。

5. 乳岩软坚方（林洪生经验方5）

[来源] 自拟方。

[组成] 炒柴胡6g，栀子10g，白芍10g，莪术10g，浙贝母10g，夏枯草10g，焦白术10g。

[功用] 疏肝健脾，软坚散结。

[方解] 乳腺癌发病多因情志不遂、肝郁不疏所致，肝郁不疏进而郁久化热，出现诸多不适症状。方中炒柴胡疏肝解郁，栀子清热泻火，二药合用，共奏清肝热、解肝郁之效，为君药；肝体阴而用阳，长期使用疏肝理气之药易使肝体疏泄太过，伤及肝血，故以白芍佐之，养血敛阴，以达到疏肝不伤血、养血不滋腻的效果。莪术破血行气、消积止痛，浙贝母清热化痰、散结消痈，夏枯草清热泻火、散结消肿，三药合用，共达软坚散结、抗癌解毒之功，为臣药；因长期使用软坚散结之品易伤及脾胃，耗伤正气，故佐以焦白术益气健脾，以收祛邪不伤正、扶正不留邪之效。

[主治] 乳岩（乳腺癌），证属肝郁脾虚、癌毒内结者。症见急躁易怒，情绪不定，乏力，时发潮热，脉弦细者。

[临床应用及加减化裁] 乳岩软坚方可用于乳腺癌的单纯中医药治疗。

肝郁气滞较重者，加香附、枳壳、青皮理气消瘤；脾虚气弱较重者，加黄芪、党参、茯苓以健脾益气；伴潮热盗汗者，加天冬、麦冬、知母、石斛养阴清热；伴咳嗽咯痰者，加桔梗、桑白皮、金荞麦止咳化痰；伴心慌胸闷者，加赤芍、补骨脂、薤白通阳宣痹；伴肢体疼痛不适者，加延胡索、郁金、鸡血藤活血止痛；伴上肢肿胀者，加猪苓、泽泻、威灵仙利水消肿；伴淋巴结肿大者，加山慈菇、玄参软坚散结；伴癌毒凝聚者，加半枝莲、土茯苓、预知子、蛇莓、白英、龙葵、白花蛇舌草等解毒散结。

[验案举要]

肝郁脾虚、癌毒内结之乳岩，治以疏肝健脾、软坚散结。

次某，女，37岁。周身乏力1年余。患者于2008年11月无明显诱因出现周身乏力，自行查体发现左乳肿块，遂就诊于天坛医院完善检查，考虑左乳占位，行穿刺手术，病理提示浸润性导管癌。行1周期紫杉醇联合吡柔比星新辅助化疗，后于协和医院行左乳改良根治术，术后病理为低分化浸润性导管癌，淋巴结转移1/41，病灶大小为1.5cm×0.9cm×0.8cm。结合免疫组化：ER（－）、PR（－）、C-erb2（－），诊断为三阴乳腺癌，浸润性导管癌，淋巴结转移。术后行紫杉醇联合吡柔比星辅助化疗5个周期，于2009年3月5日结束化疗。于2009年3月12日于林洪生主任门诊服用中药治疗。2010年2月2日复诊，症状见情绪低落，焦虑，乏力少气，心慌胸闷，纳眠可，二便调，舌淡红，苔白，脉弦细。复查浅表淋巴结，超声提示左腋下新发淋巴结肿大，考虑复发转移。结合临床密切观察，诊断为乳岩。证属肝郁脾虚，癌毒内结。治疗以疏肝健脾，软坚散结。予乳岩软坚方加黄芪20g，玄参10g，补骨脂12g，赤芍10g，青皮10g，土茯苓15g，预知子15g，白英15g，配合服用中成药西黄解毒胶囊和软坚消瘤片。2个月后复诊，偶有心慌，寐稍差，余症状均好转。复查浅表淋巴结，超声提示左腋下淋巴结肿物消失。患者服中药5年，遵医嘱已停药，定期复查。

6. 自拟皮疹方（林洪生经验方6）

[来源] 自拟方。

[组成] 石斛10g，麦冬10g，白鲜皮10g，赤芍10g，金银花10g。

[功用] 凉血活血，清热养阴，祛风止痒。

[方解] 林洪生教授认为肺癌靶向药物属热，长期服用，热毒蕴内，肺

脏外合皮毛，热毒外达，故靶向药物相关性皮疹多表现为红斑红疹，瘙痒脱屑。林洪生教授用赤芍凉血活血，麦冬、石斛、金银花清热养阴，白鲜皮祛风止痒。

[主治] 肺癌小分子靶向药物治疗致血热毒蕴，阴虚风盛证。症见皮损，皮肤红斑，红疹，瘙痒，脱屑，舌质红，苔薄白或薄黄，脉浮缓。

[临床应用及加减化裁] 全方暗合靶向药物相关皮疹病机，可作为辅助配方用于治疗肺癌的中医方剂中。若皮肤热盛，加连翘、大青叶、石膏清热解毒。若皮肤破溃，液体渗出，加黄连、黄芩、苦参清热燥湿。若皮肤瘙痒较重，加地肤子、蒺藜、防风祛风止痒。若大便干结，加肉苁蓉、玄参、生地黄润肠通便。

[验案举要]

肺癌口服小分子靶向药出现相关皮疹，治以凉血活血、清热养阴、祛风止痒。

孙某，男，64岁。周身皮疹瘙痒半个月。患者于2013年8月16日行胸部CT检查提示两肺弥漫分布小结节影，最大者约1.1cm×1.9cm，纵隔肺门淋巴结肿大。2013年8月26日行肺穿刺活检：中分化腺癌。EGFR（＋）。2013年9月2日开始口服吉非替尼（易瑞沙）治疗。周身红色痤疮样皮疹伴瘙痒，声音嘶哑，咽干，无明显咳嗽，体力尚可，偶感乏力，纳眠可，二便调。肺穿刺活检提示中分化腺癌。基因检测EGFR（＋）。舌红苔白，脉细数。中医诊断为肺积、药疹，证属气阴两虚、热毒内蕴。西医诊断为肺腺癌、药疹。治以益气养阴、清热解毒、祛风止痒。在扶正培本、抗癌解毒基础上给以林洪生自拟皮疹方治疗。药用天冬12g，麦冬12g，沙参10g，知母10g，石斛15g，桑白皮12g，浙贝母10g，党参12g，焦白术10g，防风12g，金银花10g，白鲜皮10g，玄参12g，赤芍10g，白芍10g，怀牛膝10g，红景天15g，黄精10g，金荞麦15g，白英15g。水煎服，每日1剂，连服2个月。2013年11月5日复诊，查肺部肿物较前缩小。周身皮疹较前明显好转，无瘙痒，时有腹泻。舌红苔白，脉沉细。遂改以益气养阴、健脾益肾之法固本培元。

注意事项：皮疹期间忌食辛辣刺激及羊肉、狗肉、海鲜等食物。按时服用中药。

"五治五养"康养理念的综合运用

1. 林洪生教授对肿瘤患者全程管理的基本认识

一位患者在确诊后可能在多家医院、多名医生处就诊，每一位医生面对的可能是患者所处的某个治疗点或某几个治疗阶段中的问题，例如化疗的医生可能只关注化疗的疗效与方案调整，放疗医生可能只关注放疗定位、剂量和疗效，处理的是某一阶段的疾病问题，而患者的其他问题，如心理、饮食、功能损伤及症状变化等常常得不到有效的帮助，治疗中及治疗结束后出现的某些并发症和身体虚损得不到及时地处理，从而导致生活质量下降。林洪生教授提出，医生应站在患者的角度进行治疗与康复的全程管理，针对肿瘤疾病的不同阶段采用合理、有序的治疗方法，最大限度发挥中医综合治疗与康复的优势，尽可能提高患者的生存质量，延长生存时间。

1.1 两个层面

1.1.1 在制订治疗方案时，治疗思维应贯穿治疗的全程，手术、化疗、靶向治疗、放疗等治疗手段要合理、有序应用，最大限度延长治疗方法对疾病的总体控制时间，从而延长患者的无进展生存期和总生存时间，提高患者的生存质量。恶性肿瘤作为慢性非传染性疾病，应像其他慢性病一样引入慢病管理的概念，从患者的年龄、性别、教育背景、职业、既往病史及合并疾病、肿瘤分期及病理类型、治疗经过及疗效评价、基因突变与否、经济条件、家庭环境、心理素质、营养与体能状况等全面考虑，为患者制订合理而有序的治疗方案，步步为营。不能只顾病而不顾人，只追求眼前的疗效，不顾后续的治疗。

1.1.2 中医肿瘤综合康复应贯穿治疗的始终

癌症本身或手术、放、化疗等治疗手段对癌症患者的心理和躯体带来诸多不良影响，有研究表明，大部分癌症患者存在不同程度的心理障碍、功能异常、躯体残疾及回归社会障碍等各种问题，社会对肿瘤康复的需求越来越迫切。为了改善癌症患者的生活质量，尤其是不能治愈的癌症患者，更需要康复治疗的配合。

中医综合康复指导或治疗是指在充分评估患者躯体、心理、社会等各方面功能状态的基础上，采用中药、针灸、心理、营养、运动和康复治疗等手段，促使患者在躯体、生理功能、心理、社会及职业等方面得到最大限度恢复。医生对患者的帮助不能局限于对患者个体的治疗与康复，还应包括对其家庭成员的帮助与指导；不仅要采取有效的医疗行为干预，还要大力开展健康教育，向患者传授康复的科学之道，帮助患者及其家人树立科学康复观，提高患者自主康复的动力和居家康复的依从性。

1.2 具体内容

1.2.1 中医"五治"疗法贯穿治疗的始终

1.2.1.1 防护治疗

治疗目的：减轻手术、放化疗、靶向治疗等治疗手段引起的不良反应，保护身体生理功能，促进机体功能恢复，改善症状，提高生存质量。

适用人群：围手术期、放化疗、靶向治疗期间的患者。

治疗原则：以扶正固本为主要治疗原则，主要采用补益气血、健脾和胃、滋补肝肾、益气养阴、健脾利湿等治则治法，减轻西医治疗的副作用，保障治疗的顺利进行，可以根据病机特点和患者的身体情况酌用活血、散结、清热、解毒等治法。

1.2.1.2 巩固治疗

治疗目的：防止复发转移，改善症状，提高生存质量。

适用人群：手术后无须辅助治疗或已完成辅助治疗的患者，以早期无瘤、中期带瘤患者为主。

治疗原则：以扶正固本、祛邪清源为主要治疗原则，常采用益气养阴、健脾化痰、清热解毒、活血散结等治疗方法，扶正与祛邪并重。

1.2.1.3 维持治疗

治疗目的：控制肿瘤生长，延缓疾病进展，提高生存质量，延长生存时间。

适用人群：放化疗后病情稳定的带瘤患者，以晚期带瘤患者为主。

治疗原则：以扶正固本、祛邪清源为主要治疗原则，常采用益肺健脾、补肝益肾、益气养阴、清化痰浊、活血散结、清热解毒等治则治法攻补兼施。

1.2.1.4 加载治疗

治疗目的：与西医治疗联合应用，提高西医治疗的疗效，降低不良反应。

适用人群：适用于不能耐受高强度放化疗的老年患者及身体虚弱患者的减量放化疗治疗阶段。

治疗原则：以祛邪清源为主要治疗原则，由于患者体弱，多见气血双亏、毒瘀互结，中医常采用补气养血、化瘀散结、清热解毒的治则治法。

1.2.1.5 辨证治疗

治疗目的：在控制肿瘤生长、缓解症状、提高生存质量的基础上，尽量延长生存时间。辨证治疗即单纯中医治疗。

适用人群：不适合或不耐受、不接受手术、放疗、化疗、分子靶向治疗等西医治疗的恶性肿瘤患者。

治疗原则：以扶正固本、祛邪清源为主要治疗原则，治疗方法灵活，察其脉证，辨证施治。

1.2.2 中医"五养"康复贯穿疾病全程

1.2.2.1 心理调养：采用量表筛查和咨询师面谈双向心理评估，充分了解患者的心理状态。针对存在心理问题的患者进行有计划的个体心理干预，根据心理问题的严重程度，每 5 ～ 10 次为 1 个疗程；通过心理沙龙、音乐疗法、绘画疗法、情景剧等心理治疗形式，针对癌症患者进行群体心理干预。心理调养方法包括中医五行音乐疗法、现代音乐治疗、艺术治疗、认知 – 行为疗法、放松疗法、正念、催眠、心理知识科普讲座、个体心理治疗、团体心理治疗等，并对患者家属进行心理疏导与帮助。

1.2.2.2 运动调养：采用中国传统养生运动，如八段锦、五禽戏、站桩等，以及郭林气功、回春健身操、个体化运动处方、心肺功能锻炼、肌肉力量锻炼等现代运动疗法等，在评估患者体能的基础上，指导肿瘤患者进行循序渐进的运动方法学习与锻炼，促使患者培养良好的运动习惯。通过运动调养改善肿瘤患者的机体代谢及免疫功能，改善失眠、肿瘤相关性疲劳、关节活动障碍等不适症状，调节焦虑、抑郁等不良情绪，对于维持患者正常体重、预防肿瘤复发转移起到积极作用。

1.2.2.3 饮食调养：以《黄帝内经》饮食养生理论为指导，借鉴现代肿瘤营养学理论，充分评估患者的营养状态和饮食习惯，根据肿瘤疾病发生发展和治疗所处的不同阶段，为患者制订个体化膳食营养方案。评估患者的中医体质，采用药食同源的中药与膳食搭配进行食疗干预，以食物之性纠正体质之偏，促进身体康复。大力进行营养教育，培养患者和家属的科学营养观，通过合理的膳食调养促进康复，防预疾病复发转移。

1.2.2.4 功能调养：在充分评估患者功能障碍的基础上，通过针刺、艾灸、耳穴贴敷、刮痧、拔罐、康复治疗（手法及器械）、芳香疗法、中药熏治等综合治疗手段，有效改善肿瘤患者的呼吸、消化、神经、肌肉等生理功能障碍，缓解临床症状，提高患者的生存质量。

1.2.2.5 膏方调养：肿瘤的发生发展过程中，始终存在正气虚损的情况，根据中医"扶正积自消"的理论，林洪生教授提倡在中医辨证论治原则指导下，针对个体脏腑阴阳、气血等方面虚损的不同，采用具有补益作用的中药饮片，经过反复煎煮、浓缩，炼制成药力柔和、徐缓而专注的补养膏方，便于肿瘤患者长期服用，发挥滋补强身、延年益寿的作用，调节机体免疫功能，增强抗病能力，抵御肿瘤的复发转移，同时还有利于促进手术及放化疗损伤后的机体恢复。

林洪生教授总结从医四十余年的临床经验，从中医治疗到肿瘤康复，将肿瘤的全程管理归纳总结为"五治五养"理论体系，指导临床应用收效明显。

2. 中医肿瘤康复典型病例

【例一】康复治疗帮助患者顺利完成化疗

富某，女，61 岁，肺腺癌，2009 年 8 月 19 日收入院参加肿瘤康复。

主诉：右肺占位 3 个月，化疗 3 个疗程后。

病史：患者 2009 年 4 月无明显诱因出现咳嗽，咯少量白痰，无发热、胸痛、胸闷、喘憋等症状，服用止咳、消炎药物，症状无明显缓解。2009 年 5 月 12 日出现咳血，胸片提示右肺门肿物、右侧胸腔积液。胸腔积液检查示癌胚抗原＞ 80ng/mL，胸腔积液中查到癌细胞。2009 年 5 月 18 日胸部 CT 示右肺中叶可见软组织肿块，纵隔淋巴结肿大，右侧胸腔积液；支气管镜活检示右肺腺癌。确诊为肺腺癌 $Ⅲ_b$ 期（$T_2N_1M_X$）。行 GP（健择 + 顺铂）方案化疗，Ⅱ 度消化道反应，Ⅱ 度骨髓抑制。2009 年 8 月 11 日完成第 4 周期第 1 天化疗后因出现 Ⅲ 度骨髓抑制（白细胞 $1.6×10^9/L$）而终止化疗。

刻下症：倦怠乏力，少气懒言，纳果食少，偶有咳嗽，无痰，无发热、胸痛，睡眠尚可，二便调。舌淡胖、有齿印，苔白腻、剥脱，脉细。

入院时检查：血常规示，白细胞 $2.8×10^9/L$，血红蛋白 89g/L，血小板正常，肝肾功能正常。

中医诊断：肺积（肺脾气虚）。

西医诊断：肺腺癌 $Ⅲ_b$ 期（$T_2N_1M_X$）。

中药以健脾益气养血为法组方，每日 1 剂；以补肾健脾通络的中药水煎，进行手足熏泡；针刺足三里、丰隆、三阴交、阴陵泉，同时艾灸足三里、关元穴以健脾和胃、培补气血；耳穴压豆选取肝、胆、脾、神门，健脾化湿安神。中医治疗的同时给予患者心理辅导、音乐治疗，并由体能教练指导其进行功能锻炼，营养师根据患者的身体情况进行营养配餐。康复治疗期间还安排了康复知识讲座。

由于化疗的副作用，患者入院当天即表示"再也不去做化疗了，太难受了"。康复医生非常理解患者的心情，安慰她："化疗只是暂时不能做，我们来帮助您恢复身体。"中医药综合治疗3天后，患者的食欲有了明显的改善，饭量逐渐增加。她笑着说："住院第一天，因为一口也吃不下，我的营养餐全给了老伴；第二天我一半，他一半；第三天，我把大部分都吃完了，他不得不自己去买饭了，呵呵。"

通过药物、食疗和体能锻炼，患者的体力也逐渐恢复，原本不爱外出活动的她，在住院几天后提出要求，希望能到附近公园去走一走，并且坚持每天户外运动。康复期间的科普讲座不仅仅解答患者对癌症疾病的各种困惑，满足了患者及家属对了解中西医治疗知识的渴慕，同时还手把手地教给患者实用的家庭保健方法，比如选穴方法、保健操作方法及手法。出院时，根据个体情况给予具体的指导方案，例如情绪激动时点揉太冲穴（具有平肝火和疏肝养血的作用），同时还可配合按揉合谷穴，起到镇静安神的作用；每日灸足三里、关元、神阙穴，调理脾胃，培补元气，调节机体免疫功能，促进造血功能恢复。

营养师在了解患者饮食口味偏好的情况下，针对该患者肺脾气虚及血虚的情况制订了1周的食谱，早、中、晚餐一应俱全，详细指导患者进行科学合理的饮食调养。出院时为患者配制了养血的滋补膏方。

出院后，患者的老伴和女儿在家庭康复中发挥了重要的作用。在家人的帮助下，富女士坚持服用滋补膏方，每日艾灸保健穴位2次，每次20分钟。营养师通过电话随访指导患者饮食调养。

通过综合的养生调护，患者的血象在 1 个多月后完全恢复了正常，饮食正常，体重增加 4kg。经过肿瘤临床医生评估，患者可以继续接受化疗。在接下来的数次化疗中，富女士欣喜地发现，在中医药辅助治疗下，她的身体对化疗副作用的耐受明显增强，白细胞维持在（4～5）×10^9/L 左右，偶尔出现短暂的骨髓抑制，白细胞能较快恢复到正常水平，化疗导致的消化道反应明显减轻。患者自参加康复后陆续完成 9 个周期的维持化疗，身体情况良好，肺部的病灶缩小。

两年后回访，患者正在接受靶向药物治疗，病情稳定。她的女儿说："感谢肿瘤康复的医生们给我们提供了及时的帮助，挽救了我妈妈的生命。如果没有中医药治疗与康复，我妈妈就没有机会继续西医的治疗了，也就没有我妈妈的今天。是康复带给了我们生的希望。"

[按语] 患者 2009 年 5 月确诊时因纵隔淋巴结转移、胸腔积液等因素已经失去了手术的机会，化疗是当时可选择的最有效的治疗手段，但是由于化疗导致骨髓抑制和消化道反应，不良反应严重，患者拒绝继续化疗。经过中医综合康复治疗，患者不但症状获得缓解，并且重新树立了战胜疾病的信心。在家人的帮助下，通过继续运用"五养"康复方法，使身体得到了良好的恢复，对化疗的耐受性提高，得以顺利地继续进行化疗，控制疾病的进展，生活质量得到了改善，生存期延长。

【例二】肺癌术后不再迷茫

袁某，男，65 岁，2009 年 11 月 2 日收入院参加肿瘤康复。

主诉：咳嗽 20 个月，右肺癌术后 16 个月，声音嘶哑 3 天。

病史：患者 2009 年 2 月无明显诱因出现咳嗽，咯少量白痰。胸部 CT 示：①右肺上叶占位，性质待定；②肺气肿。予抗炎对症治疗后咳嗽减轻。患者 2009 年 6 月底出现咳嗽、发热，复查胸部 CT 示：右肺占位形状改变，考虑恶性。7 月 2 日行右肺癌根治术，肿物约 3cm，病理示中分化鳞癌，未见淋巴结转移。2009 年 9 月行 TP 方案化疗 1 个周期，因白细胞减少及发热停止化疗。此后口服中药及中成药治疗。

刻下证：咳嗽，咯少量白痰，3 天前出现声音嘶哑，无饮水呛咳，无进食哽噎，怕冷，气短，胸闷，活动后明显，口干，乏力，纳少，眠差易醒，二便调，舌红少津，苔薄白，脉弦细。

中医诊断：肺积（气阴两虚）。

西医诊断：肺鳞癌 I_b 期（$T_2N_0M_0$）。

中药以益气养阴为法组方，每日 1 剂；中药安神方足浴，每晚 1 次，每次 20 分钟；脾经、督脉选穴进行针灸治疗，每日 1 次；练习医学气功，每日进行 2 次呼吸肌功能锻炼；心理师通过音乐、心理沙龙等形式进行心理干预；营养师根据患者的体质进行食疗康复。通过综合康复治疗 1 周，患者怕冷、易醒及血压不稳的情况很快得到了改善，气短、咳嗽及声音嘶哑明显好转。

袁先生参加康复还有一个主要的目的，就是解决自己患病后的很多困惑。患病后，亲戚朋友送了很多补品和营养品，但袁先生因为服药的缘故非常谨慎，不敢服用，补品都放过了期。由于副作用，在完成了 1 个周期化疗后中止了化疗，进入西医的定期随访阶段。此时的袁先生陷入了茫然的境地，不知道以后应该怎样治疗、怎样锻炼和怎样生活，"难道只能等待肿瘤复发转移吗"？

袁先生带着这些疑问参加了康复培训。通过密集的科普讲座和充分的医患沟通，综合康复方法不仅改善了躯体症状，也解决了袁先生的困惑。尤其是在补养方面，由医生根据其病情和体质情况进行辨证施补，通过服用专门配制的肿瘤滋补膏方，袁先生的体力明显改善，口干、乏力的症状消失。饮食调养、运动调养、心理调养、功能调养、膏方调养的"五养"康复方法和中医药巩固治疗使袁先生的康复之路有径可循，从一度的茫然无措进入有序的康复阶段。患者把自己的康复体会写成文章发表在《抗癌之窗》杂志上，通过自己的亲身体验说："肿瘤康复对我们患者而言，真的太需要了！"

[**按语**] 袁先生是一位老年肿瘤患者，术后身体较为虚弱，因骨髓抑制且分期较早，权衡利弊，中止了化疗。患者对预后充满担心，病灶虽已切除，但身体却有诸多不适，如何补养身体、采用何种方法继续治疗是袁先生非常关心的问题。中药巩固治疗和"五养"康复治疗改善了患者的症状。通过康复讲座，医生手把手教给患者如何科学饮食、如何锻炼和养生，使袁先生对下一步的治疗和调养有了清晰的思路。在"五养"方法中，肿瘤滋补膏方扶正补虚力专效显，改善了身体的虚损状态，特别适合老年肿瘤患者及术后身体虚弱的患者服用，采用滋补膏方针对患者气阴两虚证进行科学合理的个体化补养，明显优于食用保健品。通过2周的康复治疗，袁先生树立了康复信念并且学习了科学的康复方法，术后疗效得到了巩固，随访至今，身体健康。

【例三】康复帮助患者重拾生活信心

李某，男，46岁，2010年4月8日收入院进行康复治疗。

主诉：双侧甲状腺占位6年，术后5个月，倦怠乏力伴右肩疼痛4个月。

病史：患者2004年体检时发现双侧甲状腺多发结节，当时考虑为良性肿瘤。2009年6月，患者自觉颈前结节增大，饮酒后出现颈部疼痛，10月B超示双侧甲状腺多发实性占位，左叶肿物合并多发微小钙化，左侧颈动脉旁肿大淋巴结。行甲状腺穿刺，病理报告为桥本病。2009年11月，患者就诊于北京协和医院，甲状腺核素扫描显示左叶冷结节。于11月26日行双侧甲状腺切除术，病理示甲状腺乳头状癌，淋巴结转移。12月26日行131I治疗，此后规律服用甲状腺素治疗。2010年2月复查CT示：纵隔淋巴结肿大，建议复查。

刻下症：右肩部疼痛，偶感手脚麻木，怕冷，以左半身明显，倦怠乏力，烦躁，自汗、盗汗，偶心慌，声音嘶哑，纳可，入睡困难，小便调，大便有时不成形。舌淡胖，苔白，脉沉细。

既往有2型糖尿病5年，高血压病史2年余，高尿酸血症病史2年余。

中医诊断：瘿瘤（脾肾两虚，痰瘀互结）。

西医诊断：①甲状腺乳头状癌；②2型糖尿病；③高血压病（高危）。

中药以健脾益肾、活血散结为法组方，每日1剂，服药2剂即感身体舒适，倦怠、怕冷、半身出汗的症状明显好转。继续服药至1周时，乏力、盗汗、心悸消失，烦躁和手脚麻木明显改善。通过针刺、艾灸和耳穴压豆，患者的右肩疼痛缓解，右上肢活动度增加。由于患者血压高、血糖高、血尿酸高，因此饮食调养问题较复杂。营养师为患者制订了康复期间的食谱，同时通过营养评估和调查问卷发现问题，指导患者建立良好的运动习惯和饮食习惯。经过两周的康复治疗，李先生入院时的症状均有了不同程度的缓解。音乐催眠疗法也让睡眠不佳的李先生体验到了音乐带来的轻松和深度睡眠的延长，睡眠质量在综合治疗后明显改善。出院后2个月至协和医院复查，纵隔淋巴结肿大消失。康复至今已8年，经全面检查，甲状腺癌相关的血液学、影像学指标均正常。

[按语] 李先生经商，平素工作繁忙，饮食及生活习惯不良，经常饮酒、熬夜。确诊为甲状腺癌并手术后，曾为运动员的李先生开始对健康的问题变得焦虑，对康复更是缺乏信心。甲状腺全切后，患者在服甲状腺素治疗初期的几个月内出现了一系列甲状腺功能失调的表现，如倦怠、烦躁、汗出、心慌、失眠、怕冷等。由于甲状腺癌术后以内分泌治疗为主，西医治疗手段较少，在改善症状、预防癌症复发和转移方面，中医具有一定的优势。通过中药对患者阴阳气血和脏腑功能进行调整，配合针灸、食疗、心理等方法的综合应用，患者的临床症状在短短的2周内明显改善，2个月后复查，纵隔淋巴结肿大消失。由此可见，中医综合康复治疗不仅仅是肿瘤综合治疗的有益补充，而且发挥着良好的治疗作用。李先生出现的上述症状如倦怠、烦躁、多汗等，西医常常束手无策，而中医恰恰起到了很好的补充治疗作用。

第四部分

桃李满天下

——学术思想师承及后学者成就

◎刘　硕　李冰雪　陈昌明　张　冉

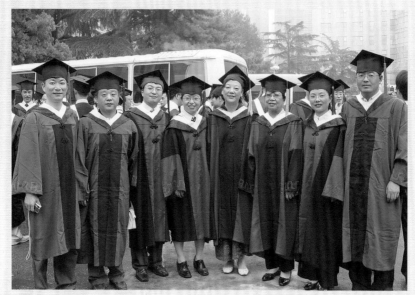

2006年，侯炜、贺用和、石闻光作为林洪生主任在职硕士研究生毕业合影（右4为林洪生）

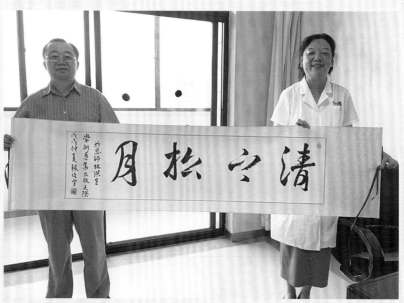

张培宇主任为林洪生教授书写《清之松月》

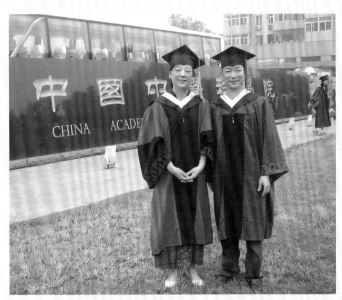

贺用和主任在职硕士研究生毕业与林洪生教授合影

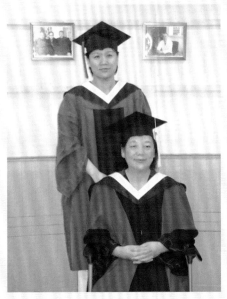

杨宗艳主任在职硕士研究生
毕业与林洪生教授合影

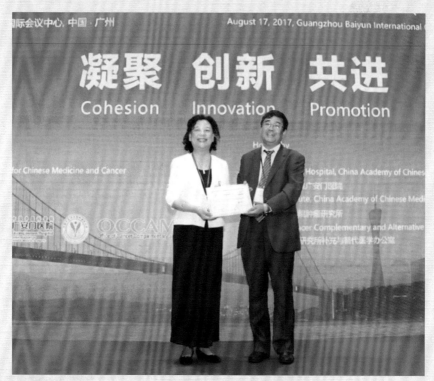

2017年国际中医药肿瘤联盟研讨会议上，林洪生主任与侯炜主任合影

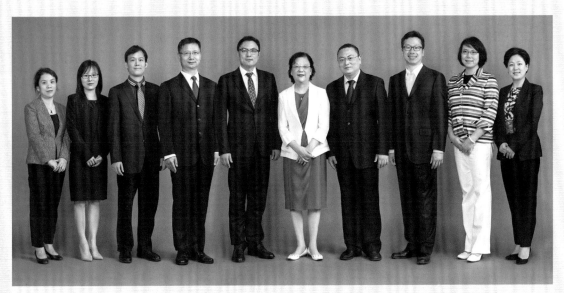

林洪生教授与部分学生合影（居中为林洪生）

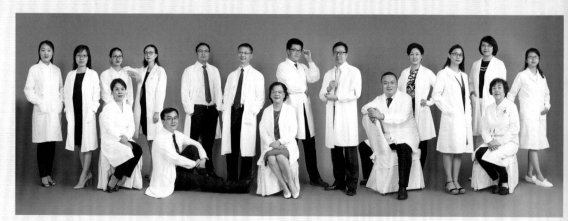

林洪生教授与学生们，2018（居中坐者为林洪生）

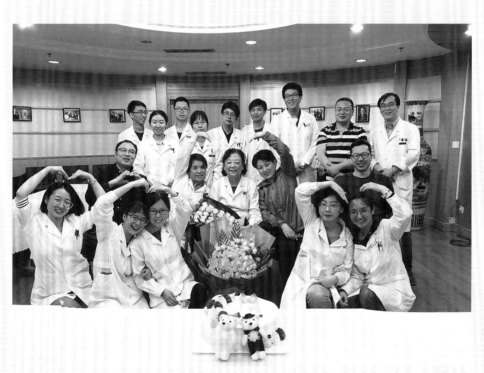

门诊结束后学生们为林主任庆祝生日，2018 年 5 月

引 言

　　林洪生教授出身于知识分子家庭，幼学家承，勤思博学，动手能力极强，临床工作中对待患者细心、耐心，治疗思路清晰；科学研究中思维缜密，善于抓住课题中的关键点；学术交流中思路开阔，能够引领本专业的发展方向。林洪生教授在繁忙的临床、科研工作之余，也非常重视对于学生们的言传身教。2000年以前，林洪生教授临床、科研带教各种进修医生、实习医生逾百人；2000年后，开始正式招收各类入门弟子，包括学术师承弟子、博士后、博士生、硕士生、在职研究生、外国研究生等，截止到成稿时，共有学生、弟子63人，其中年长者已近花甲，在读者也有刚过弱冠之人。对于众多弟子，林洪生教授因材施教，充分发挥学生们的特长和主观能动性，注重身教与言传的结合，身教为主，以身作则，在和学生们的交流中常有点睛之语。教学中，毫无保留地传授自己的临床经验和科研思路，围绕着中西医结合治疗肿瘤的核心理念——"固本清源"，带领学生们结合临床实践，从患者角度出发，逐渐发展完善，形成了系统的治疗康养方法——"五治五养"，为中西医结合防治肿瘤提出了一套完整的理论体系。后辈学生、弟子们不负期望，在林洪生教授的悉心教导下全面发展，薪火传承，无论是身在海外，还是落脚在祖国的各地，都像是一颗"固本清源"的种子，生根发芽，茁壮成长，逐渐成才，桃李成林，有的已成长为学术带头人、科室主任、博士生导师、硕士生导师，大家都发自内心地感恩，感谢林老师对弟子们为人、为医的教导，也都立志成为杏林中的佼佼者。本部分仅就后辈学生们的思想传承、经历、体会和收获成绩做一分类汇总，以彰显师门的优良传统和鼓励后人。

林洪生教授入门学子

学术传承人 （10人）	刘浩、薛新丽、张英、刘杰、周岩、孔令怡、关念波、刘硕、戴宏庚、孔雷
博士后 （10人）	赵炜、张显彬、李勇、关天宇、樊慧婷、董倩、赵志正、于会勇、陈昌明、李麒
博士 （16人）	沈成熄（韩）、蒋宇光、吴皓、崔太荣（韩）、李道睿、许炜茹、姜恩顺（韩）、张玉人、龚宏霞、王硕、潘虹、吕丽媛、王学谦、刘益华、王应天、郑佳彬
硕士 （27人）	侯炜、张培宇、贺用和、杨宗艳、石闻光、曾玉珠（新加坡）、李宝珍、张锋利、杨丽丽、王莉娜、秦英刚、薛娜、高玉强、韩睿、王富文、刘志艳、石红、周晓梅、李冰雪、李奇、张冉、程倩雯、关靓、袁嘉萌、刘铸、周慧灵、马雪娇
其他（1人）	陈巧凤（新加坡）

学术传承人

1. 刘浩

传承方式：林洪生主任学术传承人（2011—2014，北京市名老中医学术传承项目）；硕博连读生（2000—2005）

简历：医学博士，副主任医师，中国中医科学院硕士生导师，国家自然科学基金评审专家，美国临床肿瘤学会（ASCO）国际会员。主要研究方向为名老中医临床经验与学术思想研究。擅长肺癌、前列腺癌、结直肠癌、泌尿生殖系统肿瘤的中西医结合治疗。主持国家自然科学基金课题、北京自然科学基金课题、中国中医科学院所级课题，以及中美国际合作项目。以第一作者在国家核心期刊发表学术论文 30 篇，编写专著 5 部。

传承经历：2000 年 9 月攻读林洪生主任首届研究生，2005 年获得中国中医科学院博士学位。2011 年参加北京市名老中医学术传承项目，成为林洪生主任首位学术传承人。跟随林老师学习 18 年，治疗肿瘤患者上万人次，撰写 20 多万字的治癌理论和临床经验，在国家核心期刊发表《林洪生主任固本清源治疗肿瘤学术思想》等多篇论文；作为主要工作者参与林老师《胃癌中西医综合治疗》一书的编撰工作，该书荣获中华中医药学会科技著作二等奖；在林老师指导下系统总结中国中西医结合肿瘤学会首届主任委员余桂清教授的理论经验，主持中国中医科学院所级课题"余桂清教授学术思想传承"，出版《中国百年百名中医临床家·余桂清》；因表现优异，被评为"首都名老中医优秀传承人"。

后学成绩：在继承林老师学术经验的基础上，重点围绕肺癌、前列腺癌，以及预防肿瘤术后复发转移进行深入研究：①以"中医药与肺癌分子靶向治疗"为切入点，主持国家自然科学基金课题，研究中医药防治肺癌靶向治疗耐药；②主持中美国际合作项目——前列腺癌临床研究，总结前列腺癌诊治规律，研究成果荣获中国老年学会优秀奖；③主持北京自然科学基金课题，探索中医药防治肿瘤术后复发转移机制，不断提高临床疗效；④作为主要工作者完成国家"十五"科技攻关课题——提高肺癌中位生存期综合方案研究，并荣获中国中西医结合学会科技成果一等奖；⑤在美国排名第一的癌症中心——斯隆凯特琳癌症中心（MSKCC）率先开展中医肿瘤治疗，疗效显著，为中医药国际化提供新鲜经验和创新模式。

从师心得：作为林洪生主任首位学术传承人，跟随林老师学习18年，治疗肿瘤患者上万人次，撰写20多万字的治癌理论与临床经验，参与林老师5部学术专著的编撰；因表现优异，被评为"首都名老中医优秀传承人"。

获得荣誉及奖项：2015年，中国中医科学大会优秀论文（排名第一）；2015年，北京市名老中医学术传承项目（优秀传承人）；2016年，中国老年医学大会优秀奖（排名第一）；2008年，中华中医药学刊优秀论文一等奖（排名第一）。

2. 薛新丽

传承方式：林洪生主任学术传承人（2011—2014，北京市名老中医师承项目）

简历：女，硕士，主治医师，双井社区卫生服务中心中医科科长，中国中医药信息研究会临床研究分会理事，北京针灸协会会员。擅用经方治疗内科、皮科、骨科等疾病，尤其以针药结合治疗脑血管后遗症、消化系统疾病、心脑血管系统疾病、颈椎病、腰椎间盘突出伴坐骨神经痛、耳鸣、头痛、周围性面瘫、带状疱疹、静脉曲张等为特长。疗效显著，受到患者一致好评。发表学术论文10余篇。

传承经历：2011—2014年有幸成为林洪生老师的学术传承人，跟师学习3年。通过林老师的言传身教，悉心培育，逐步领悟老师的临证思维、学术经验和用药规律，为以后的临床工作、科研工作奠定了良好的基础。

从师心得：通过3年师承，受益匪浅，临床技能在继承中得到了极大提高。

3 年的时间很短暂、很宝贵，3 年来的跟师学习经历是我一生中最大的收获。林老师是我步入中西医结合肿瘤专业的领路人，她精湛的医术、高尚的医德、宽广的胸怀和不断进取的科研精神是我学习的榜样；她渊博的学科知识、丰富的科研经验、严谨的治学态度、敏锐的思维方式深深影响了我；她严谨的学风、儒雅的学者风范与积极乐观的人生态度将永远激励我前进。我能够顺利完成学业，凝聚着老师无数的汗水及心血，对老师的感恩之情用简单的"感谢"二字完全不足以表达，在今后的工作和学习中，唯有取得更加优异的成绩，方能回报老师的栽培之恩。

3. 张英

传承方式：林洪生主任学术传承人（2014—2016，中国中医科学院临床经验传承研究项目）；博士（2006—2009）

简历：女，博士，主任医师，中国中医科学院广安门医院肿瘤科副主任，硕士生导师，中国抗癌协会肿瘤传统医学专业委员会青年工作委员会主任委员，中国中西医结合学会肿瘤专业委员会青年工作委员会委员，中华中医药学会肿瘤专业委员会委员，北京市医学会肿瘤专业委员会青年工作委员会委员，北京中医药学会肿瘤专业委员会委员。擅长中西医结合治疗乳腺癌、妇科肿瘤、肺癌、消化系统肿瘤等。主持国家自然科学基金青年基金一项，博士后面上基金项目一项，国家自然科学基金面上项目 1 项。发表学术论文 20 余篇。

传承经历：2006 年 9 月有幸成为林洪生老师的博士研究生，攻读中国中医科学院中西医结合肿瘤专业博士学位。通过林老师的精心指导、言传身教，于 2009 年顺利获得博士学位；又在林老师支持下，于 2010 年 7 月至 2011 年 7 月以访问学者身份赴美国国立癌症研究所工作 1 年，就博士期间的肿瘤干细胞研究工作进一步进行了深入研究。2014—2016 年，作为林老师的师承弟子，再次跟随林老师学习 3 年，进一步就老师的临证思维方式、科学研究思路、理论渊源、经验用药等方面进行了系统学习，为此后临床工作、科研工作奠定了良好的基础。

后学成绩：在传承了林老师在乳腺癌、妇科肿瘤、肺癌、消化道肿瘤方面的治学及临证经验后，在后来的临床过程中加以实践运用，并分析总结，斟酌提高，目前已经在妇科肿瘤、乳腺癌的中医药治疗方面有了一定的心得体会，每半天门诊均要接诊乳腺癌、妇科肿瘤患者逾 40 人次。在科研方面，深得林主任循证医学研究、肿瘤基础研究的言传身教，所以在临床工作之余投入了很大精力进行科研工作。在林老师的带领下，先后参与了国家"十二五"科技支撑计划、中医药公益性行业专项，北京市科委、科技部国际合作等相关重大课题的撰写申报、具体实施、监察检查及汇报结题工作。从 2008 年开始，综合临床经验及现代医学的研究进展，意识到中医药在恶性肿瘤治疗方面的特色与肿瘤干细胞的生物学行为密切相关，所以开始进行了"中医药调控肿瘤干细胞生物学行为"的科学研究工作。

近些年参与及主持的课题：①作为课题负责人，主持 2010 年度国家博士后面上基金项目一项。②作为课题负责人，主持 2012 年度国家自然科学基金青年基金项目一项。③作为课题负责人，主持 2015 年度国家自然科学基金面上项目一项。④作为课题负责人，主持 2014 年度中国中医科学院临床经验传承研究项目一项。⑤作为主要完成人，参与国家"十二五"科技支撑计划。⑥作为主要完成人，参与中医药公益性行业专项。⑦作为主要完成人参与北京市科委、科技部国际合作项目 2 项。

从师心得：跟随林老师学习十余载，老师学术层面敏锐严谨的洞察力、做事兢兢业业的执行力、对人温文尔雅的感召力、作为管理者雷厉风行的领导力、作为老师体贴入微的亲和力等等人格的闪光之处，都对我的人生产生了极大的影响，使我开拓眼界，提升品位，锻炼能力，获益匪浅。感谢老师温暖的关怀，精心的栽培，无私的奉献，我会谨记您的教诲，堂堂正正做人，踏踏实实做事，不辜负您的期许与厚望。

获得荣誉及奖项："氧化苦参碱干预 MCF-7 细胞系肿瘤干细胞生物学行为的实验研究"获第十四届全国中西医结合肿瘤学术大会优秀论文二等奖；博士学位论文"苦参提取物对人乳腺癌 MCF-7 细胞系肿瘤干细胞生物学行为的干预研究"获 2009 年度"中健行"中医药传承创新博士学位论文二等奖。

4. 刘杰

传承方式：林洪生主任学术传承人（2016—2018，北京市中医药传承"双百工程"）；博士后（2006—2009）

简历：女，博士，主任医师，中国中医科学院广安门医院肿瘤科医生，硕士生导师，中华中医药学会青年委员会委员、CSCO 中西医结合专业委员会委员、北京医学会肿瘤学分会委员、北京市中西医结合学会肿瘤专业委员会青年委员、世界中医药学会联合会肿瘤康复专业委员会常务理事、中国民族医药学会肿瘤分会常务理事、中华中医药学会血液病分会委员、中国抗癌协会肿瘤传统医学委员会青年委员、中国医疗保健国际交流促进会中医肿瘤防治分会秘书长。擅长中西医结合治疗肺癌、淋巴瘤、胸腺瘤等，致力于恶性肿瘤的循证医学研究和中医药疗效的科学评价。建立了肿瘤专病数据库和随访系统，开展了 10 余个中成药、化药的新药临床试验和上市后再评价工作。作为执笔人，撰写了 4 个学会的中医肿瘤专家共识和指南。开展国家级课题 7 项，其中国际合作课题 3 项，主持首都特色课题 1 项，道地药材国家重点实验室项目 1 项。发表学术论文 20 余篇。

传承经历：2006 年 9 月有幸成为林洪生老师的博士后。学习林洪生教授的"固本清源"学术思想，并将之贯穿到恶性肿瘤患者治疗的不同阶段，制订有序、个体化的综合治疗方案，2009 年顺利出站。2016—2018 入选北京市中医药传承"双百工程"，作为林老师的师承弟子，再次跟随林老师学习 3 年，进一步就老师的临床及科研等经验进行了系统学习。针对早期肿瘤患者采用中医巩固治疗防治术后复发转移；放化疗阶段采用中医防护治疗减轻不良反应；对于年老体弱患者采用中医加载治疗控制疾病进展；晚期肿瘤疾病稳定阶段采用中医维持治疗延长无疾病进展生存期；对于不适宜现代医学治疗的患者采用单纯中医药治疗以改善患者临床症状，提高生存质量，延长生存期。

后学成绩：临床专业方向以肺癌、恶性淋巴瘤、胸腺瘤为主。提出了肺鳞状细胞癌、晚期非小细胞肺癌低肿瘤负荷人群、肺癌基因突变阴性或未知人群、非小细胞肺癌靶向治疗耐药人群、惰性淋巴瘤、高危弥漫大 B 细胞淋巴瘤、复发难治淋巴瘤、老年淋巴瘤的中医治疗优势和方法，突出中医药优势主导地位。管理病房患者 1000 余人次，门诊接诊 2 万余人次。在临床工作之余，投入了很大精力进行科研工作。参与课题申报、方案制订、具体实施、监查协调、汇报结题、成果申报、文章发表等工作。作为主要研究者，参与申报和开展国家科技重大专项、国家科技支撑计划、国家自然科学基金、科技部国际合作项目等国家级课题 7 项，国家中医药管理局课题 2 项，中国中医科学院课题 2 项，广安门医院所级课题 2 项，主持课题 2 项。进行中成药、化药的新药临床试验和上市后再评价研究工作，从方案设计、质控等环节提升临床试验水平，对 10 余项临床研究进行了国际注册，参与 2 个中药大品种申报 FDA 的 IND。在国家对中医临床试验项目审查中获得好评。获得 2016 年国家科学技术进步二等奖、2015 年第 67 届德国纽伦堡国际发明金奖、2011 年中国中西医结合学会科学技术一等奖。

从师心得：

（1）当好医生，先学做人：老师给我上的第一堂课是先学做人，当时我是不能完全理解的。在跟师学习、工作的岁月中，耳濡目染，慢慢体会，比如，临床工作中老师总是对患者特别和蔼耐心；老师在做科室主任时，关心科室的每位成员，甘做幕后，让更多人能发挥所长，我们都称呼老师为"家长"；科研工作中对所有贡献者，哪怕付出一点点辛劳的人都记得感谢、回报。记得科室春节联欢，老师亲自挑选便携的"包中包"送给经常因公出差的人。老师总是对我们说："要能吃亏，不计较，其实获得的会远远超出你所想的。"

（2）技多不压人，勿以善小而不为：我跟随老师开展的第一个研究就是国家攻关课题这样的大项目，从研究方案设计到经费管理、人员管理和会议筹备等等，老师放手让我参与到每个环节，并细心指导我处理每个细节，哪怕在很多人眼里是那么微不足道的事情，比如文件的装订打印、幻灯播放调试、会议入场安排等等。在一件件小事中我一步一步成长，逐渐增强了能做大事的自信。老师总是对我们说："很多事情需要亲自干了才知道，才可能将来带领大家一起做。"

（3）工作有目标，生活有情趣：每年底，老师会跟我们一起设定下一年的工作目标，这样我们的工作才有方向，才会感到自己一年一年的收获。做医生这个职业，让我们每时每刻都面临新的知识和挑战，老师会抛出很多值得研究的问题和发展的愿景，让我们的工作充满热情，充满希望。很多人都能看到做医生的辛苦，老师经常教导我们，不但要学会如何工作，还要安排好自己的生活。每年有新同学加入的时候，老师会带我们一起吃西餐，在品尝一道道美食的过程中教会我们感受生活的情趣，学会社交的礼仪。每年有大型国际会议召开的时候，会前老师总会告诉学生们参会礼仪，涉及着装、表情、语声的高低、沟通方式等方方面面。老师总是告诉我们："每个人都是有缺点的，但贵在能不断修饰自己，提高修养。"

（4）窝心的指点：我刚成为老师学生的时候，总感到老师有一种不怒自威的气势，但跟师近十年来，我细细回想，老师从没有严厉批评过我们。临床一线工作非常有压力，当遇到个别患者家属不能理解病情的变化，有时我们的沟通会出现问题，这时老师总会及时提醒我们该如何处理。老师总是用一种非常贴心的方式把深刻的道理缓缓讲来，我想这种指点是最让人可以接受的，也才是最有成效的。

（5）换位思考：老师总是告诉我们，当好医生一定要多换位思考。有的患者不远千里来看病，总希望能一次解决很多问题，老师对待这样的外地患者经常给出两套治疗方案。例如患者肺癌晚期，需要化疗 2 个周期后再放疗，老师会开一个化疗时用的药，再开一个放疗时用的药，这样就减少了患者的奔波之苦。近几年，老师带领我们开展癌症康复，希望更多的人和家庭能够不被癌症打倒，能够过上更好的生活。

老师对工作的热情和无私付出，对生活品位和自我完善的不断追求，待人接物的态度和方式，每一天都感染着我们。当然，我特别感受到的是她对我们最深切的情感和期望，这些都潜移默化地影响着我们每个人。

如果用三个词形容我的老师，传统一点可以是：德高望重、兢兢业业、循循善诱；通俗一点就是：智慧、努力、优雅；如果只用一个词形容我的老师，那就是：充满爱。

获得荣誉及奖项：2016年，国家科学技术进步二等奖（第12位）；2015年，第67届德国纽伦堡国际发明金奖（第3位）；2011年，中国中西医结合学会科学技术一等奖。

5. 周岩

传承方式：林洪生主任学术传承人（2016—2018，北京中医药传承"双百工程"）

简历：女，硕士，北京市朝阳区中医医院肿瘤科主治医师，医务科副科长。主要从事中西医结合肿瘤的临床、科研及教学工作，擅长多种常见肿瘤的中西医结合治疗，以及应用"中西结合，针药并用"的临床思路进行肿瘤相关性合并症和并发症的中西医综合诊治。主持北京市朝阳区科学技术委员会项目1项。发表学术论文4篇。

传承经历：2015年12月入选北京市中医药传承"双百工程"学术继承人，进行为期3年的传承培养，跟随林洪生老师深入系统学习中西医结合肿瘤临证诊治方法、科研教学思路、学术理论渊源及经验方剂用药，旨在为临床、科研、教学等工作奠定良好的基础。

后学成绩：在传承了林老师在肺癌、乳腺癌、恶性淋巴瘤等常见肿瘤，以及肿瘤合并症及并发症等方面的临证诊治经验后，在自己的临床过程中加以实践运用，并分析总结，不断提高，目前已经在肺癌、癌性疼痛的中医药综合治疗方面有了一定的心得体会，积极为肺癌、癌性疼痛患者解决临床问题；在科研方面，深得林主任循证医学研究、肿瘤基础研究的言传身教，同时结合自己"中西结合，针药并用"的诊治思路，于2017年成功申报北京市朝阳区科学技术委员会项目"揿针疗法治疗癌性疼痛的临床研究"。

从师心得：光阴荏苒，不知不觉师从林洪生教授已近3年，3年的随诊学习令我受益良多。

林老师在肿瘤的中医药治疗中不断总结前贤经验，结合亲身临床及科研实践，形成了独特的诊疗思想，用于指导临床及科研工作。随诊林老师学习使我拓宽了思路，活跃了思维，开阔了视野，更新了观念，逐步提高了诊疗技术，坚定了用中医药诊治肿瘤的信心。

"古今欲行医于天下者，先治其身；欲治其身者，先正其心；欲正其心者，先诚其意，精其术"，此可谓医者仁心。作为一名医者，除了要有高超的医术，更重要的是必须具备高尚的医德。林老师总是认真对待每一位患者，以解除他们的病痛为己任；在临床诊治过程中态度谦和，耐心为患者讲解、分析病情；总是为患者着想，有时甚至牺牲自己的用餐及休息时间为患者诊治，真正做到"若有疾厄来求救者，不得问其贵贱贫富，长幼妍蚩，怨亲善友，华夷愚智，普同一等，皆如至亲之想"。

理论来源于实践，实践根植于理论，这是中医药学发展的基础，因此，在实践中不断地加强中医理论学习，对提高临床疗效大有裨益。林老师总是教导我们要熟练掌握《黄帝内经》《伤寒论》《金匮要略》《温病条辨》等中医经典，这样才能对中医理论有深刻的理解，临证时才会有活水源头，不至枯涩乏术。

林老师提倡肿瘤的规范化治疗，认为建立有效、合理、规范、具有临床指导性的中医肿瘤分阶段规范化治疗方案，对充分发挥中医药在肿瘤诊治中的作用尤为重要；通过亲身临床及科研实践，逐步形成了她独特的诊疗思想及遣药组方原则：君臣佐使组成一方、个体化、阶段化用药。在临证时，林老师一方面"重用王道"，扶正培本护机体正气，另一方面"巧用霸道"，祛邪抗瘤防疾病进展；并提出了"固本清源，调节机体内环境平衡"的中医肿瘤综合治疗思路，进一步丰富和拓展了中医肿瘤的理论内涵；同时，将治未病的中医思想巧妙引入中西医结合防治肿瘤疾病中，形成了自己独特的"治未病"学术思想，并将其分为未病先防、既病防变、瘥后防复三个层次，倡导在肿瘤疾病治疗的不同阶段运用"治未病"思想，有效改善患者的不适症状，提高患者的生活质量，延长患者的生存时间；并积极倡导康复治疗，推荐综合应用针灸、心理、教育等非药物手段综合诊治肿瘤。

总之，在林老师的带领下，我将勤奋不辍，在临证实践中不断总结提升，做到"精于学术、勤于思考、中西结合、融会贯通"，永远保持与时俱进的、积极向上的心态，为中医药事业奋斗终生。

获得荣誉及奖项：

北京市级：北京市万名孝星（2014年）；

区级：朝阳巾帼之星（2016年）；

医院级：科研先进个人（2017年）；

大学期间：国家级二等奖学金（两次）、人民甲等奖学金（四次）、人民乙等奖学金（一次）、三好学生（五次）、北京地区高等学校优秀毕业生（2008年度）。

6. 孔令怡

传承方式：林洪生主任学术传承人（2016—2019北京市西城区中医药传承工程）

简历：女，硕士，住院医师，目前就职于广安门外社区卫生服务中心。

传承经历：2016年10月通过西城区中医药传承工程有幸成为林洪生老师的学生，每周跟随老师门诊，对老师的临床辨证经验、用药特点等进行学习。

后学成绩：对于中医治疗肿瘤的方法有了基本的了解，目前正在对肿瘤的中西医结合治疗进一步学习。

从师心得：对于老师治疗肿瘤的基本治则大法有了初步的认识。老师认为肿瘤病机复杂，变化多端，其为病属禀赋不足、七情内伤、饮食劳倦等导致脏腑阴阳气血失调，正气亏虚，加上气滞、痰湿、瘀血、热毒等内蕴留滞不去，相互搏结，积久而成。因此，"虚""毒""瘀"是肿瘤发生发展过程中的主要病理因素，正气亏虚、毒瘀互结是其根本病机。老师在治疗上总的治则，一是匡扶正气，调节机体内环境的平衡，即"固本"；二是从源头上控制肿瘤，祛除"毒""瘀"等病理因素，即"清源"。

具体而言，"固本"贯穿疾病治疗始终，包括围手术期、放化疗期间、靶向药物治疗期间、单纯中医药治疗阶段等，以达到固护正气、减轻不良反应、防止复发转移的作用。肿瘤患者服用中药疗程通常长达数年，脾胃功能常常由于各种疾病及治疗因素受到影响，保持好中焦脾胃的运化功能对于患者的后期恢复意义重大，因此林老师在遣方用药上总是强调要注意固护脾胃，以清补为主。"清源"要求在源头上控制肿瘤，"清热解毒""活血化瘀""软坚散结""化痰除湿"等治疗大法综合为用。在不同治疗阶段，清源的力度轻重有所区别，从而达到消除或控制癌瘤，增强放化疗、靶向药治疗作用的目的。

跟师学习中，老师精湛的医术、高尚的医德医风深深地影响了我，是我从医历程中永远的榜样，我也将努力学习，不断提高自己的临床能力和医德医风。

获得荣誉及奖项：研究生期间，分别获得北京中医药大学一等、二等研究生奖学金；本科期间，连续4年获得单项、综合奖学金；并获得校级"优秀通讯员""优秀实践队员"等荣誉称号。

7.刘硕

传承方式：林洪生主任学术传承人（2017 年，第六批全国老中医药专家学术经验传承人）；博士（2009—2012）；硕士（2006—2009）

简历：男，博士，副主任医师，中国共产党党员，中国中医科学院广安门医院肿瘤科医师，院工会委员会委员，肿瘤科党支部委员。中国医疗保健国际交流促进会中医肿瘤防治分会秘书长，中国抗癌协会肿瘤传统医学专业委员会委员。擅长中西医结合治疗肺癌、胃肠癌、肉瘤、胰腺癌、黑色素瘤、头颈部肿瘤、乳腺癌等，针对各种临床常见肿瘤患者进行中医康复指导。参与全国中医肿瘤康复中心工作多年，善于指导肿瘤患者进行康复治疗中的中药调养、饮食补充、运动养生及心理调节。主持及参与多项国家级、省部级和院所级临床课题及实验研究工作。发表学术论文十余篇。

传承经历：经过 3 年完整的住院医师规范化培养后，于 2006 年进入肿瘤科工作，并于同年有幸成为林洪生老师的临床硕士研究生，在林老师的临床带教及科研指导下，完成了《中医药参与治疗 262 例晚期非小细胞肺癌疗效回顾》的临床研究。2009 年继续攻读临床医学博士学位，在林老师的精心安排下进入肿瘤科实验室学习细胞实验及动物实验操作、设计，顺利完成了《扶正解毒中药注射剂的抗癌机制和疗效》的课题研究。取得博士学位后，于 2015 年作为访问学者，申请赴美国国立癌症研究所进行《中药调节机体免疫功能和抗肿瘤作用》的实验研究，在林老师和美方导师的共同指导下，科研成果突出，研究结果已申请美国专利。在美工作期间参加多次学术会议，于全美免疫学年会上与同道们交流研究成果。2017 年，有幸成为林老师"第六批全国老中医药专家学术经验传承人"，目前正在跟师学习。

后学成绩：在林老师的言传身教中，逐渐体会到了老师临床治疗恶性肿瘤时"固本清源、治养结合"的理念，并在自己的临床实践中灵活运用，分析总结，做到"五治"与"五养"的更好结合，目前已在肺癌、胃肠癌、肉瘤等的中西医结合治疗方面有了一定的心得体会，临床疗效得到患者的认可，每周接诊 150 人次左右。在科研方面，除了通过临床研究帮助解决和发现一些临床问题外，也攻读博士和美国访学期间学习和加强了基础实验技能和实验设计能力。在林老师的指导下，先后主持参与了中美合作研究课题、国家自然科学基金课题、院所级课题等研究工作。

从师心得：林老师为人谦和宽厚，思路清晰敏捷，眼光深远，有事业心，也懂得生活情趣。林老师临床 40 余载，对待患者亲切和蔼，每次门诊都会想尽办法为患者解决身体和心理上的问题，从来不会推诿，深受患者们的爱戴，完美诠释了临床中的爱心、细心、耐心和专业心。科研工作中，老师的思路清晰，常常一针见血地指出科研设计中的关键问题，对于中西医肿瘤科技前沿熟知在心，平时勤于思考和学习。在科室团队的领导工作中，老师会以发展的眼光进行布局，合理安排工作，使临床、科研、对外交流工作井井有条，肿瘤科蓬勃发展。另外，老师不仅仅在事业上积极进取，对于生活也十分热爱，兴趣爱好广泛。老师说过，人的幸福来源于全面发展，生活、工作要张弛有度，保持平衡。中医的智慧和哲学博大精深，积极向上、对新鲜事物充满好奇心的林老师就是我人生的榜样。

获得荣誉及奖项：2008 年度广安门医院优秀工作者；2009 年，国家中医药管理局文艺节目汇演一等奖；2010 年度广安门医院青年岗位能手。

8. 关念波

传承方式：林洪生主任学术传承人（2017 年，第六批全国老中医药专家学术经验传承人）；硕士（2008—2011）；博士（2011—2014）

简历：男，博士，主治医师，北京中医药学会肿瘤专业委员会青年委员会委员，北京医学会介入医学分会青年委员会委员。擅长诊治肝胆癌、胰腺癌、妇科肿瘤、肺癌、癌性胸腹水。

传承经历：2008年有幸成为林洪生老师的学生，先后跟随老师攻读了硕士和博士学位，通过老师的言传身教，对中西医结合治疗肿瘤有了更深刻的理解，目前正作为林洪生老师的学术经验传承人继续深造。

后学成绩：在传承林洪生老师诊治肺癌、淋巴瘤等肿瘤疾病的经验外，结合自身家传医学，对肝胆癌、胰腺癌及癌性胸腹水的治疗有了进一步总结和提升。

从师心得：跟随老师学习的这些日子，不论是治学方面还是做人方面都有了长足的进步。行医的过程也是对身心情操的提升，不光要会治病医人，更要会修己正身。我将继续跟随老师不断提升自我。

获得荣誉及奖项：2006年，获得广安门医院青年医师临床技能比赛优秀奖。2011年，在广安门医院全院临床技能大赛中获得优秀奖。2012年，获得广安门医院岗位能手称号。2013年，获得第一届北京市肿瘤专业青年医师学术演讲比赛最具创意奖。2016年，获得广安门医院医保知识竞赛一等奖。2015年，获得中医科学院年度优秀带教老师荣誉称号。2017年，获得广安门医院肿瘤科优秀个人奖。

博士后

1. 赵炜

传承方式：博士后（2006—2010）

简历：女，医学博士、博士后，副主任医师，中国中医科学院广安门医院肿瘤科医生，西城区青年联合会委员。北京中医药学会肿瘤专业委员会委员，中国老年学和老年医学学会肿瘤康复分会委员，中国医疗保健国际交流促进会肿瘤姑息治疗与人文关怀分会委员。擅长中西医结合治疗甲状腺癌、乳腺癌、妇科肿瘤及肺癌。主持院所级课题1项，参加国家级、部级课题8项，发表学术论文9篇，参编论著3部。

传承经历：2003年博士毕业，进入广安门医院肿瘤科工作，得到林洪生主任悉心指导。从临床基本功的规范，到每个患者中西医治疗方案的确定，到患者预后的判断、与家属的沟通方式，林主任都通过言传身教，毫无保留地传授给我们。林主任鼓励青年医生要勇于提出个人观点，要在全面掌握常见恶性肿瘤中西医治疗规范的基础上对感兴趣的问题进行深入研究。在林主任的支持和指导下，我于2006年有幸进入肿瘤科博士后流动站，进行中医药对乳腺癌内分泌影响的研究。林主任还鼓励青年医生要敢于"走出去"，开阔眼界，放大格局，并积极创造条件。在林主任帮助下，我于2009年赴马来西亚进行中医临床工作，2014年赴美国Mayo Clinic进行研修学习，这两次宝贵的经历提高了我的个人素质，提升了思想高度，使我能够以更宽广的思路、更全面的考量处理各种临床问题。

后学成绩：在认真学习林主任在乳腺癌、甲状腺癌及妇科肿瘤方面的临床思维和用药特色基础上，悉心领会林主任"固本清源"的理论，并在个人临床中加以运用，对甲状腺癌、乳腺癌的中医治疗有了一些心得，并取得一定的临床疗效。以林主任"重视康复"理念为指导，为甲状腺癌、乳腺癌术后患者制订饮食、运动、心理康复计划，深受患者好评。

从师心得：我在林洪生主任指导下工作、学习15年，深深折服于林主任的医德与医术。林主任为人大气宽容，高屋建瓴，不囿于中西医之争，不偏于门户之见，一切以患者利益为先。林主任锐意进取，经多年临床实践，在"扶正固本"基础上更进一步提出"固本清源"理论，为中医药在改善肿瘤微环境、调节干细胞等环节的应用提供了理论指导。在临床用药方面，林主任用药轻灵，举重若轻，充分发挥了中药在关键节点"锁钥"的调节作用；选药谨慎，扶正不助邪，清源不伤正，针对不同肿瘤、不同时期，扶正与清源的药物及其比例均有差异；且用药时充分考虑到患者的经济负担，宁简勿繁，能廉勿贵。末学才疏，冀仍时时得林师教诲，授业解惑。

2. 李勇

传承方式：博士后（2008—2011）

简历：男，医学博士、博士后，主任医师，武警总医院中医科主任，硕士研究生导师，世界中医药学会联合会常务理事，世界中医药学会联合会艾滋病专业委员会副会长兼秘书长，中国老年保健医学研究会中医药技术分会常务理事。《中国中药杂志》《中华灾害救援医学》编委。擅长中西医结合治疗肺癌、消化系统肿瘤、老年肿瘤，以及心脑血管疾病等。主持博士后面上基金项目1项，国家"十一五""十二五"重大专项2项。发表学术论文30余篇。

传承经历：2008年12月进入中国中医科学院博士后流动站，在林洪生老师指导下，进行中西医结合临床的研究，在林老师精心培养下，于2011年1月顺利出站。博士后期间系统学习了林洪生老师的学术思想、科研思路、临床经验，主要进行肺癌、艾滋病相关肿瘤，以及免疫重建的机制及临床研究。

后学成绩：传承了林老师治疗肿瘤"固本清源"的学术思想，重视"培元固本"，结合脏腑功能特点，提出"五行推转"是治疗肿瘤的重要方法。在林老师指导下，形成了"以果为治、以花为养"的治疗特点，临床疗效显著；科研上，在林老师指导下，系统掌握了中医现代化研究的方法和思路，设计并参与了多项国家级课题研究，取得了一定的科研成果，并成为北京市科委中西医结合临床课题评审专家，国家科技部重大专项课题评审专家，参与多项课题的评审、指导及验收工作。

近些年参与及主持的课题：①作为课题负责人承担2010年度国家博士后面上基金项目1项。②作为课题负责人承担国家"十二五"重大新药创制专项子课题1项。③作为主要完成人参与国家十一五重大专项课题1项。

从师心得：在我从师的过程中，真切感受到了林老师严谨科学的治学态度，求真务实的治学方法，博大精深的学术思想，对待学生呕心沥血，对待患者厚德怀仁，对待医学执着进取……这些都深深影响了我，使我知道，做一名好医生要有坚实的医学基础，还要有丰富的临床经验；要有开拓的科学思路，还要有独特的中医悟性；要有高超的医术，还要有高尚的医德……总之，林老师是我的楷模，是我毕生医学追求想要达到的境界。

获得荣誉及奖项：2013 年，获得国家科技进步二等奖 1 项；2014 年，获得世界中医药学会联合会艾滋病委员会学术论文一等奖 1 项；2015、2016 年，获得武警总医院优秀共产党员称号；2018 年，被推荐为中国人民解放军总医院"白求恩式好医生"。

3. 关天宇

传承方式：博士后（2008—2011）

简历：男，医学博士、博士后，副主任医师，中国中医科学院广安门医院（南区）肿瘤科医生。擅长中西医结合治疗肺癌、消化系统肿瘤、乳腺癌、淋巴瘤等。参与科技部科技支撑计划 1 项，国家中医药管理局重大行业专项 1 项。发表学术论文多篇。

传承经历：2008 年 9 月进入中国中医科学院广安门医院博士后流动站，有幸成为林洪生老师的学生，在林老师的精心指导下开展科研及临床工作。参与林洪生主任主持的科技部国家"十一五"科技支撑计划"非小细胞肺癌中医综合治疗方案的循证医学研究"，在临床科研方面获得了很大的提高，于 2011 年完成博士后相关工作，顺利出站。在站期间的工作和学习经历为此后临床和科研工作奠定了坚实的基础。

后学成绩：将导师林洪生老师中西医并重的学术思想融入临床，在临床中精心研读《黄帝内经》《伤寒论》《金匮要略》等中医典籍，在临床上不断创新，目前已经在肺癌、消化系统肿瘤的中医药治疗方面有了一定的心得体会。在西医方面，重视学习肿瘤疾病的国内、外学术前沿动态，积极参加由中国中西医结合学会、中国抗癌协会组织的各项学术讲座，进一步了解国内、外肿瘤医学的学术进展。在临床中不断总结中西医结合治疗肿瘤的经验，争取将导师的临床学术思想与宝贵经验发扬光大。在科研方面，秉承林洪生老师严谨求实的思想，积极参与国家"十一五"及"十二五"科技支撑计划的研究，以及国家中医药管理局重大行业专项研究，在研究中学习到丰富的科研思路、严谨的科研方法，为自身科研工作奠定了坚实的基础。

从师心得：

①突出特色，中西医并举，辨证与辨病相结合。

中医以辨证为主，西医以辨病为要。林老师重视中医学的整体观念及脏腑、阴阳等辨证方法，通过收集患者的病理信息，分析判断其病因、病位与病性，将辨证论治作为认识和解决疾病过程中主要矛盾的重要手段。另外一方面，西医学的辨病也为我们指导着治疗的"大方向"，把中医辨证纳入西医思维，把西医学理论及有关量化指标有机地运用到中医辨证中去，以中医辨证为主，西医辨病为辅，中西医汇通，才能更全面地把握疾病的病因病机、病性、病位。例如，肺癌、乳腺癌、淋巴瘤，在现代医学诊断中虽有不同的发病机制、病理过程，但在某一阶段的中医辨证却可视为同一种证候，解释为现代的"异病同证"，从而采用相同方药取效。

②重视肿瘤现代疗法，临床组方吸取现代药理学成果。

现代医学发展至今，有其独特的诊疗优势，在肿瘤科更是如此。熟练地掌握西医最先进的诊断方法是中西医结合医生必备的临床技能。从基础的肿瘤标志物的认知，到临床病理学检查认读，以及 PET/CT 等复杂检查，林老师均予以认真讲解并要求我们掌握，这样才能减少误诊、漏诊，并且更好地掌握疾病的发展全过程。辨证论治是中医的特色和优势，但辨证论治也并非万能和十全十美；西医学的诊断技术和手段虽在某些方面存在机械唯物的缺陷，但对疾病的认识却具有具体、精确、深入的长处。另外，利用现代医学的检查手段来检验中医中药治疗的效果，利用客观指标判断疗效，也是现代科学研究中不可缺少的环节。在遣药组方上，林老师融会贯通中西医理论，组方用药严谨，既符合中医的理、法、方、药，又吸取现代药理研究成果。

跟林老师学习，是我人生难得的学习契机。通过扎实工作，刻苦学习，有目的、有重点地向导师和导师的其他学术继承人学习，只有这样才能学到导师丰富的临床经验，把握导师的学术思想，才能真正成为导师的学术继承人之一，成为医院的学术骨干，为医院的可持续发展贡献自己的力量。

4. 樊慧婷

传承方式：博士后（2009—2011）；博士（2006—2009）

简历：女，医学博士、博士后，主治医师，中国中医科学院广安门医院肿瘤科医生，中华中医药学会肿瘤分会青年委员，世界中医药学会联合会肿瘤康复专业委员会理事，中华中医药学会血液病分会青年委员。擅长中西医结合治疗妇科肿瘤、乳腺癌、肺癌、淋巴瘤等。主持国家自然科学基金青年基金课题1项，作为主要研究者参与11项课题，发表科技论文12篇，参编书籍3部。

传承经历：2006年考入中国中医科学院，成为林老师博士研究生，攻读中西医结合肿瘤专业博士学位，期间以"中医药调节荷瘤机体内环境"为研究方向，在林老师的指导下，于2009年顺利获得博士学位。2009年3月至2011年3月赴美国国立癌症研究所分子免疫调节室进行2年的博士后研究工作，在林老师和Dr.Joost J Oppenheim的指导下开展了"扶正中药对荷瘤机体免疫抑制功能的调控"课题研究。

后学成绩：总结梳理老师的临证经验，汲取其临床实践中的精华，结合临床实践，对于妇科肿瘤、乳腺癌、淋巴瘤等恶性肿瘤的治疗有了一定的心得体会。在临床工作同时，能够积极投入到科研工作中，继承林师治疗恶性肿瘤的"固本清源"理论，结合现代医学炎症引起肿瘤、炎症，促进恶性肿瘤发生发展的理论，开展中医药调解机体内环境尤其是炎性内环境防治恶性肿瘤转移的临床与基础研究，并得到国家自然科学基金项目的支持。先后参与肿瘤科国家科技支撑计划、中医药公益性行业专项、北京市科委等相关课题 7 项。作为主要完成人，开展了 5 项抗肿瘤中成药的药效学再评价及作用机制的研究。在科室科研平台建设方面，将临床与基础研究有机结合起来，拓展免疫功能检测，特别是开展了调节性 T 细胞的检测，对于临床评估肿瘤患者的免疫功能增加了客观指标。建立基因检测室，指导患者的治疗和预后，建立了肿瘤患者样本库，结合临床资源促进临床研究。

从师心得：跟随林师 10 余载，她医者仁心，胸怀大爱，一切为患者着想，用精湛的医术为广大病患减轻痛苦。她对科研的执着和热爱让她在中西医结合肿瘤领域不断探索，取得了一系列卓越的科研成果。她胸怀宽大，根据我们每个人的性格特点制订每个人的发展方向，使得人尽其才。从老师身上学到的不仅是如何做一名临床工作者，如何做科研，更重要的是如何心存善良，保持对生活和工作的热情。

获得荣誉及奖项：2012 年，获第四届国际中医、中西医结合肿瘤学术交流大会暨第十三届全国中西医结合肿瘤学术大会优秀论文二等奖；扶正中药对荷瘤机体免疫功能调节作用及细胞分子机制研究荣获 2012 年华夏中医药科技单项创新奖。

5. 董倩

传承方式：博士后（2009—2014）

简历：女，中西医结合血液病与恶性肿瘤学硕士（2000），中医内科心血管病学博士（2007），中西医结合肿瘤学博士后（2014），世界中医药学会联合会肿瘤康复专业委员会秘书长，中国抗癌协会肿瘤心理委员会委员，中国林业生态促进会生态健康委员会副秘书长。擅长肺癌、乳腺癌、甲状腺癌、消化道肿瘤、肾癌、血液病的中医综合康复治疗和滋补调养，以及恶性肿瘤合并糖尿病、高血压病、肾病、心血管疾病等慢性病的中医药综合调养。发表学术论文 14 篇、科普文章 40 余篇，出版专业著作 6 部。主持博士后科学基金面上项目 1 项，参研国家级、省级课题 10 余项，获山东省科技进步二等奖 1 项。北京市中医管理局医疗旅游服务包"肿瘤患者的中医治疗与康复"项目负责人。

传承经历：2009 年 10 月进入中国中医科学院广安门医院开始博士后研究工作，师从著名肿瘤专家林洪生教授。在林老师的精心教导和带领下，将林老师提出的"心理调和、饮食调配、体能调整、药物调养、肿瘤症状管理"的"四调一管理"理论通过临床实践进行了扎实的落实，创新性地开展了 40 余期中医肿瘤综合康复培训与治疗。2014 年 3 月完成博士后工作站研究工作，留任广安门医院。2014 年 3 月被派往美国设立的"中国中医科学院肿瘤研究所海外研究中心"办公室。2017 年 8 月至 2018 年 3 月转入广安门医院国际医疗部工作，2018 年 4 月辞职。自 2016 年 9 月至今任世界中医药学会联合会肿瘤康复专业委员会秘书长，继续在林老师的带领下为发展多学科肿瘤康复工作贡献力量。在传承林老师临床经验和学术思想的同时，深受林老师高尚医德和人格魅力的影响，培养形成了专业、敬业、无私奉献的工作作风。

后学成绩：在林老师的指导下，从肿瘤康复的早期干预、综合治疗与全程管理方面进行了创新性尝试，在肿瘤康复流程设计与管理实施、康复专业人员培训和患者教育等方面，以林老师多学科综合康复理念、"四调一管理"理论为基础，进一步归纳形成"膏方调养、心理调养、体能调养、饮食调养、功能调养"等"五养"内容。在林洪生主任康复理念引导下，组建由医生、康复治疗师、营养师、心理师、针灸师、芳疗师等多学科专业人员组成的康复小组，运用"五治五养"方法，充分发挥中医药优势，通过治疗、团体活动、健康教育、沙龙等多种形式开展肿瘤康复治疗与培训工作。尤其在肺癌术后、乳腺癌术后等患者的功能评估与康复方案实施方面积累了一定的经验。2015 年 10 月，申请北京市中医管理局首批医疗旅游服务包项目并获批准，作为"肿瘤患者的中医治疗与康复"项目负责人，带领康复团队，创新性地率先在国内开展肿瘤患者的医疗旅游活动，深受患者和家属的欢迎和好评。在继承林老师学术经验和康复理念的同时，将肿瘤康复的体会与经验进行了总结归纳，并在此基础上编辑形成了《帮助癌症患者重建健康生活》丛书，其中《林教授与肿瘤患者谈康复》《癌症康复中的"心"调养》已由中国中医药出版社印刷出版。此外，还参与了《肺癌：可防、可治》《恶性肿瘤中医诊疗指南》（中英文版）等书籍的编写工作。在跟随林老师学习和工作的过程中，先后6次参加在美国、加拿大、澳大利亚等国召开的国际学术会议并做学术报告。2018年1月出访阿曼苏丹国，将中医肿瘤综合康复的理念和实践经验同国外学者进行了交流。

从师心得：2009年进站工作至今，从跟随林老师学习，到追随林老师的脚步在肿瘤康复领域摸索前行，其中有辛苦，更有快乐和满足。我要由衷地感谢我的导师林洪生教授，是她在我的人生转折点为我指引了方向，带领我走入一片广阔的天地，使我由衷地感受到癌症康复这份工作的份量、价值和意义所在。我的每一分进步和成长都渗透了林老师的心血和智慧，她的治学精神、求索态度和高尚医德更是成为我生活与事业的标杆。林老师对工作的敬业、对科学的执着探索和对人生的深刻感悟深深地影响着我，使我真正体会到了什么是大医精神，什么是举重若轻，什么是博大宽容。

同时，深深感谢林老师在生活点点滴滴中对我的包容、关爱和信任。师恩永存心中！

6. 赵志正

传承方式：博士后（2012—2014）；博士（2009—2012）

简历：男，医学博士、博士后，主治医师，现任北京市慢病防治委员会全国中西医肿瘤防治专家委员会青年委员会秘书长。主要擅长肺癌、乳腺癌、消化道肿瘤等的中西医综合治疗，以及放化疗、靶向治疗等不良反应的中医药治疗。主要研究方向为中西医结合治疗肿瘤的临床及基础研究。目前主持国家自然科学基金课题1项，所级课题1项，曾参与多项国家自然科学基金等课题研究，累计发表SCI及国家核心期刊论文15篇，第一作者单篇SCI影响因子5.621分，参与编写专著2部，独立翻译著作1部。

传承经历：2009年9月有幸成为林洪生老师的博士研究生，攻读中国中医科学院中西医结合肿瘤专业博士学位，于2012年顺利获得博士学位。在林老师支持下，2012年7月至2014年3月以访问学者身份赴美国国立癌症研究所工作2年。在林老师的指导下，研究期间开展美国国立癌症研究所及广安门医院国际合作项目，通过对临床常用镇痛中药的研究，深入揭示了该类药物通过抑制肿瘤相关炎性微环境，从而起到抗癌镇痛作用的机制。

从师心得：在博士、博士后期间跟随林老师左右，获益良多。在学术态度、医风医德方面，林老师以身作则，事必躬亲，是我做人、行医的榜样。林老师常教导我："要把做事业放在后面，把做人放在前面。"老师大医精诚、仁心仁德、服务于民、严谨细致的工作作风和生活态度是我不断追求的目标。

在临床带教过程中，林老师如春蚕吐丝般毫不保留，将其丰富的学识、多年的临床教学经验，运用启发示教形式，引经据典，声形并茂，使我印象深刻，不断提高。林老师提倡衷中参西，古为今用，在中医辨证论治的核心思想体系中，结合现代医学对肿瘤发生、发展、治疗、预后的特点，取长补短，早治未病。林老师在继承余桂清教授等老一辈专家"扶正固本"学术思想的同时，结合现代医学及中西医结合治疗肿瘤的研究成果，提出了更加契合现代中医药肿瘤治疗的"固本清源"新理论。林老师博采众家之长，融会贯通，以精湛的医技、卓著的疗效为我指明了前进的方向。

在教育教学、中医药发展方面，林老师是一名优秀的教育家、改革家，推动了中医药肿瘤事业的国际化进程。我相信，有老师为我们保驾护航，悉心栽培，我们青年医师定会很快成长起来，力争早日像老师一样成为本专业领域学科带头人，成为专业过硬、知识全面、综合素质好、能力突出的复合型人才。

获得荣誉及奖项：研究成果受广泛关注，在美国国立癌症研究所（NCI）

内部最大内刊报道，并受邀于著名的美国 MD Anderson 肿瘤中心补充与替代医学中心就相关内容作报告。

7. 于会勇

传承方式：博士后（2014—2017）

简历：男，医学博士、博士后，主治医师，北京中医药大学第三附属医院呼吸科医生，中国中西医结合学会呼吸病专业委员会青年委员。擅长中西医结合治疗外感热病、急慢性支气管炎、慢性阻塞性肺疾病、支气管哮喘、肺间质纤维化、支气管扩张等呼吸系统疾病，以及肺癌的术后中医药调理、放化疗的增效减毒治疗。参与国家自然科学基金项目1项，国家"十一五"科技支撑计划项目1项、国家中医药管理局中医药行业科研专项课题1项。以第一作者身份发表学术论文7篇。

传承经历：2014年9月有幸成为林洪生老师的博士后，在中国中医科学院广安门医院肿瘤科博士后流动站从事相关研究工作，方向为中医药防治肺癌研究，并参与国家中医药管理局中医药行业科研专项课题——肺癌中医临床指引的示范与推广。在林老师的精心指导、言传身教下，于2017年3月顺利出站，圆满完成了博士后研究工作。

后学成绩：通过3年的学习，对林老师在肺癌方面的治学及临证经验有了深入的体会，并在后来的临床过程中加以实践运用，分析总结，逐渐有了自己的心得体会，为大量肺癌患者解决了痛苦。在科研方面，经过林老师循证医学研究、肿瘤基础研究的言传身教，对临床科研有了更加深刻的认识。

从师心得：通过3年的学习，林老师有关肺癌患者"气阴两虚"基本病机的论述，以及益气养阴、扶正祛邪的治疗大法，深刻影响了我此后的临床实践，深刻体会到这一治疗方法的良好效果。通过应用林老师治疗癌症的经验，为肿瘤患者解除病痛，大概是对林老师最好的汇报吧。同时，经过3年的侍诊，老师高尚的医德同样给我留下了深刻的印象，使我在此后的工作中时刻提醒自己，要以老师为榜样，做一个高尚的人。

8.陈昌明

传承方式：博士后（2015—2018）

简历：男，医学博士、博士后，主治医师，擅长中西医结合治疗肺癌、胃肠癌、乳腺癌等。参与国家自然科学基金项目2项，设计并完成全国多中心、开放性、随机对照临床研究1项。参与完成国家"十一五"课题"老年非小细胞肺癌的中医药综合治疗方案研究"工作。参与国家"十一五"科技支撑计划"名老中医临床经验、学术思想传承研究"课题组工作。发表学术论文13篇，其中SCI论文2篇。

传承经历：2015年10月有幸跟随林洪生老师进行博士后研究工作。在博士后研究工作期间，积极跟随老师出门诊，系统学习老师的临证思维方式、科学研究思路、经验用药等，为老师精湛的医术、崇高的医德、对患者和蔼负责的态度所深深感染，以林洪生老师为榜样，为今后临床工作、科研工作树立了更高的目标。

后学成绩：学习林洪生老师在肺癌、消化道肿瘤方面的治学及临证经验后，在后来的临床过程中加以实践运用，及时总结，对肺癌、胃肠癌、乳腺癌的中西医结合治疗有了一定心得体会。

从师心得：光阴荏苒，岁月如梭，转眼间2年多的博士后研究生涯即将结束。两年来，林老师在工作、生活上给予了我极大的关心、帮助和指导。恩师渊博的学术知识、高尚的医德、精益求精的工作态度，以及与人为善、谦逊和蔼的人格魅力深深感染着我，为我树立了人生的榜样！未来的医学生涯中，我将以林老师为榜样，努力做好一名合格的医生，不负恩师的谆谆教诲。

获得荣誉及奖项：2015年，被评为校优秀博士毕业研究生；2014年，获博士研究生国家奖学金；2012年，被评为校硕士优秀毕业生；2015年，博士学位论文《GRP78参与EMT促肺癌转移的分子机制及益气除痰方干预机制的研究》

被评为校优秀博士论文；2014 年论文《中医汤药规范化治疗阿片类药物所致便秘多中心、开放性临床研究》被评为第十四届全国中西医结合肿瘤学术大会优秀论文三等奖；2008 年，在《中国中医药现代远程教育》发表的论文《成大医者，首立善心》被杂志社评为年度优秀论文二等奖；2009 年，获临床医案大比拼一等奖、临床医技大赛二等奖；2008 年，被评为"优秀学生干部""优秀团员"；多次获中医基础知识竞赛一、二等奖，多次代表年级参加篮球、象棋、武术等比赛并获奖；在校期间多次获校一等综合奖学金、国家励志奖学金。

9. 李麒

传承方式：博士后（2015—）

简历：男，博士，中国中医科学院在站博士后，中共党员。研究方向为中西医结合临床肿瘤学及老年病学研究。

学习经历：2015 年 1 月有幸成为林洪生老师的博士后研究生，进入中国中医科学院广安门医院博士后流动站学习。

后学成绩：临床方面，跟随林老师门诊抄方，系统学习导师中西医结合治疗肿瘤及相关疾病的诊疗思路和遣方用药。科研方面，参与国家中医药行业科研专项项目"肺癌中医临床指引的示范和推广"课题，具体工作为参与肺癌强化治疗阶段、肺癌康复阶段及肺癌巩固治疗阶段的中医综合治疗方案的评估研究工作。参与国际合作专项科研合作课题"补充替代医学治疗肿瘤临床研究数据库建设"学习研究工作，进行相关文献的检索、筛选、分级评价及临床数据库的建设，提高了自己的科研能力，以循证医学为指导，大数据医学实验为依托，为补充替代医学的肿瘤治疗和预后提供更加客观可行的医学建议和措施。

从师心得：在日常跟诊过程中，林老师的崇高医德修养和广博精深的知识体系都深深折服了我。老师对待病患温文尔雅的态度，认真耐心解答病患的问题，悉心为患者着想，制订个体化的治疗方案，均为我树立了崇高的榜样，鼓励我今后不断努力以提高自身水平。科研方面，林老师事必躬亲，严肃认真对待每一个课题，既能从宏观上把握课题的研究方向和长期发展动态，又能针对每个细节提出合理化建议和安排。对我们学生自己的课题，老师都是认真听取汇报，并耐心给予指导，提出切中要害的意见。林洪生老师是我一生所要学习和追求的榜样。

博士研究生

1.吴皓

传承方式：博士（2003—2006）

简历：女，博士，副主任医师，北京汉章针刀医学研究院兴化针刀学术委员会副主任委员。擅长针药结合、运动与营养结合、中西医结合治疗胆管癌、食管癌、肺癌、结肠癌等。主持国家自然科学基金青年基金项目1项，参与国家自然科学基金面上项目4项。发表学术论文10余篇。

传承经历：2003年9月成为林洪生老师的博士研究生，攻读中国中医科学院中西医结合肿瘤专业博士学位。通过林老师的精心指导、言传身教，于2006年顺利获得博士学位，并留广安门医院肿瘤科工作。林老师发挥我在传统体育、营养学等方面的优势，于2010－2013年，吸纳我作为林老师肿瘤康复团队的成员，参与普祥医院肿瘤康复基地的创建，负责体能康复部分。这一阶段的工作为我在临床的发展找到了基本方向。

后学成绩：跟随林老师学习3年，在脑瘤、肺癌、淋巴瘤、乳腺癌、消化道肿瘤方面收获了很多宝贵的经验，经过临床反复实践、验证、总结，在胆管癌、肝癌、食管癌、脑瘤等的治疗方面有了一些心得。林老师重视临床外治法的开展，强调用多种手段解除患者的痛苦。在林老师的鼓励和支持下，我在临床开展了大量中药外敷和针灸工作，并将体育运动结合于中药治疗过程中。2015 年，我学习了针刀技术，在疼痛治疗领域有了较大的收获，在 2017 年国际针刀医学学术交流大会上获得"朱汉章针刀医学奖"中的"妙手仁心"奖。在科研中，深入研究"扶正培本"的肿瘤治则，发现人参皂苷 Rg3 可以通过提高胃肠道黏膜免疫而改善化疗小鼠消化道毒副作用，增强机体免疫力；并发现肿瘤可以通过诱导髓系抑制细胞来诱导人体产生免疫抑制，通过中药减少髓系抑制细胞的数量则可改善免疫抑制，延缓肿瘤进展。

从 2006 年开始，参与及主持的课题：①作为课题负责人，获得 2009 年度国家自然科学基金青年基金项目 1 项。②作为主要完成人，参与 2010、2011 年国家自然科学基金项目 3 项。

从师心得：自从跟随林主任进入肿瘤临床，我每天看到的是老师对待患者的和蔼可亲、耐心细致，老师从容不迫的态度对患者及家属的焦虑情绪有明显的缓解作用，非常庆幸能跟从这样一位好老师，使我认识到临床工作的出发点是对患者的爱。现在我临床时也尽力做到从患者的角度出发，体会他们的痛苦和困难，尽自己所能努力去解决，虽然每天的工作很辛苦，但也给我带来了很多快乐。感恩林老师的言传身教，帮我树立了正确的方向和态度。

获得荣誉及奖项：荣获第十一届中西医结合肿瘤学术大会优秀论文三等奖；2017 年国际针刀医学学术交流大会上获得"朱汉章针刀医学奖"的"妙手仁心"奖。

2. 李道睿

传承方式：博士（2005—2008）

简历：男，医学博士，主任医师，中国中医科学院广安门医院肿瘤科医生，中央组织部、团中央国家西部博士服务团成员。中国中医药研究促进会青年医师分会副会长、北京国际医药促进会监事、新疆生产建设兵团第二届青年联合会委员、北京市乳腺病防治学会群众工作委员会常委、中华中医药学会肿瘤分会委员、新疆肿瘤防治联盟常务理事、中国抗癌协会肿瘤传统医学委员会委员、北京市乳腺病防治学会内科专业委员会委员、北京市乳腺病防治学会健康管理专业委员会委员、白求恩医学会青年科学家委员会常委、世界中医药学会联合会肿瘤精准医学专业委员会理事。擅长肺癌、消化系统肿瘤、乳腺癌、恶性淋巴瘤、泌尿系统肿瘤等常见肿瘤的中西医结合综合治疗。主持国家自然科学基金青年基金项目1项,作为主要参与者完成国家自然科学基金项目3项、国家"十一五"科技支撑计划项目等多项国家级课题,发表学术论文40余篇。

传承经历:2005年9月有幸成为林洪生老师的博士研究生,攻读中国中医科学院中西医结合肿瘤专业博士学位。通过林老师的精心指导、言传身教,于2008年顺利获得博士学位,2006—2007年作为北京市科技计划(基于信息挖掘技术的名老中医临床诊疗经验研究分课题——林洪生教授临床诊疗信息采集模块的建立与临床经验的采集和研究)的主要负责人,初步对老师的临证思维方式、临床用药等方面进行了总结,并进行了系统学习。在林老师帮助下,于2009年在中国医学科学院肿瘤医院(国家癌症中心)进修学习肿瘤内科及综合治疗技术,不断丰富和完善自己,为今后中西医结合治疗肿瘤的实践奠定了坚实的基础。在林老师指导下,2012年起负责广安门医院肿瘤科胃镜工作,为个人专业方向奠定了基础。2016年又在林老师支持下,参加中央组织部团中央第17批西部博士服务团,挂职新疆生产建设兵团第六师医院副院长。挂职期间,创建了第六师医院肿瘤科,规划了第六师肿瘤诊疗中心,培养了第六师医院三级医生齐全的肿瘤学科人才团队,填补了新疆五家渠地区一直无肿瘤专科的空白,并承担了"兵团癌痛规范化治疗示范病房""新疆肿瘤防治联盟协议""广安门医院-新疆兵团医院医联体"等多个项目,提高了新疆肿瘤防治水平,将林老师中西医结合治疗肿瘤的经验进行了推广和发扬。同时还创建了第六师医院国医馆,造福了数十万边疆百姓。

后学成绩：传承林老师在肺癌、消化系统肿瘤、乳腺癌、恶性淋巴瘤、泌尿系统肿瘤等方面的治学及临证经验后，在后来的临床过程中加以实践运用，并分析总结，斟酌提高，目前已经在消化系统肿瘤、肺癌等的中医药治疗方面有了一定的心得体会，平均每半天门诊接诊肿瘤患者达 40 余人次。科研方面，在林老师领导的带领下，先后参与了国家"十一五"科技支撑计划、首都医学发展基金、中国中医科学院创新工程、中国临床肿瘤学科学基金、中医药公益性行业专项等相关重大课题的撰写申报、具体实施、监察检查、汇报结题工作。2009 年，在林老师的带领下，作为主要执笔人完成了世界卫生组织（WHO）西太区用于原发性支气管肺癌的传统医学临床实践指南。近些年参与及主持的课题：①作为课题负责人获得 2012 年度国家自然科学基金青年基金项目 1 项。②作为课题负责人完成 2009 年度中国中医科学院所级课题 1 项。③作为课题负责人完成中国临床肿瘤学科学基金 1 项。④作为主要完成人完成国家"十一五"科技支撑计划项目 1 项。⑤作为主要完成人参与北京市科委项目。⑥作为主要完成人参与首都医学发展基金 2 项。⑦作为主要完成人参与国家自然科学基金项目 4 项。

从师心得：多年来，我永远无法忘记林老师在临床工作中对我的倾囊相授，在科研工作中对我的严格要求，在日常生活中对我的悉心关照。林老师为我指导课题设计时的一丝不苟，为我批改论文时的废寝忘食，为我解决生活难题时的尽心尽力，这一幅幅画面都深深印在我脑海里，是我今后人生中最美好的回忆。我的每一步成长都渗透了林老师无数的心血及辛勤的汗水，她不但让我在学业上学有所长，还为我树立了正确的人生观和世界观。

获得荣誉及奖项：参与课题"非小细胞肺癌中医综合治疗方案的循证医学研究"，获 2009 年度中华中医药学会科技进步一等奖；"参芪扶正注射液提高非小细胞肺癌化疗患者生存质量的随机对照多中心临床试验"，获第十届全国临床肿瘤学大会优秀论文二等奖，并作大会发言；参与课题"中医治疗非小细胞肺癌体系的创建与应用"，获 2016 年度国家科技进步二等奖；2015 年，参与编写的《恶性肿瘤中医诊疗指南》获得德国纽伦堡国际发明金奖和评委会最高奖；2016 年度获得"农工民主党社会服务先进个人"称号。

3. 许炜茹

传承方式：博士（2008—2011）

简历：女，博士，副主任医师，北京中医药学会肿瘤专业委员会青年委员。擅长中西医结合治疗肺癌、乳腺癌、妇科肿瘤、消化系统肿瘤等。主持国家自然科学基金青年基金 1 项，进入北京市医院管理局青年人才培养"青苗"计划。发表学术论文 10 余篇。

传承经历：2008 年 9 月有幸成为林洪生老师的博士研究生，攻读北京中医药大学中西医结合临床专业博士学位。跟随林老师期间，在科学研究思路、中医理论、临证用药方面进行了系统学习。林老师对博士课题设计和实施提出了很多意见和方法，使我顺利完成博士课题，并于 2011 年获得博士学位。

后学成绩：传承了林老师在肺癌、乳腺癌、妇科肿瘤、消化道肿瘤方面的治学及临证经验后，我在临床过程中加以实践运用并分析总结，目前已经在肺癌、乳腺癌的中医药治疗方面有了一定的心得体会；在临床工作之余，投入了一定的精力进行科研工作，近些年参与及主持的课题：①作为课题负责人获得 2015 年度国家自然科学基金青年基金项目 1 项。②进入 2016 年度北京市医院管理局青年人才培养"青苗"计划。③作为主要参与者参与国家自然科学基金项目 2 项。④作为主要参与者参与北京市科委课题 1 项。

从师心得：记得博士刚入学的时候，我对肿瘤基础研究知之甚少，是林老师一路指引和信任，使我顺利完成博士课题；临床上，通过老师的言传身教，使我逐步体会到中医的精髓。在读期间，林老师给了我很多医学口译的机会，并且一直给以鼓励和信任，使我不断提高和成长，为今后工作中的英文临床带教和医疗外事活动奠定了良好的基础，受益终生。林老师对待工作的那份严谨认真，对待患者的那份关爱和耐心，为我树立了终生的榜样！

获得荣誉及奖项：2008 年，获北京地区优秀毕业生称号；2011 年，获北京中医药大学优秀博士毕业论文奖。

4. 姜恩顺（韩国）

传承方式：博士（2009—2013）

简历：女，博士，住院医师，北京麦瑞骨科医院康复科中医师。擅长肿瘤康复治疗（心理、中药、细胞、运动、呼吸结合治疗）。

传承经历：2009 年 9 月有幸成为林洪生老师的博士研究生，攻读中国中医科学院中西医结合肿瘤专业博士学位，于 2013 年获得博士学位。

后学成绩：2014 年 10 月至今，跟随美国康复治疗专家研究工作 3 年，就美国方式康复治疗及细胞治疗的内容进行了系统学习，为此后的临床工作、科研工作奠定了良好的基础。近 3 个月，在韩国跟随专家研究通过心理治疗、呼吸、运动疗法治疗肿瘤。

获得荣誉及奖项：博士学位论文"扶正培元方对非小细胞肺癌化疗患者生活质量影响的临床研究"获 2013 年度"培植奖学金"。

5. 张玉人

传承方式：博士（2011—2014）

简历：女，博士，主治医师，中国中医科学院广安门医院内分泌科医生。主持国家自然科学基金面上项目 1 项；参加各级课题 8 项，其中国家自然科学基金项目 5 项，北京市自然科学基金项目 2 项，科学技术部项目 1 项。参编论著 2 部，于核心期刊发表学术论文 10 余篇。

传承经历：2011 年 9 月考取林洪生教授博士研究生，2014 年 7 月获得博士学位。专攻中医药依据"伏毒"思想防治肿瘤干细胞促癌侵袭转移，以及抑郁焦虑状态诱导炎症反应促甲状腺癌、乳腺癌复发转移的科研方向。继承林教授从"伏毒"理论辨治恶性肿瘤——"清源"的学术思想，临床中遵循林教授所提出的分阶段、个体化的规范化治疗模式，立足整体，扶正解毒，调和情志，根据患者不同的治疗阶段进行个性化规范化治疗。

后学成绩：临床中将硕士、博士研究生学习期间所得加以实践运用，擅长甲状腺穿刺活检、中西医结合治疗甲状腺结节、甲状腺术后康复防复发、甲状腺疾病、肿瘤及甲状腺疾病相关焦虑抑郁状态的情志调节等。临床中将内分泌、肿瘤、影像学相结合，防治甲状腺癌，控制甲状腺结节。

从师心得：在广安门医院肿瘤科跟随林老师学习感悟颇多，她教导我们重视科研、重视创新，做一名全面发展的医生。在博士研究生实验室学习期间，我收获了可贵的科研思路、专业的中医肿瘤研究理念、专业的实验技术，在这个中西医结合、国内外合作、人才辈出的平台上，短短几年间开阔了眼界，迅速成长。林主任教导我们，遇到困难、事近尾声或者与预期相悖的时候，仍要保有初心和耐心，要学会坚持、坚忍，这是医学生基本的研究素养。这份收获是一笔巨大的精神财富，在我毕业以后的临床实践工作中始终如一，保有初心，即使遇到挫折也不间断努力，从不计较得失，对"事"耐心。作为医学工作者，更重要的是对"人"也需要耐心。在跟随林主任学习期间，耳濡目染她的从容、宽厚、儒雅、包容，对患者的细致耐心和关怀，对我后来从事临床的工作态度、与患者沟通方式都有着深远的影响。这种态度并非是一朝一夕养成的，而是发自内心的由对病患的慈悲之心转化而来的。这些年来，林洪生主任精深的学术思想、高尚的医德医风，以及严肃谨慎的工作态度，使我受益匪浅。她鼓励我们多学科、多领域交叉深入，促使我在内分泌学、影像学、病理学、心理学、营养学等方面积极钻研，为当前的工作和以后的发展打下坚实基础。感谢我的老师，感恩这段师生缘。

获得荣誉及奖项：2015 年，在国家食品药品监督管理局（CFDA）药审中心民族药组担任参审人员 6 个月，获得好评和奖励；中华人民共和国卫生部：国家二级"公共营养师"。

6. 龚宏霞

传承方式：博士（2012—2015）

简历：女，博士，主治医师，于烟台毓璜顶医院中西医结合科工作，中国中西医结合学会肿瘤专业委员会青年委员会委员。临床擅长中西医结合治疗乳腺癌、肺癌、淋巴瘤、消化系统肿瘤。

传承经历：2012 年 9 月有幸成为林洪生老师的博士研究生，攻读中国中医科学院中西医结合肿瘤专业博士学位，于 2015 年顺利获得博士学位。有幸跟随林老师学习 3 年，就老师的临证思维方式、科学研究思路、理论渊源、经验用药等方面进行了系统学习，为此后临床工作、科研工作奠定了良好的基础。

7. 王硕

传承方式：博士（2013—2016）；硕士（2011—2013）

简历：女，博士，中日友好医院中西医结合肿瘤内科住院医师，北京乳腺病防治学会中西医结合专业委员会青年委员。主要擅长中西医综合治疗肺癌、乳腺癌、消化道肿瘤等，放化疗、靶向治疗等不良反应的中医药治疗，以及肿瘤的中医康复调养。主要研究方向为中西医结合治疗肿瘤的临床及基础研究。曾参与中医药行业科研专项、国家自然科学基金等课题研究，以第一作者发表 SCI 论文 2 篇，中文核心期刊论文数篇，参编《恶性肿瘤中医诊疗指南》等专著 4 部。

传承经历：2011 年起有幸跟随林洪生老师，攻读北京中医药大学中医学专业硕士学位。2013 年以北京中医药大学综合排名第一的成绩免试攻读中西医结合专业博士学位，继续跟随林洪生老师进行临床、科研的学习，于 2016 年顺利毕业，获得博士学位。7 年间，在临床、科研的方方面面，都得到林老师的悉心指导。

后学成绩：跟师期间，深受林老师"医养结合"理念的影响，因此在临床工作中不仅关注患者的肿瘤治疗，为患者制订综合治疗方案，减轻治疗不良反应，而且着意指导患者进行调养康复，耐心解答患者生活中的诸多疑问，帮助患者回归生活。在科研方面，受到林老师中西医结合肿瘤治疗循证研究成果的鼓舞，积极参与了中医药行业科研专项、国家自然科学基金、科技部国际科技合作专项等课题的申报、实施、结题等工作，并以"肿瘤干细胞与肿瘤转移"为关注点，开展了一系列实验研究，探索中医药的靶向调控作用，取得一定研究成果，为后续研究奠定了扎实基础。

从师心得：跟师七载，恩师高尚的医者情怀、严谨的治学态度、谦和的学者风范，无不让我深受感染，获益良多。临证中，林老师中西并举，以人为本，以固本清源为纲，遣方用药之际每每谨守病机，各司其属，寒热温凉，各司其职，中正平和，缓以图功。为患者悉心制订个体化、分阶段的综合治疗方案，遇棘手疑难，总能为患者谋得生机。行医多年，各地患者慕名而来，林老师虽然身担众多要事，操心劳累，但对待患者从来普同一等，始终耐心随和。每见林老师显露倦容，常感医者仁心不易，深受感动，耳濡目染之间，誓愿为良医。林老师传授的不但是治病医人的本事，还有为人立世的学问。她时常告诉我们要保持向学之心，向善之志，在与他人相处、向他人学习之中不断完善自己，构筑充实、有趣的精神生活世界。一路走来，与恩师结缘，仿佛打开了另一片天地，感谢林老师，如师如母，引路前行。

获得荣誉及奖项：2017 年，中日友好医院住院医师病历书写评比一等奖。

8.潘虹

传承方式：博士（2013—2017）

简历：女，博士，住院医师，浙江省中医院肿瘤科医生。

传承经历：2013 年 9 月有幸成为林洪生老师的博士研究生，攻读中国中医科学院中西医结合肿瘤专业博士学位。通过林老师的精心指导、言传身教，于 2017 年顺利获得博士学位。又在林老师支持下，2015 年 5 月至 2017 年 6 月以访问学者身份赴美国国立癌症研究所工作两年半，就博士期间的肿瘤干细胞研究工作进一步进行了深入研究。

后学成绩：在传承了林老师在乳腺癌、妇科肿瘤、肺癌、消化道肿瘤方面的治学及临证经验后，结合攻读博士期间的科研思路，在后来的临床过程中加以实践运用，目前主要着眼于中医药在胰腺癌方面的临床和基础研究。

从师心得：在跟随老师学习的 4 年时间里，我培养了良好的学习方法、科研思维和科研能力；同时在跟师的过程中，一个个有效案例的出现，进一步增强了我对中医学的兴趣，掌握了中医学习的敲门砖，希望未来可以自己继续追随导师的脚步，为中医药抗肿瘤治疗奉献自己的绵薄之力。导师不仅是我事业上的领路人，她也早已成为了我真正的精神领袖。作为一个医者，导师全心全意为患者考虑；作为一个老师，导师为学生的人生路给予至关重要的提点和无私的帮助；作为一个学科带头人，导师从不计较个人的得失，处处着眼于科室和学科的发展，导师的全局观和利他主义深深地影响着我。在我的人生中，特别是年轻的时候，能够获得这样一位导师的指点和引领，深感荣幸。希望在未来的从医道路上，我也能像导师一样，不忘初心，做一个有价值的医生，一个对他人有帮助的人。

9.吕丽媛

传承方式：博士（2014—2017）；硕士（2011—2014）

简历：女，博士，主治医师，北京中医药大学东直门医院血液肿瘤科医生，主持校级课题 1 项。发表学术论文 7 篇。

传承经历：2011 年 9 月非常幸运地成为了林洪生老师的硕士研究生，攻读中国中医科学院中西医结合临床专业硕士研究生。入门后，林老师在临床专业指导、科研基本功锻炼和从医人文素质方面给予精心指导，言传身教，使得我在硕士期间掌握了常见恶性肿瘤的中西医诊疗常规，具备了基本的科学研究素质。2014 年，我顺利获得硕士学位，又在林老师的指导下，于 2014 年 9 月至 2017 年 7 月继续攻读博士学位 3 年，投入了中药防治恶性肿瘤复发转移的基础研究工作中。同时，在老师的指导下，深刻地理解了中医药治疗肿瘤的循证医学临床实践，进一步学习了老师的临证思维模式、科学研究思路，为此后的临床和科研工作奠定了良好的基础。

后学成绩：传承林老师在肺癌、乳腺癌、淋巴瘤和消化道肿瘤方面的临证经验后，在临床过程中加以实践运用，秉承老师"固本清源"理论进行恶性肿瘤的中西医结合治疗；在科研方面，曾经在老师的带领下，参与科技部国际合作课题的具体实施和汇报结题工作，进行了"中医药调控肿瘤干细胞生物学行为"的科学研究工作。在此基础上，成功申请并主持了北京中医药大学新青年教师项目 1 项。

从师心得：跟随老师学习至今，获益良多，万分感激，如果说中国中医科学院是梦想起飞的地方，那正是老师给自己插上了飞翔的翅膀。在此过程中，老师谆谆教导，因材施教，培养学生的自信心，鼓励学生勇敢面对挫折和复杂局面，培养坚强的意志力，传承勤以治学的习惯。同时，老师仁心仁术，教导学生正直做人，积极做事，严以律己，宽以待人。在临床工作中，老师踏实务实，从临床实践出发，坚持中西医结合、中西医协作的方式治疗肿瘤，从而使患者真正获益。同时又坚定地致力于探索总结中医防治肿瘤的临床优势与理论建设，从原创思维的角度为世界范围内肿瘤治疗提供新的思路。宏观方面，老师带给我们大格局；微观方面，推动我们深入思考。这些东西都已经内化为自己动力的一部分，在以后的工作与研究中指引着自己的道路。路漫漫其修远，跟随老师的脚步求索不停！

10. 王学谦

传承方式：博士（2014—2017）；硕士（2012—2014）

简历：男，医学博士，中国中医科学院广安门医院住院医师，擅长中西医结合治疗肺癌、乳腺癌、淋巴瘤、胃肠道肿瘤等。先后参与中医药行业科研专项、国际合作专项、国家自然科学基金面上项目等国家级科研课题 4 项。发表学术论文 20 余篇，参编著作 4 部。

传承经历：2010 年 6 月开始，有幸在门诊跟随林洪生老师每月 2 次抄方学习。2012 年 9 月，成为林洪生老师的硕士研究生，攻读北京中医药大学中医学硕士学位。2014 年 9 月，被北京中医药大学临床医学院推优保送，继续跟随林洪生老师攻读北京中医药大学中西医结合临床专业博士学位。在学期间，林老师言传身教，细心指导。我跟随师兄师姐们对林洪生老师"固本清源、五治五养"学术思想进行了全面而细致的梳理，并在林老师中西医结合防治肿瘤学术思想的指导下，参与了大量临床试验和基础研究，对临诊思路、科研方法、实验手段等进行了系统学习，为日后的临床工作和科研工作打下了坚实的基础。

从师心得：跟师 8 载，学习到的不仅仅是老师高超的医术，更多的是如何站在患者的角度考虑问题，关爱患者，关爱他人。仁心仁术，大爱无疆，我一直在为能够成为老师这样的大医而不懈努力着。

获得荣誉及奖项：2013 年，代表广安门医院参加中国中医科学院职工篮球联赛获第四名；2017 年，全国中医肿瘤学术大会优秀论文，中华中医药学会优秀论文三等奖。

11. 刘益华

传承方式：博士（2015—2018）

简历：男，博士，北京协和医院中医科医师。参加国家自然科学基金项目 1 项，横向课题项目 1 项。发表英文论文 4 篇。

传承经历：2015 年 9 月有幸成为林洪生老师的博士研究生，攻读北京中医药大学中西医结合肿瘤专业博士学位。2016 年 9 月至 2017 年 11 月，对中医药防治癌痛的机制进行了深入研究。跟随老师的这三年，细微之处见真知，小立课程，大作功夫。林老师对患者的耐心，对治学的严谨，对生活的热情，言传身教间之人格魅力和躬行务实之思想犹如种子，使我受益良多，为我今后的临床工作、科研工作奠定了良好的基础。

后学成绩：在科研方面，积极参与林老师中西医结合治疗肿瘤的临床与基础研究工作。在林老师的指导下，先后参与了国际合作专项、中医药公益性行业专项，国家自然科学基金重点项目等相关重大课题的申报、汇报工作。

从师心得：林洪生教授长期从事肿瘤的中西医结合临床与基础研究，在继承广安门医院及老一辈中西医结合专家经验及科研成果的基础上，提出了固本清源治疗肿瘤的新思想，并将其应用于临床。在跟师过程中，导师对于中医药防治肿瘤，强调遵循循证医学证据，做到科学化、规范化。在肿瘤的康复治疗方面，分期、分阶段制宜的"五治五养"理论是合乎中医辨证论治的方法论。对于我来说，林老师不仅是这三年的导师，更是一辈子的导师，感念师恩，一生来报。

获得荣誉及奖项：北京中医药大学 2016、2017 年度二等学业奖学金。

12. 王应天

传承方式：博士（2016—2019）

简历：女，中国中医科学院广安门医院肿瘤科博士研究生，毕业于北京中医药大学（七年制，针灸推拿方向）。

传承经历：2016 年 9 月有幸成为林洪生老师的博士研究生，攻读中国中医科学院中西医结合肿瘤专业博士学位。门诊跟师学习的同时，在林老师支持下，参与了多项科研课题、学术会议和临床试验，在世界中医药学会联合会肿瘤康复专业委员会成立大会暨第一届肿瘤康复学术研讨会中参与会务工作，在

ICCMC 承办的国际中医药肿瘤联盟研讨会中参与制作双语材料，参与《恶性肿瘤中医诊疗指南》中英文版的编辑工作、中医药行业科研专项——肺癌中医临床指引的示范与推广的结题验收工作。参与三项国家自然科学基金项目，三项药品临床试验工作。就老师的临证思维方式、科学研究思路、理论渊源、经验用药、循证医学研究方法及思路等进行了系统学习，为以后的临床工作、科研工作奠定了良好的基础。

后学成绩：学习了林老师在肺癌、淋巴瘤、乳腺癌、肾癌、消化道肿瘤方面的治学及临证经验。在国家自然科学基金项目工作中（基于中医"伏毒"理论的扶正祛毒方对肿瘤干细胞依赖于 TF 表达及 TF/FV Ⅱ a 信号通路而促进肿瘤转移的干预研究、基于 STAT3 信号通路探讨西黄丸通过调控免疫抑制细胞抑制肿瘤转移的研究、基于中医"瘀毒"学说的扶正活血解毒方对肿瘤干细胞依赖于 PMNs 及异常血液流动状态而促进肿瘤转移的干预研究）认真学习了科研思路、方法和技能。在临床试验研究（复方斑蝥胶囊降低Ⅲ期肠癌患者术后复发转移的临床研究，康艾注射液联合一线含铂化疗治疗晚期非小细胞肺癌的随机对照多中心临床研究，生白口服液预防 / 治疗非小细胞肺癌患者化疗后中性粒细胞减少的有效性和安全性的随机、对照、多中心临床研究）中学习了药品临床试验、循证医学方面的知识和技能，为以后的工作积累了很多经验。

从师心得：有幸跟随恩师学习，受教熏陶，耳濡目染，受益是方方面面的。专业领域，恩师衷中参西，将二者融会贯通，创立"固本清源"之思想体系；临证之时，中医、西医治疗手段双管齐下，且既重治疗，又重养护，立"五治""五养"之纲领，使无数患者受益。专业素养，恩师敬业奉献，工作孜孜不倦，将一颗爱心融入工作之中，仁心仁术如春风化雨，滋养着身边每一个人的心田。处世为人，恩师体贴周到，处处为他人着想，举手投足间大家风范尽显。为人师表，恩师师道尊严，慈爱呵护，为学生创建丰富的学习资源和良好的学习环境。以身作则，指引我们向前。所学所得，受益终生。

获得荣誉及奖项：多次获得人民奖学金、校奖学金及"三好学生"等荣誉称号；奥林匹克生物竞赛三等奖；中国－新加坡青少年绘画铜奖。

13. 郑佳彬

传承方式：博士（2017— ）；硕士（2014—2017）

简历：男，在读博士，世界中医药学会联合会肿瘤康复委员会委员。就读期间参与中医药行业科研专项、国际合作专项等国家级课题 2 项。发表学术论文 10 余篇，参编著作 2 部。

传承经历：2013 年 6 月跟随林洪生老师临证学习，2014 年 9 月有幸成为林老师的硕士研究生，攻读北京中医药大学中西医结合临床专业硕士学位。2017年取得硕士学位后，继续师从林老师攻读中国中医科学院中西医结合肿瘤专业博士学位。通过林老师的精心指导、言传身教，对中西医结合肿瘤临床防治、预后及临床科研思路与方法有了较深入的了解和研习。就读期间积极参与林老师"固本清源、五治五养"的相关工作，在临床课题方案设计、统计分析及林老师经验总结方面有一定收获和心得。

从师心得：跟随林老师临证学习五载有余，除了对中西医结合防治恶性肿瘤形成了较具体、深刻的诊疗思路外，林老师的言传身教，对患者大医精诚的仁心和对学术求真务实的态度，更是深深感染了我。谈之仁心，林老师始终将"对患者赋予真情"作为永恒的信条，用精湛的医术、高尚的品德修养，身体力行地诠释着大医之道；论之仁术，林老师坚持数十年坚守临床科研一线，甘于奉献，兢兢业业，不畏艰难，不断探索，开启了中西医结合治疗肿瘤的新纪元，为同道弟子拓宽了视野及道路。感谢老师，桃李不言，下自成蹊，潜移默化中，"学业要精，执业要诚"早已成为每一个林门子弟做人做事的座右铭。老师学贯中西，仁心仁术，是学生后辈终生仰止之高山、思慕之楷模。

获得荣誉及奖项：硕士在读期间获得校级一等奖学金及新奥卓越奖学金；

本科在读期间多次获得校级奖学金、"三好学生"等荣誉称号；在读期间，自考获得全国二级公共营养师、三级心理咨询师职业资格。

硕士研究生

1. 侯炜

传承方式：硕士（2003—2006）

简历：男，临床医学硕士，主任医师，中国中医科学院广安门医院肿瘤科主任，中国中西医结合学会肿瘤专业委员会常委及秘书长，中华中医药学会肿瘤分会副主任委员，中国抗癌协会肿瘤传统医学专业委员会委员及秘书长，中国中西医结合学会北京分会肿瘤专业委员会委员，北京抗癌协会中西医结合专业委员会委员，北京医学会肿瘤学分会委员。临证对于各种恶性肿瘤，如肺癌、胃癌、乳腺癌、肝癌、大肠癌等，以及一些癌前病变，采用中西医结合为主的个体化综合治疗。主持或参与国家级、省部级等科研课题10余项。

传承经历：2003年9月—2006年6月，就读于中国中医科学院临床医学，获硕士学位，导师为林洪生主任。

后学成绩：自1998年至今工作于中国中医科学院广安门医院肿瘤科，从事中西医结合肿瘤临床与研究近30年。能熟练运用中医药知识对常见多发恶性肿瘤，如肺癌、胃癌、乳腺癌、肝癌、大肠癌等，以及一些癌前病变进行辨证论治，尤其对于肺癌、头颈部肿瘤等多种恶性肿瘤的中医辨治及放疗颇有心得。掌握了恶性肿瘤的诊断方法、化学治疗、放射治疗及生物治疗，能够熟练进行胸腔、腹腔及心包腔的穿刺和治疗，能够熟练操作胃镜进行检查，参加指导科内疑难危重症的抢救治疗工作。1999年1月，建立肿瘤放射治疗室，首先在广安门医院开展肿瘤的放射治疗工作，已对鼻咽癌、食管癌、肺癌、直肠癌等常见肿瘤和脑转移、骨转移肿瘤患者进行照射，取得较满意效果。并且根据多年临床经验提出"清热解毒法治疗急性放射性皮肤损伤""活血化瘀法联合唑来膦酸治疗晚期恶性肿瘤骨转移""化痰逐瘀法治疗脑瘤"等等。积极参加全国中医肿瘤专科中心的建设工作，2007年，担任国家中医药管理局全国中医肿瘤专科中心协作组秘书，组织全国32家肿瘤协作组单位召开会议，梳理肺癌、乳腺癌和胃癌中医治疗现状分析评价报告。作为主要编写人员参加WHO西太区《中医循证临床实践指南》（肺癌部分）、国家中医药管理局《肺癌中医临床诊疗路径》，以及《恶性肿瘤中医诊疗指南》的编写工作。主持或参与国家级、省部级等科研课题10余项，目前在多项国家级科研课题中承担主要工作，如国家科技重大专项、"十二五"国家科技支撑计划课题研究、中医药行业科研专项等。主要研究方向为中西医结合防治恶性肿瘤，尤其是中医药防治恶性肿瘤放化疗副反应的研究。先后在国内外著名期刊如CHEST、中国肿瘤、肿瘤学杂志、中国中西医结合杂志、中医杂志等发表论文70余篇，主编或参编著作10余部。

获得荣誉及奖项：荣获中国中医科学院广安门医院"中青年十佳医师"称号；第二届"首都群众喜爱的中青年名中医"称号；中国中医科学院"中青年名中医"称号。获得国家科学技术进步奖二等奖一项，中华中医药学会科技进步一等奖；中国中西医结合学会科技进步一等奖等。

2. 张培宇

传承方式：硕士（2004—2007）

简历：男，医学博士，主任医师，中国癌症研究基金会中医药肿瘤专业委员会委员，宣武区医学会医疗事故鉴定专家委员会委员。擅长淋巴瘤、头颈部肿瘤、肺癌、肠癌、胃癌等实体瘤的诊治。曾参与了两项国家级、一项局级和一项研究院级科研课题。并作为一项二期临床药物和一项三期临床药物观察的负责人，圆满完成任务。发表论文20余篇。精通英语，多次参与国际中医肿瘤学术活动。

传承经历：2004年9月—2007年6月就读于中国中医科学院，获临床医学硕士学位，导师为林洪生主任，在林洪生教授的指导下于头颈部肿瘤、淋巴瘤、乳腺癌、呼吸系统肿瘤及消化系统肿瘤防治方面都作出了一定的成绩并有自己独到的见解和疗效。

后学成绩：从事临床工作30余年。2004年曾受国家中医药管理局和中国中医科学院委派，以优秀人才及专家身份赴香港理工大学及香港东华三院，参与科研、医疗及教学工作。受科室委托，2006年4月在美国马里兰州国立癌症中心讲演，代表广安门医院肿瘤科介绍有关中西医结合肿瘤防治的成果和体会。2007年，由马来西亚卫生部邀请，受中国中医科学院广安门医院委派，赴马来西亚进行为期1年的诊疗及讲学培训工作。曾带教英国、美国、加拿大、挪威、以色列等国的医师，获得好评。掌握最新西医肿瘤医疗技术、信息，在中西医结合领域具有独特优势。

3. 贺用和

传承方式：硕士（2003—2006）

简历：男，硕士，主任医师，硕士研究生导师，中国中医科学院广安门医院肿瘤科主任医师，世界疼痛医师协会中国分会癌痛专业委员会常委，中国肿瘤微创治疗技术创新战略联盟中西医结合微创专业委员会第一届委员会常委，世界中医药学会联合会肿瘤经方治疗研究专业委员会第一届理事会副会长，北京抗癌协会肿瘤介入学专业委员会委员，北京市宣武区医学会医疗事故技术鉴定专家库成员。擅长运用中医药治疗肝胆胰癌、肺癌、胃肠癌、乳癌、脑肿瘤、肾癌、妇科肿瘤等，以及防治肿瘤放化疗毒副反应，预防和治疗各种恶性肿瘤转移，其他疑难病症等。

传承经历：2003年9月—2006年7月，就读于中国中医科学院，获同等学历硕士学位，导师林洪生主任。

后学成绩：1993 年至今，主持开展了广安门医院恶性肿瘤的动脉插管化疗栓塞治疗，病种涉及肝、胆、胰腺、肺、胃、脾、肾、卵巢、膀胱、大肠、乳腺、骨等器官的原发或转移性肿瘤，除常规化疗栓塞术外，还在国内外较早开展了抗癌中药制剂的动脉灌注即中药介入治疗，以及中医药防治介入治疗严重毒副反应的临床研究，还开展了 DSA 下经皮肝穿胆道引流并支架植入术、大血管栓塞止血术等。1998 年 6 月—1999 年 6 月，赴马来西亚吉隆坡同善医院工作；2007 年 4 月至 2008 年 4 月，赴香港东华三院、东华东院及香港理工大学京港中医诊所工作。2009 年 5 月至 10 月，受中共中央组织部和中国中医科学院广安门医院联合派遣，赴新疆维吾尔自治区人民医院中医科、肿瘤内科和放疗科挂职工作，结合中医历代古籍理论，探讨恶性肿瘤和肿瘤转移的机制，写出了《恶性肿瘤络病论》《内风概论》《恶性肿瘤转移的中西医研究概况》《论"风"与恶性肿瘤转移》等文章。重视中医药知识和肿瘤防治知识的科普宣教讲座，数次受邀在央视国际中文频道、北京卫视养生堂、北京电视台生活面对面、大连电视台等录制科普节目。

获得荣誉及奖项：所参加"非小细胞肺癌中医综合治疗方案的循证医学研究"获 2008 年度中华中医药学会科学技术奖一等奖（200801-04LC-44-R-09）；获新疆维吾尔自治区人民医院授予的"优秀援疆专家"称号；获新疆维吾尔自治区卫生厅和中医民族医药管理局联合授予的"优秀援疆干部"称号。

4.杨宗艳

传承方式：硕士（2005—2008）

简历：女，硕士，主任医师，中国中医科学院广安门医院肿瘤科主任医师。擅长晚期肺癌、食管癌、胃肠癌、肝癌及乳腺癌、卵巢癌、子宫癌等妇科恶性肿瘤的诊疗。主要参与国家级课题 6 项，部级课题 5 项，局级课题 3 项，首都医学发展科研基金及院所级课题4项，获得中国中西医结合学会一等奖1项、中华中医药学会一等奖1项，北京市科技进步二等奖2项，中国中医科学院科技进步一等奖、二等奖等。负责及参加了近30余种扶正抗肿瘤中药Ⅰ期、Ⅱ期、Ⅲ期临床研究。以第一作者身份发表学术论文30余篇，主编、副主编及编写论著共7部。

传承经历：2005年9月—2008年6月，就读于中国中医科学院，获临床医学硕士学位，导师林洪生主任。

后学成绩：在长期、大量、繁忙的工作中积累了较丰富的经验，坚持中西医结合，并能突出中医特色，以人为本，个体化治疗，针对不同患者制订出准确的中医、中西医结合治疗方案，尤其擅长对于晚期癌症转移及老年恶性肿瘤的治疗和总结，根据每个肿瘤患者的特点，采用以扶正培本中药治疗为主，使许多晚期患者的临床症状得到了改善，延长其带瘤生存时间，提高了其生活质量。先后总结和发表了老年晚期肺癌及肺癌胸膜转移等诸多临床研究类文章，部分资料和数据受到了国内外同行的关注。对业务精益求精，对患者认真负责，态度亲切和蔼而深受好评。曾到中国香港、澳门，以及新加坡、马来西亚等地区和国家出访和工作。

获得荣誉及奖项：国家科学技术进步奖二等奖1项；2003年4月，在"非典"肆虐暴发，极其危险的情况下，作为业务骨干第一批奔赴医疗前线，由于表现突出，被授予"抗击非典勇士"及"优秀共产党员"光荣称号；2009年10月，参加了中央组织部选派的"支援新疆"医疗队，为当地患者解决了众多疑难问题，深受维吾尔族、回族、哈萨克族等各民族患者的欢迎，由于突出表现，被授予"优秀援疆干部"光荣称号。

5. 石闻光

传承方式：硕士（2003—2006）

简历：男，临床硕士，中国中医科学院广安门医院肿瘤科副主任医师，擅长肺癌、鼻咽癌、甲状腺癌、淋巴瘤的中西医治疗，以及放疗反应的中医药防治。

传承经历：2003年9月—2006年6月，就读于中国中医科学院，获临床医学硕士学位，导师林洪生主任。

后学成绩：长期从事临床工作，积累了较丰富的经验，坚持中西医结合，擅长对于晚期癌症转移及老年恶性肿瘤的治疗和总结，使晚期患者临床症状得到改善，延长患者生存时间，提高其生活质量。

6.曾玉珠（新加坡）

传承方式：硕士（2005—2007）

简历：女，博士，副主任医师，新加坡中华医院住院医师（肿瘤组），新加坡中医师公会会员，新加坡中华医学会会员，世界中医药学会联合会肿瘤康复专业委员会第一届理事会常务理事。擅长治疗乳腺癌、妇科肿瘤、肺癌、消化道肿瘤等。发表论文10余篇。

传承经历：2005年有幸得到林洪生老师应许成为硕士研究生，在她的严格要求下，于2006年2月进入北京广安门医院肿瘤组跟诊学习，做硕士研究。在林老师的精心指导、言传身教下，于2007年顺利获得硕士学位。跟随林老师门诊学习的一年半时间里，系统学习了老师的临证思维方式、理论渊源、经验用药等，为此后的临床工作奠定了良好的基础。林老师严格要求学生必须对肿瘤患者认真负责，为了继续提升治疗水平，我又在攻读博士学位期间留学南京，认真跟诊学习。

从师心得：在临床不断学习与实践中，深深了解了中医药治疗肿瘤的强项在于调整患者的内环境，使其恢复平衡（扶正），而消除肿瘤（祛邪）则以西医治疗为强。到目前为止，中西结合仍然是最理想的一种治疗肿瘤的方法，因此，在门诊时对只愿意选择纯中医治疗的患者经常会加以劝导，并为其分析轻重。另外，治疗肿瘤病，固护脾胃功能很重要，所谓"有胃气则生，无胃气则死"，治疗时需要时常注意强健脾胃功能。

7. 李宝珍

传承方式：硕士（2006—2008）

简历：女，硕士，主治医师，北京市羊坊店医院中医全科医师。

传承经历：2006 年 9 月—2008 年 6 月，本硕连读研究生学习期间有幸成为林洪生老师的学生，经过 2 年的病房和门诊跟师，系统学习了肿瘤的相关知识和临床治疗思路。

从师心得：林老师是非常严谨认真的医者，虽然跟随老师学习的时间不长，但是老师对待患者的仁心仁术让我十分敬佩。临床工作中，我时刻以老师为榜样和标杆，在注重个人水平提高的同时，更注重自身的医德修养。

获得荣誉及奖项：获北京市羊坊店医院 2010 年度"志愿服务先进"个人奖；2011 年 6 月，获北京市海淀区公共服务委员会授予的"优秀共产党员"称号；2012 年 11 月，获北京市十、百、千工程"社区卫生业务骨干"称号；2016 年 6 月，获北京市海淀区委卫生工作委员会授予的"优秀共产党员"称号。

8. 张锋利

传承方式：硕士（2006—2008）

简历：男，硕士，在职博士，安徽医科大学第一附属医院中西医结合肿瘤科主治医师，毕业于北京中医药大学，中华中医药学会肿瘤专业委员会青年委员，中国中医药研究促进会肿瘤分会青年委员，安徽省中医药学会肿瘤专业委员会秘书，安徽省中西医结合学会肿瘤专业委员会委员。擅于运用中西医综合方法治疗恶性肿瘤。发表学术论文 10 余篇，作为副主编编写专著 1 部，参与编写专著 5 部。主持厅局级课题 1 项，主持院级"三新"项目 2 项，参与省级以上课题 10 余项。

传承经历：作为 2001 届北京中医药大学七年制本硕连读专业的学生，在硕士阶段能成为林洪生老师的学生深感荣幸，通过林老师的辛勤指导和临床带教，我于 2008 年顺利获得硕士学位，为今后的临床及科研工作打下了坚实的基础。

后学成绩：通过林老师的临床带教，加以工作后的临床实践，我在中医药治疗放化疗及靶向药物副作用方面收获一定的心得，在中医药治疗恶性肿瘤并发症方面初步具备一些思路和想法，目前主要研究方向为晚期消化道肿瘤的中医药治疗、恶性腹水的中西医综合治疗。

获得荣誉及奖项：2009 年，"消水方联合顺铂胸腔灌注治疗恶性胸腔积液的临床观察"获中国商业联合会科学技术奖一等奖（排名第六）、全国生物制药信息中心医药科学技术奖一等奖（排名第六）；2016 年，"基于'瘤毒致癌'理论探讨益气养阴解毒方对非小细胞肺癌的影响"获安徽省中医药学会科学技术奖二等奖（排名第三）；2007 年，《龙蝎消水膏外敷联合腹腔热灌注化疗治疗恶性腹水的临床研究》获全国中医肿瘤学术年会金龙杯优秀论文二等奖。

9. 杨丽丽

传承方式：硕士（2007—2009）

简历：女，硕士，副主任医师，工作于西安市中医院肛肠科，西安市中医学会肛肠专业委员会委员，陕西省保健协会肛肠专业委员会委员，擅长治疗环状混合痔、高位复杂肛瘘、肛周脓肿、肛乳头瘤、肛裂、肛门湿疹等肛肠疾病，还擅长中医综合治疗便秘、功能性胃肠病，以及结直肠肿瘤术前术后、化疗的中医调理等。参与省级课题 1 项，发表学术论文 5 篇。

传承经历：有幸成为林洪生老师的硕士研究生，攻读中西医结合肿瘤专业硕士学位，通过林老师的悉心指导，言传身教，于 2009 年顺利获得硕士学位。

后学成绩：在传承了林老师消化道肿瘤方面的治学及临证经验后，理论结合实践，分析、总结，目前已经在结直肠肿瘤术前、术后及化疗的中医药治疗方面有了一定的心得体会。在科室内对于行结直肠癌手术及化疗的患者均同时使用中药，取得了良好的效果。

从师心得：有幸跟随林老师学习 2 年多，亲眼得见林老师解救病患于痛苦危难之际，敬佩于林老师的高尚医德与精妙医术。在 2 年多的学习中我感受颇深，受益匪浅。

林老师专业水平精深，仁爱之心深厚，想患者之所想。学习过程中深深体会到林老师高尚的医德，敬业的精神，专业的技能，耐心细致的工作态度。在跟师学习中，我学到了很多知识，并将传承林老师高尚的医德、科学的精神、耐心细致的态度，在以后的工作中更好地服务于患者。

10. 王莉娜

传承方式：硕士（2007—2009）

简历：女，硕士，苏州明基医院康复科主治医师，中华康复医学会会员，苏州抗衰老协会委员，苏州高压氧学会委员，苏州肢残人协会会员。擅长中西医结合治疗脑血管疾病后遗功能障碍，进行肿瘤术后康复、心肺功能康复、骨关节术后康复等。

传承经历：2007 年 9 月有幸成为林洪生老师的硕士研究生，攻读中国中医科学院中西医结合肿瘤专业硕士学位。通过林老师的精心指导、言传身教，于2009 年顺利获得硕士学位。跟随林老师两年的时间，在临床思维、临证处方等方面进行了系统学习，同时学习了林主任的科研思路，为此后的临床和科研工作奠定了良好的基础。

后学成绩：毕业后至苏州明基医院开始了自己新的临床之路——康复医学，并且在中西医结合康复方向开辟了新的道路，尤其擅长肿瘤患者的心肺功能康复、并发症防治和心理干预。

从师心得：从师虽然只有短短两年，但是林老师的医德医风、临床思维、科研思路等都深深影响了我，"做一名合格的中西医结合医师必须牢固掌握中西医结合理论""为每一个患者提供个体化治疗，并且至少设计三套适合的治疗方案""视每一位求医的患者为自己的亲人"等，这些林老师身体力行教导我的理念，深深影响了我后来的从医之路。

获得荣誉及奖项：2017年度苏州明基医院优秀员工；2017年度苏州友达公益基金会优秀志愿者；2018年度公派中国台湾学习现代康复医学与医院管理学。

11. 秦英刚

传承方式：硕士（2008—2010）

简历：男，博士，中国中医科学院广安门医院肿瘤科主治医师，以中西医结合抗肿瘤为理念，致力于运用中医药预防肿瘤复发转移、提高治疗效果及改善肿瘤患者生活质量的临床及基础研究工作；尤其专注于结直肠癌及肺癌的中西医结合防治。发表论文十余篇，参与了多项临床及基础科研工作。

传承经历：2008年有幸成为林洪生老师的硕士研究生，进入了中医肿瘤专业的大门。在林老师门诊侍诊两年，并跟随林老师病房查房及讨论病例，不仅学习了中医肿瘤的理论知识，更从林老师身上学习了如何做一名合格的肿瘤科医生。林老师精湛的医术和崇高的医德都给我留下深刻的印象，为我树立了榜样。硕士学习期间，林老师结合我自身的特点，指导我进行了中医肿瘤方面的科研工作，为此后的临床工作、科研工作奠定了良好的基础。

后学成绩：在认真学习林老师在乳腺癌、妇科肿瘤、肺癌、恶性淋巴瘤等方面临证经验后，以林老师提倡的"辨病辨证结合、分阶段治疗、中西医并重"思想为指导，在后来的临床过程中加以实践运用，分析、总结、提高，目前已经在肺癌、消化道肿瘤的中医药治疗方面有了一定的心得体会，每周接诊患者近百人次，参与病房肿瘤患者的临床管理工作，获得好评。

从师心得：首先，林老师引领我走进了中医肿瘤的世界，教给我中医治疗肿瘤的原则，这些思想一直影响着我此后的临床工作。在跟诊期间，林老师以患者为中心的态度、崇高的医德给我留下了深刻的印象，在林老师身上，我深刻体会到"大医精诚"的内涵。

12. 薛娜

传承方式：硕士（2010—2012）

简历：女，硕士，主治医师，现工作于首都医科大学附属北京中医医院肿瘤科，熟练掌握常见恶性肿瘤如肺癌、乳腺癌、妇科肿瘤、消化系统肿瘤等的中西医结合治疗。主持院内课题1项，申报北京市局级课题1项，参与北京市科委课题2项。发表学术论文6篇。

传承经历：2010年有幸成为林老师众多学生中的一员，跟随林老师在门诊及病房学习。在林老师临床及科研方面的言传身教下，对林老师中医肿瘤辨治学术思想及肿瘤科研方法、思路等有了较深入的学习和了解，于2012年顺利获得硕士学位。

后学成绩：作为北京中医医院肿瘤科肺癌专病团队一员，着重研究肺癌的中西医结合治疗，以及肺癌常见并发症的处理。在科室发展方面，学习借鉴广安门医院肿瘤科作为国家级重点专科的模范带头作用，担任重点专科秘书，协助科主任完成重点专科的日常工作及定期检查、验收工作。在临床工作之余，抽出时间参与到科研工作中，申报并完成院级课题1项，申报医管局课题1项，同时参与北京市科学技术委员会课题2项。

从师心得：林老师是广安门医院肿瘤科团队的灵魂人物，她博学、睿智、大气，是一位德艺双馨的好医生、好教师。林老师在临床或科研工作中总有高屋建瓴的视角；给患者制订治疗方案，每每能让患者在保持良好生活质量的前提下达到长期生存；给研究生们提供的科研思路总能让我们感觉豁然开朗，是一位不折不扣的医学大家。

　　林老师为中医药肿瘤事业兢兢业业奋斗了大半生，在肿瘤的临床和科研工作中形成了非常成熟的框架和思路。林老师为人谦和，不论对待患者、下属还是学生，从不疾言厉色，即使是在门诊时间患者很多、很忙，老师也细心地为患者诊脉、询问病情；纵然有的患者疑问较多，反反复复提问，林老师也从未流露出丝毫的不耐烦。她总是以宽容、大度、热忱的态度对待患者，值得我们后辈敬仰和学习。她对待学生更像对待自己的孩子一样，关心我们的学习、工作、生活，以及前途和发展。能成为林老师的学生，沐浴老师的恩泽，实乃大幸。

　　林老师在诊治患者时坚持多学科综合治疗，并且将肿瘤的个体化治疗落到实处，重视患者生活质量在中医治疗肿瘤疗效评价中的重要作用。对于需要手术或放化疗的患者，林老师会给他们制订适合的治疗方案；对于可以进行中医治疗或等待观察的患者从不过度治疗。林老师在给患者选择治疗方案时绝不限于本科室的医疗范围或技术水平，这种纯粹和广阔的学术态度，对我毕业后的临床工作产生了潜移默化的影响。

　　离开广安门医院肿瘤科已经将近 6 年了，但跟随老师侍诊的日子仿佛就在昨天。依然记得在门诊第一次听老师讲解知识时，内心的兴奋与激动；也依然记得第一次得到老师肯定的话语"这个孩子很有能量"时，内心的汹涌澎湃；更清晰地记得老师把我留在诊室里为我的前途筹谋时，内心的无限感恩。往日的情景历历在目，老师的恩情永远难忘。

　　获得荣誉及奖项：2014 年，获北京中医医院针灸技能比赛个人三等奖。

13. 高玉强

传承方式：硕士（2010—2013）

　　简历：男，硕士，主治医师，目前于青岛市胶州中心医院中医科从事内科杂病的中西医结合治疗。

　　传承经历：2010 年 9 月有幸成为林洪生老师的硕士研究生，攻读北京中医药大学中西医结合临床专业硕士学位。通过林老师的精心指导、言传身教，于2013年顺利获得硕士学位。

后学成绩：传承了林老师肿瘤方面的治学及临证经验后，在后来的临床过程中加以实践运用，分析总结，目前遇到肿瘤患者时已能初步为其进行中西医结合的诊治。

从师心得：跟师学习以来，学业方面较为系统地学习了各类肿瘤的中医辨证思路，以及配合西医治疗过程中中医所能发挥的不同作用，对肿瘤的综合治疗有了一定的认识；老师尤其注重对于医生道德品质的培养，求学期间，老师言传身教，向我们展示了良好的医德医风，对于我们在临床工作中对待患者的态度起了很好的示范作用。

14. 韩睿

传承方式：硕士（2012—2015）

简历：男，海外博士在读，以第一作者发表学术论文10余篇。

传承经历：2012年经硕士统考，有幸成为林洪生老师的硕士研究生，跟随老师学习中西医结合对实体瘤疾病的临床防治、预后及临床科研思路与方法。在老师的悉心指导和帮助下，于2015年毕业，获优秀毕业生称号。后继于北京中医药大学攻读博士学位并获得国家教育部公派资助，以联合培养博士身份到耶鲁大学进行为期两年的学习深造。目前研究方向主要以pi-RNA、纳米材料与植物药单体相结合，探索其在肿瘤防治中的作用。

后学成绩：跟随林老师临证三载后，对中西医结合防治实体瘤形成了较具体、深刻的诊疗思路。后考入东直门医院血液肿瘤科，对血液肿瘤疾病进行学习，以求开拓对肿瘤疾病之认识。现博士在读，参与国家教育部公派人才培养项目；参与DOD（Department of Defense）资助课题1项；ACS（American Cancer Society）资助课题1项。

从师心得：有幸跟师三年，转瞬即逝，实属不舍，常念师恩。受老师教诲颇多，谈之中医临证，实以老师遣方善用"王道"、补法最为铭心。日见造访老师求诊问药之病家摩肩接踵，且临床效佳，后自思，应是与老师用药功补有度、权衡偏颇有十分关系。老师看重护本，并不一味攻伐，不若其他攻伐之家派方激烈，赤壁鏖兵，消散正气。再者，老师融通中西，可使二者在肿瘤防治各个阶段各展其长，相辅相成，主次交替，有机结合，以求患者临床受益最大化。加之老师仁心高德，和蔼近人，更是深受患者爱戴。另外，老师实是开启了中医肿瘤康复的新纪元，为医学同道拓宽了视野及道路。谈之科研，因参与了老师肿瘤康复的临床研究，更能真切体会到老师严谨且灵活的治学思维。老师为人宽善、厚德载物、医术精妙、医德尚高、学识广博、贯通中外，是学生后辈终生心慕手追之楷模，人生之导师。

获得荣誉及奖项：硕士在读期间获得"硕士研究生国家奖学金"2次；2015年北京中医药大学优秀硕士毕业生。

15. 王富文

传承方式：硕士（2013—2015）

简历：男，硕士，主治医师／助教，曾在包头医学院第二附属医院中医科工作，现于包头医学院中医系任教。

传承经历：2013年有幸成为林洪生老师的硕士研究生。在林老师的悉心教导和诸位同门的协力帮扶下，于2015年顺利获得硕士学位。

后学成绩：学习期间，通过林老师的教学查房、门诊示教，学习了林老师关于各类常见肿瘤的治疗思路。在回归地方单位工作之后，把林老师传授的辨证思路与诊治经验应用于临床，效果良好，切实减少了病患的痛苦，工作期间屡受患者好评。现本人已转入大学从事教育工作，在进一步总结和实践林老师学术思想的基础上，尝试把其融入课堂教学，以期培养优秀的中医人才。

从师心得：我跟随林老师时间短暂，然而这短短的机缘亦让我受益终身。林老师客观严谨的治学理念、从容豁达的人生态度、干净利落的工作作风、高尚亲和的人格魅力，宛如春风化雨，滋润了一代代林家班学子的成长。我唯有把在林老师处所见所学应用和传承下去，方不愧师恩。

16. 刘志艳

传承方式：硕士（2013—2016）

简历：女，中国中医科学院中西医结合临床专业硕士，就读期间参与中医药行业专项科研专项，发表论文2篇。

传承经历：2013年9月就读中国中医科学院临床医学硕士学位，跟随林老师学习。在林老师的悉心指导和培养下，对中西医结合治疗恶性肿瘤有了更深层次的认识，临床应用甚广。通过参与临床课题的各个环节，在临床课题的设计及实施过程中收获颇多。

从师心得：跟师学习3年余，林师重视"培才先育德""德为先"，作为医者，必存仁心。林老师以身作则，虽身体抱恙，仍坚持门诊奋战，耐心答疑。林老师仁心、德行深深铭刻于学生心中，并将之践行于临床。医者，必学而不厌，孜孜不倦，不断砥砺前行。林老师为肿瘤患者开启了一扇生命之窗，也激励了同门子弟虚心勤学，精思善化。

获得荣誉及奖项：硕士在读期间多次获得奖学金。

17. 石红

传承方式：硕士（2013—2016）

简历：女，中西医结合临床硕士，山西省大同市同煤集团总医院中医科医师，运用中医药治疗呼吸系统及消化系统疾病。参与中医药行业科研专项——肺癌中医临床指引的示范与推广。发表学术论文2篇。

传承经历：2013 年成为林洪生老师的硕士研究生，攻读北京中医药大学中西医结合临床专业硕士学位。在林老师的带领下开启了学习中西医结合肿瘤治疗与研究的大门，传承老师治疗肿瘤"固本清源"的学术思想，并在老师指导下进行了中医药干预非小细胞肺癌靶向治疗相关性腹泻的临床研究，得到了扎实科研锻炼的同时，更受到老师严谨的科研精神的影响，这些都指导并影响着我日后的临床、科研工作。

后学成绩：参加工作后，时常翻阅跟师笔记，借鉴老师经验，运用于临床，在呼吸系统疾病、消化系统疾病等方面颇有效果，且疗效稳定。工作中以老师为榜样，积极学习，提高医疗技术，切实地为患者考虑，受到患者好评。

从师心得：跟随林老师三年余，学习老师对患者的仁心、对医术的不懈追求，直观地感受到"大医精诚"的医者风范。虽然我只是一名住院医师，在医学的道路上刚刚起步，但老师像灯塔一样为我指明了方向，使我努力成为一名知善知美、仁心仁术的好大夫。

获得荣誉及奖项：《中医药维持治疗晚期非小细胞肺癌的现状分析》获第十二届全国医药卫生青年科技论坛临床组三等奖。

18. 周晓梅

传承方式：硕士（2014—2017）

简历：女，硕士，河北省中医院住院医师。

传承经历：2014 年 9 月有幸成为林洪生老师的硕士研究生，在林老师的细心指导、精心培育下，于 2017 年顺利获得中国中医科学院中西医结合肿瘤专业硕士学位。硕士学习期间，有幸跟随林老师出诊学习，并参与"肺癌中医临床指引的示范与推广"科研项目的实施与结题工作。

从师心得：硕士研究生学习期间，通过跟老师出诊，以及老师日常的讲授教导，对老师"固本清源"治疗肿瘤的理论渊源、思维方式及临床用药有了深

入的了解与学习。通过参与"肺癌中医临床指引的示范与推广"科研项目，对
"中医综合治疗方式"和"癌症中医康复"进行了系统学习与深入研究，为日后
临床及科研工作奠定了良好的基础。林老师学识渊博、医术精湛、医德高尚，
照拂了广大患者，也深深教育了我们。林老师是我毕生学习的榜样，在日后的
工作中，定要将老师的医学之魂传承发扬下去，不辜负老师的谆谆教诲。

19. 李冰雪

传承方式：硕士（2015—2018）

简历：女，硕士，现于首都医科大学附属北京中医医院攻读博士学位。发
表学术论文 8 篇。

传承经历：2015 年 3 月起跟随林洪生老师出诊；2015 年 9 月正式成为林洪
生老师的硕士研究生，攻读北京中医药大学中西医结合临床专业硕士学位。硕
士期间掌握了常见恶性肿瘤的中西医诊疗常规，参与《恶性肿瘤中医诊疗指南》
的编写，熟悉了肿瘤临床研究的基本思路和流程，并于 2018 年顺利获得硕士学
位。充实的研究生阶段学习为此后的临床和科研工作奠定了良好的基础。

从师心得：跟随林老师学习三年有余，老师在肿瘤临床与科研方面的专业
素养及为人处世的风格都给自己带来深深的影响。在临床理法方药及课题设计
方面，老师"固本清源"的学术思想、清晰的临床科研思维无不体现其中。老
师用自己的行动告诉我们如何给予患者关爱，如何坚持学习，如何成为一名优
秀的并且有爱心、有格局的临床医生。感谢老师三年来的关爱、包容和指导。
谆谆教诲，吾将铭记于心。

获得荣誉及奖项：在校期间曾获校一等奖学金 5 次，二等奖学金 1 次，北
京中医药大学"优秀团员"1 次，北京中医药大学"三好学生"称号 4 次，"创
青春"大学生创业大赛二等奖 1 次。

20. 李奇

传承方式：硕士（2015—2018）

简历：女，硕士，发表学术论文 1 篇，研究生期间顺利完成住院医师规范化培训，参加国家公益性中医药行业科研专项——肺癌中医临床指引的示范与推广课题（201307006）、北京市科技计划课题——中医药治疗晚期结直肠癌疗效与安全性评价课题（D161100005116002），主要负责课题入组、填表、多中心病例监察及数据录入等工作；课余时间参加过北京市中医药文化节、海运仓社区义诊等活动。

传承经历：2015 年 9 月有幸成为林洪生老师的硕士研究生，攻读中国中医科学院中西医结合临床专业硕士学位。在林老师的精心指导下，于 2018 年 6 月顺利获得临床硕士学位。在读期间，有幸跟随林老师门诊抄方学习，在林老师的言传身教下，对老师的理论渊源和用药经验进行了全面学习，在临证思维方式与科学研究思路方面较前有了很大进步。

从师心得：三年跟师学习充实而又美好，老师赠予我的不仅有知识，还有处事的态度与方法。首先，感谢老师给予我如此珍贵的学习机会、广阔的学习平台，在老师的悉心指导下，我的临床思维能力和科研水平均有很大提升；此外，林老师以她精湛的医术、严谨的治学态度、宽容博大的胸襟、对待患者的热忱与真诚，深深感染、激励着我。老师告诉我们要不断学习，不断充实自己，不断完善自己，要乐观开朗、积极向上，还要常怀一颗感恩之心，只有这样，我们才能走得更远，走得更久。在今后的学习和工作中，我会时刻谨记老师的教诲，不断鞭策自己，努力做一名优秀的医生。

获得荣誉及奖项：2015—2018 年多次获得中国中医科学院学业奖学金。

21. 张冉

传承方式：硕士（2015—2018）

简历：女，硕士，2018 年 6 月毕业于北京中医药大学。发表学术论文 1 篇。曾参与中医药行业科研专项课题。即将就职于北京中医药大学第三附属医院。

传承经历：2015 年 9 月有幸成为林洪生老师的硕士研究生，攻读北京中医药大学中西医结合专业硕士学位。通过林老师的精心指导、言传身教，于 2018 年顺利获得硕士学位，学习期间通过跟诊，学习了林洪生主任的遣方用药经验，为提高临床思维、加强专业知识打下了基础。

从师心得：林洪生主任对待患者态度亲切，平易近人，医德高尚。遣方准确，用药精简。在跟随林主任学习的三年来，不但学到了临床思维、专业知识，更重要的是懂得了要做一个医德高尚的好大夫，保持一颗善心。林主任常常教育我们不要停止学习，养成终身学习的好习惯，努力变成更好的自己。高山仰止，景行景止。林主任的学术思想及品德为人将是我永远学习的榜样。

22. 程倩雯

传承方式：硕士（2017—　）

简历：女，北京中医药大学硕士研究生在读，中西医结合临床专业肿瘤方向。

传承经历：2017 年 9 月有幸成为林洪生老师的硕士研究生，攻读中西医结合临床专业。平时接受林老师的言传身教，学习其科学研究思路，并跟诊学习林老师的临证思维方式、治法用药经验等，努力为之后的临床、科研工作打好基础。

从师心得：自跟随林老师学习以来，研究老师治疗肿瘤的"固本清源""五治五养"理论，更加清晰地了解到肿瘤的发生发展与人体自身的关系，并且学会采取更加系统的治疗方式，对于不同治疗阶段的患者采取不同的治疗大法，加以辨证论治，从而更好地减少患者放化疗期间的副反应，延长患者的生存时间，提高患者的生存质量，使患者得到更好的治疗效果。同时，在林老师教导下，更加懂得了临床学习中不能只偏重于一门的道理，在认真学习了解肿瘤专业相关知识的同时，也要努力在转科期间学习其他系统疾病的专业知识，丰富自己，融会贯通，从而对疾病有更加全面的了解和认识，在以后的临床治疗中更加专业与从容。并且，林老师教导我们，做医生首先要有一颗爱心。林老师在门诊接诊患者时，从来都是耐心温柔地对待患者的诉求，使我体会到不仅要努力学习提高专业知识，而且要牢记自己想要治病救人的初心。只有这样，真正站在患者的角度思考问题，为了减轻患者的病痛而努力提升自己，才能真正当好一名临床医生。短短一年学习，收获却非常多。在以后的临床、科研学习中，我也会不忘初心，努力填充自己，争取在有限的时间里学到更多的专业知识，取得更好的进步。

23. 关靓

传承方式：硕士（2017— ）

简历：女，硕士研究生在读。

传承经历：2017 年 9 月有幸成为林洪生老师的硕士研究生，攻读北京中医药大学中西医结合肿瘤专业硕士学位。

从师心得：在一年余的临床跟师学习中，主要接触了林老师"固本清源""五治五养"等临床指导思路。每一位肿瘤患者的病机都不是单纯的虚与实，而是虚实夹杂。许多人困惑于对肿瘤患者使用补益药物是否会加快肿瘤细胞的增殖，因此在临床上"谨小慎微"，即使患者体质虚弱也不敢用补益药，反而继续使用大量清热解毒散结之品，折损了患者的正气；而有的人则一味使用补益之品，而忽略了肿瘤本身淤、毒的特点。林老师根据现代临床治疗手段（如手术、放疗、化疗、靶向治疗、免疫治疗等手段）对患者体质的影响，以及患者所处的不同治疗阶段（是否手术、是否接受放化疗、是否处于带瘤生存等），提出了"五治"；又结合现代康复理念、发挥中国传统文化特色，提出"五养"，完全契合中医"治未病"的理念，改善了患者的生存质量，延长了患者的生存时间。研究生期间，学习的不仅是林老师的临床理念，同时也学习了林师对于他人的包容与关怀。

24. 袁嘉萌

传承方式：硕士（2017—　）

简历：女，2017级中国中医科学院广安门医院中西医结合临床专业肿瘤方向，在读硕士。

传承经历：2016年9月跟随林洪生老师出诊，2017年9月有幸成为林洪生老师的硕士研究生，攻读中国中医科学院中西医结合肿瘤专业硕士学位。平素接受林老师的精心指导、言传身教，就老师的临证思维方式、科学研究思路、理论渊源、经验用药等进行了系统学习。在跟随林老师出诊的过程中，积累了各种肿瘤方面的治学及临证经验，并在临床学习过程中加以实践运用，并分析总结，斟酌提高；在科研方面，参与课题的辅助工作，并开始投入课题筹备。

从师心得：在短短的2年跟诊期间，亲身得见林老师解救病患于痛苦危难之际，这使我对中西医结合治疗肿瘤的疗效有了极大的信心。在跟诊的过程中，看、听、学、记，敬佩于林老师的高尚医德与精妙医术。老师常常辛苦接诊、连续工作6小时以上，即便患者众多、接诊环境复杂，她依然温言软语与患者进行交流，充分尊重和同情患者，常有患者发出"看到您病就好了一半"的感慨。林老师在出诊过程中，时时无私地输出自己的经验，使初入师门的我在短短2年内对肿瘤疾病和治疗有了较为深刻的认识，对于行医时应保持的心态和身姿都有了更深刻的理解。在科研方面，林老师始终保持极为严谨的态度，不仅教导我加深对中医的认识，更拓展我的视野，并在潜移默化中将思维和智慧的火花传授于我。在生活和做人方面，老师也总是谆谆教导学生"美"的含义，人的心、性格、仪态、专业能力、文化素养都要全面进步才行。跟随林老师的路还没有结束，每每有所进益，总觉师恩如海。

其他

陈巧凤（新加坡）

传承方式：林洪生主任代教进修医师

简历：女，新加坡同济医院董事医师

传承经历：1994 年至 2001 年从新加坡到北京，攻读中国中医科学院中西医结合肿瘤专业硕士及博士学位，指导老师为朴炳奎教授。朴老师到韩国授课期间，把我交给林主任"托管"。

后学成绩：1991 年起，作为中医全科医师在新加坡同济医院就职；1992 年起担任新加坡同济医院肿瘤科主管医师；2018 年被委任为新加坡同济医院董事医师。

从师心得：在广安门医院肿瘤科跟门诊，每天早 8 时之前必到病房参加"交班"工作。林主任是我的第二位导师，好友一般。她对我严格教导，无论是临床学习、找资料、写论文、作毕业课题、动物实验、临床试验等都严格监督。功课的压力，加之从热带来到北京气候天寒地冻，使我不适应，有幸得到林主任的关爱和照顾，给了我家人般的温暖。最重要的是林主任的"真传"，对林主任临床用药经验、临证思维方式、科学研究思路等进行系统的学习，造就了现在能够造福于患者的我。

最后，要借此机会向我敬爱的老师朴炳奎教授、亲爱的林洪生主任，还有广安门医院肿瘤科的老师们、师兄师姐们，以及全体工作人员的帮助和关心表示感谢。虽然学习过程是艰苦的，但是在朴老师及林主任的领导下，我在广安门医院六年的学习生涯，如生活在一个和睦的大家庭一样，倍感幸福和温暖。永远感恩！

附 录

附录A 出版著作

	书名	主编或编写	参编	出版单位	出版时间
1	临床肿瘤学高级教程（2版）	孙燕	王学谦	人民军医出版社	2017
2	名老中医肿瘤辨治枢要	李杰	王应天	北京科学技术出版社	2017
3	中西医结合肿瘤临床研究新进展	林丽珠	张玉人	人民卫生出版社	2017
4	Clinical Practice Guidelines of Chinese Medicine in Oncology	林洪生	张英、刘杰、樊慧婷、赵志正、王硕、吕丽媛、刘益华、郑佳彬、李冰雪	人民卫生出版社	2016
5	癌症康复中的"心"调养	林洪生、董倩		中国中医药出版社	2016
6	基层常见病症中医诊疗手册	屠志涛、赵静	周岩	中医古籍出版社	2016
7	中药注射剂临床合理使用手册	张伯礼	王学谦	中国中医药出版社	2016
8	林教授与肿瘤患者谈康复	林洪生	张英、董倩、王硕	中国中医药出版社	2015
9	你不可不知的12种病：常见病自诊自疗手册	李平	张锋利	安徽科学技术出版社	2015
10	中科院名医名家学术传新集	张伯礼、王志勇	王学谦	人民卫生出版社	2015
11	肿瘤病之临床实战篇	李杰	张玉人	人民军医出版社	2015
12	恶性肿瘤中医诊疗指南	林洪生	侯炜、张英、刘杰、刘浩、赵炜、樊慧婷、董倩、李道睿、王硕、王学谦、吕丽媛、王应天、郑佳彬	人民卫生出版社	2014
13	肺癌：可防、可治	王洪武	董倩	科学普及出版社	2014
14	名中医门诊——肿瘤病篇	李杰	王应天	人民军医出版社	2014

附录 A 出版著作

序号	书名	主编或编写	参编	出版单位	出版时间
15	朴炳奎治疗恶性肿瘤经验撷萃	花宝金、侯炜	侯炜	中国中医药出版社	2014
16	中西医结合肿瘤学	侯丽、田劭丹、李平	张锋利	北京科学技术出版社	2014
17	名中医经方时方治肿瘤（第二辑）	花宝金	侯炜	中国中医药出版社	2013
18	胸部肿瘤学	赫捷	刘杰	人民卫生出版社	2013
19	肿瘤中西医治疗学	林丽珠	陈昌明	人民军医出版社	2013
20	临床用药须知（肿瘤分册）	国家药典委员会	刘杰	中国医药科技出版社	2012
21	名中医特需门诊 - 风湿病	周育平	王硕	科学技术文献出版社	2012
22	肿瘤姑息治疗中成药使用专家共识	中国抗癌协会癌症康复与姑息治疗专业委员会	刘杰	中国抗癌协会癌症康复与姑息治疗专业委员	2012
23	WHO 西太区中医临床指南	中国中医科学院	侯炜	中国中医药出版社	2011
24	常见肿瘤的饮食指导		张锋利	安徽科学技术出版社	2011
25	肿瘤中成药临床应用手册	林洪生	侯炜、张英、刘杰、刘硕、关念波、吴皓、李道睿	人民卫生出版社	2011
26	老年恶性肿瘤	张培彤	赵炜、樊慧婷、李道睿	人民军医出版社	2010
27	中医肿瘤临床与基础研究汇编	中国中医科学院肿瘤研究所	侯炜、张培宇、贺用和、杨宗艳、李道睿、石闻光	中国医药科技出版社	2010
28	名中医经方时方治肿瘤	花宝金	侯炜	中国中医药出版社	2008
29	中国癌症研究进展（9）——中医药防治肿瘤	林洪生	刘杰	北京大学医学出版社	2008

附录A 出版著作

书名	主编或编写	参编	出版单位	出版时间
30	中西医结合脑血管病诊疗学	李瑛	董倩	中国中医药出版社	2007
31	Office 健康宝典	周育平	刘硕	科学技术文献出版社	2005
32	中国中医研究院广安门医院专家医案精选	高荣林、姜在旸	刘浩	人民卫生出版社	2005
33	肿瘤学	刘浩		人民卫生出版社	2005
34	肿瘤病手册	李忠、乔占兵	刘杰	人民卫生出版社	2004
35	中国百年百名中医临床家·余桂清	林洪生	刘浩	中国中医药出版社	2003
36	余桂清临床经验总结	侯炜		中国中医药出版社	2003
37	恶性肿瘤的术后治疗	李佩文	赵炜	人民卫生出版社	2002
38	胃癌中西医综合治疗学	林洪生、杨宇飞	刘浩	人民卫生出版社	2002
39	癌症康复与自我保健	仇奎璧、卢兆桐	刘杰	黄河出版社	2001
40	张代钊治癌经验辑要	张代钊、郝迎旭	张培宇	中国医药科技出版社	2001
41	淋巴瘤	杨宗艳、张爱萍	杨宗艳	农村读物出版社	2000
42	消化系统肿瘤的诊疗与研究	花宝金、郭书文、侯炜		中国医药科技出版社	2000
43	临床肿瘤综合治疗大全	张宗岐	侯炜、张培宇、贺用和、杨宗艳、石闻光	奥林匹克出版社	1995
44	肺癌中医临床诊疗路径	侯炜			
45	中国中医药重大理论传承创新典藏·扶正培本治疗肿瘤应用研究的传承与创新	赵志正			

附录B　学生发表文章

【师承】

刘浩：师承 2011-2014/ 硕博连读 2000-2005

[1] 刘浩，林洪生 . 前列腺癌中医平衡治疗 [J]. 辽宁中医杂志，2016，43（1）：32-33.

[2] 刘浩，林洪生 . 林洪生从平衡论治肿瘤 [J]. 中华中医药杂志，2016，31（2）：510-512.

[3] 刘浩，林洪生 . 中医肿瘤规范化治疗与个体化治疗临床研究 [J]. 中华中医药杂志，2016，31（1）：25-27.

[4] 刘浩，林洪生 . 林洪生主任固本清源治疗肿瘤学术思想 [J]. 世界中医药，2016，11（1）：102-103，106.

[5] 刘浩，林洪生 . 林洪生治疗肿瘤方药撷菁 [J]. 辽宁中医杂志，2015，42（12）：2309-2310.

[6] 刘浩，林洪生 . 基于无尺度网络分析中医药配合肺癌靶向治疗用药与处方规律 [J]. 中华中医药学刊，2015，33（7）：1671-1673.

[7] 刘浩，林洪生 . 中医肿瘤平衡治疗 [J]. 世界中西医结合杂志，2015，10（7）：1006-1007，1010.

[8] 刘浩 . 基于无尺度网络分析中医药配合肺癌靶向治疗用药与处方规律 [A]// 中国中西医结合学会肿瘤专业委员会青年工作委员会、中国抗癌协会传统医学委员会青年工作委员会 . 第一届青年中西医结合肿瘤学术论坛论文集 [C]，2015：7.

[9] 刘浩，林洪生 . 从形神理论和体质研究探析中医肿瘤临证特点 [J]. 中国中医基础医学杂志，2013，19（5）：499-500.

[10] 刘浩，侯炜，王辉，林洪生 . 参一胶囊联合吉非替尼治疗晚期非小细胞肺癌 50 例临床研究 [J]. 中医杂志，2012，53（11）：933-935，966.

[11] 刘浩，林洪生 . 林洪生治疗肿瘤思路与临证经验 [J]. 中医杂志，2012，53（20）：1724-1726.

[12] 刘浩，林洪生，花宝金，卢雯平 . 华蟾素调控 VEGF/VEGFR-2 信号传导抑制肿瘤血管生成的研究 [J]. 中华中医药学刊，2008（11）：2489-2491.

[13] 刘浩 . 中医药治疗肺癌临床研究的思路 [A]// 中国中西医结合学会 . 第九届全国中西医结合肿瘤学术研讨会论文集 [C]，2002：3.

[14] 刘浩 . 康莱特调控肿瘤血管生成信号传导的机制研究 [A]// 中国中西医结合学会肿瘤专业委员会 . 第十届全国中西医结合肿瘤学术大会论文汇编 [C]，2006：6.

[15] 刘浩 . 胃癌中医临证思路探讨 [A]// 中国中西医结合学会肿瘤专业委员会 . 第二届国际中西医结合、中医肿瘤学术研讨会论文汇编 [C]，2004：6.

[16] 刘浩，花宝金，林洪生 . 提高肺癌中医疗效关键性基础问题探讨 [J]. 中国中医药信息杂志，2002（6）：36-37.

薛新丽：师承 2011-2014

薛新丽，刘浩，林洪生 . 林洪生教授治疗肺癌恶性胸水经验 [J]. 内蒙古中医药，2014，33（22）：57-58.

张英：师承 2014-2016/ 博士 2006-2009

[1] 张英，祁鑫，朱小云，许炜茹，裴迎霞，林洪生 . 氧化苦参碱干预 MCF-7 细胞系肿瘤干细胞样细胞生物学行为的实验研究 [J]. 中国中西医结合杂志，2016，36（12）：1504-1509.

[2] 张英 . 氧化苦参碱干预 MCF-7 细胞系肿瘤干细胞生物学行为的实验研究 [A]// 中国中西医结合学会肿瘤专业委员会、中国抗癌协会传统医学委员会、世界中医药学会联合会肿瘤专业委员会 . 规范治疗与科学评价——第五届国际中医、中西医结合肿瘤学术交流大会暨第十四届全国中西医结合肿瘤学术大会论文集 [C]，2014：9.

[3] 张英，侯炜，林洪生 . 中医药治疗恶性肿瘤临床研究成果与思考 [J]. 中医杂志，2014，55（6）：523-525.

[4] 张英，祁鑫，朱小云，许炜茹，裴迎霞，林洪生 . 氧化苦参碱对人乳腺癌 MCF-7 细胞的生长抑制作用及其机制研究 [J]. 现代肿瘤医学，2014，22（3）：494-497.

[5] 张英，林洪生.肿瘤的中医研究现状及趋势 [J].肿瘤防治研究，2013，40（1）：1-2.

[6] 张英.氧化苦参碱对 MCF-7 肿瘤干细胞样细胞及其 β-catenin 蛋白表达的干预研究 [A]// 中国中西医结合学会肿瘤专业委员会.第三届国际中医、中西医结合肿瘤学术交流大会暨第十二届全国中西医结合肿瘤学术大会论文汇编 [C]，2010：10.

[7] 张英，林洪生，朴炳奎.肿瘤证型及中药研究中的个体化治疗理念初探 [J].癌症进展，2010，8（3）：215-218.

[8] 张英，林洪生，祁鑫，朱小云，许炜茹，裴迎霞.人乳腺癌 MCF-7 细胞中 SP 亚群细胞的分离及其生物学行为研究 [J].现代肿瘤医学，2010，18（10）：1879-1885.

[9] 张英，林洪生.Wnt 信号转导通路与肿瘤干细胞 [J].现代肿瘤医学，2009，17（2）：347-350.

[10] 张英，林洪生.中药有效成分的合理配伍是中药防治肿瘤的必由之路 [J].中国中医药信息杂志，2009，16（1）：10-11.

[11] 张英，林洪生.肿瘤干细胞是中医药防治恶性肿瘤复发转移的可能靶点 [J].中国中西医结合杂志，2009，29（5）：461-463.

[12] 张英，林洪生."治未病"应贯穿于中医药防治肿瘤的始终——林洪生学术经验系列（1）[J].中华中医药学刊，2008，26（12）：2728-2729.

[13] 张英，林洪生.肿瘤干细胞在肿瘤复发与转移中的作用 [J].中国肿瘤，2008（2）：125-128.

[14] 张英.中医药防治恶性肿瘤复发转移的可能靶点——肿瘤干细胞 [A]// 中国中西医结合学会青年工作委员会.第六次全国中西医结合中青年学术研讨会论文集 [C]，2008：5.

英文：

ZhangY，CabarcasSM，ZhengJ，SunL，MathewsLA，ZhangXH，LinHS，FarrarWL.Cryptotanshinone targets tumor-initiating cells through down-regulation of stemness genes expression.Oncol Lett，2016，11（6）：3803-3812.

刘杰：师承 2016-2018/ 博士后 2006-2009

[1] 刘杰，邹剑铭，赵志正，吕丽媛，林洪生 . 复方苦参注射液治疗恶性肿瘤的临床研究现状 [J]. 中国肿瘤临床与康复，2015，22（10）：1278-1280.

[2] 刘杰 . 复方苦参注射液治疗恶性肿瘤的临床研究现状 [A]// 中国中西医结合学会肿瘤专业委员会青年工作委员会、中国抗癌协会传统医学委员会青年工作委员会 . 第一届青年中西医结合肿瘤学术论坛论文集 [C]，2015：11.

[3] 刘杰 . 老年弥漫大 B 细胞淋巴瘤治疗现状及中医治疗思路 [A]// 中华中医药学会 . 中华中医药学会第二届岐黄论坛——血液病中医药防治分论坛论文集 [C]，2014：6.

[4] 刘杰，林洪生 . 如何合理使用中药注射剂 [J]. 中国肿瘤临床与康复，2012，19（5）：477-479.

[5] 刘杰，林洪生 . 中医治疗老年肺癌的思路与方法 [J]. 中医杂志，2011，52（2）：104-107.

[6] 刘杰，侯炜，花宝金，林洪生 . 基于肺癌中医临床研究主题的数据挖掘现状 [J]. 中华中医药杂志，2011，26（9）：1940-1942.

[7] 刘杰 . 基于肺癌中医临床研究主题的数据挖掘现状 [A]// 中国中西医结合学会肿瘤专业委员会 . 第三届国际中医、中西医结合肿瘤学术交流大会暨第十二届全国中西医结合肿瘤学术大会论文汇编 [C]，2010：4.

[8] 刘杰，林洪生，侯炜，李道睿，周雪忠 . 利用数据挖掘方法对肺癌中医药治疗特点的初步研究 [J]. 世界科学技术（中医药现代化），2009，11（5）：753-757.

英文：

[1]LiuJ，LinHS，HouW，HuaBJ，ZhangPT，LiJ，WangSY，XieY，ZhangY，XieGR，ZhangMY，ShiWG，GuanNB，GuanTY，LiCH，LuLY，ZhangY，LiDR，LiuH.Comprehensive treatment with Chinese medicine in patients with advanced non-small cell lung cancer：A multicenter，prospective，cohort study.Chin J Integr Med，2017，23（10）：733-739.

[2]LiuJ，WangS，ZhangY，FanHT，LinHS.Traditional Chinese medicine and cancer：History，present situation，and development. Thorac Cancer，2015，6（5）：561-569.

刘硕：师承 2017-/ 博士 2009-2012/ 硕士 2006-2009

[1] 刘硕 . 康艾注射液配合化疗治疗晚期非小细胞肺癌的临床研究 [A]// 中国中西医结合学会肿瘤专业委员会、中国抗癌协会传统医学委员会、世界中医药学会联合会肿瘤专业委员会 . 规范治疗与科学评价——第五届国际中医、中西医结合肿瘤学术交流大会暨第十四届全国中西医结合肿瘤学术大会论文集 [C]，2014：4.

[2] 刘硕，王辉，林洪生 . 康艾注射液配合化疗治疗晚期非小细胞肺癌的临床研究 [J]. 世界中医药，2014，9（3）：323-325.

[3] 刘硕，杨宗艳，林洪生 . 中医药参与治疗 262 例晚期非小细胞肺癌的临床疗效回顾 [J]. 肿瘤防治研究，2013，40（1）：20-24.

[4] 刘硕 . 中医药参与治疗晚期（Ⅲ B、Ⅳ 期）NSCLC 研究结果——广安门医院肿瘤科住院病例回顾研究 [A]// 中国中西医结合学会肿瘤专业委员会 . 第三届国际中医、中西医结合肿瘤学术交流大会暨第十二届全国中西医结合肿瘤学术大会论文汇编 [C]，2010：3.

关念波：师承 2017-/ 博士 2011-2014/ 硕士 2008-2011

[1] 关念波 . 人参、黄芪提取物联合苦参素对 lewis 肺癌荷瘤小鼠抑瘤作用的观察 [A]// 中国中西医结合学会肿瘤专业委员会、中国抗癌协会传统医学委员会、世界中医药学会联合会肿瘤专业委员会 . 规范治疗与科学评价——第五届国际中医、中西医结合肿瘤学术交流大会暨第十四届全国中西医结合肿瘤学术大会论文集 [C]，2014：14.

[2] 关念波，王辉，林洪生 . 晚期非小细胞肺癌化疗后中医药巩固治疗疗效分析 [J]. 世界中医药，2014，9（4）：449-452.

[3] 关念波，刘浩，林洪生 . 肺癌中医药治疗的研究进展及展望 [J]. 临床肿瘤学杂志，2013，18（3）：264-267.

张显彬（失联）：博士后 2007-2009

张显彬，林洪生，花宝金，侯炜，杨桂香，鲍艳举.中医外治癌性疼痛的文献质量评价与证治方药规律研究 [J].中国中医药信息杂志，2009，16（8）：96-97.

李勇：博士后 2008-2011

[1] 李勇，王阶，汤艳莉，林洪生，李家庚，吴欣芳，刘杰，李广文，谭云鹏，张祖英，樊移山，洪立珠.免疫 1 号方对艾滋病潜伏期免疫功能影响的临床研究 [J].中国艾滋病性病，2012，18（6）：356-359.

[2] 李勇，王阶，林洪生，吴欣芳，刘杰，汤艳莉，南继红.Meeting Minutes of International Conference on Prevention and Treatment of Acquired Immune Deficiency Syndrome with Chinese Medicine[J].Chinese Journal of Integrative Medicine，2011，17（5）：396-399.

[3] 李勇，王阶，林洪生，汤艳莉.中医"治未病"思想在艾滋病早期免疫重建中的作用 [J].辽宁中医杂志，2010，37（11）：2117-2119.

[4] 李勇，王阶，林洪生，张祖英，谭云鹏，汤艳莉，何庆勇，刘杰，吴欣芳.不同传播途径感染的 HIV/AIDS 病人的临床表现及中药干预效果 [J].中国艾滋病性病，2010，16（6）：542-544.

[5] 李勇.艾滋病的免疫重建方法 [A]// 中华中医药学会.中华中医药学会艾滋病分会第七次年会论文集 [C]，2009：3.

关天宇：博士后 2008-2011

[1] 关天宇，林洪生.随机对照和队列研究在中医治疗肺癌临床评价中的应用 [J].中国中医基础医学杂志，2010，16（4）：308-309，313.

[2] 关天宇，林洪生，侯炜，李丛煌.中医药治疗肺癌临床研究的质量控制 [J].辽宁中医药大学学报，2010，12（9）：27-29.

[3] 关天宇.随机对照和队列研究在中医治疗肺癌临床评价中的应用 [A]// 中国中西医结合学会肿瘤专业委员会.第三届国际中医、中西医结合肿瘤学术交流大会暨第十二届全国中西医结合肿瘤学术大会论文汇编 [C]，2010：3.

樊慧婷：博士后 2009-2011/ 博士 2006-2009

[1] 樊慧婷，丁世兰，裴迎霞，关念波，祁鑫，李杰，林洪生.康艾注射液调节荷瘤机体免疫功能的研究 [J].中国新药杂志，2016，25（18）：2154-2160.

[2] 樊慧婷，林洪生.康艾注射液治疗肿瘤的临床应用概况 [J].肿瘤防治研究，2014，41（9）：1045-1048.

[3] 樊慧婷，林洪生.扶正中药治疗肿瘤的基础研究现状 [J].世界中医药，2014，9（7）：825-827，832.

[4] 樊慧婷.基于扶正解毒治则的人参黄芪提取物联合苦参素抗肿瘤作用机制探讨 [A]// 中国中西医结合学会肿瘤专业委员会、中国抗癌协会传统医学委员会、世界中医药学会联合会肿瘤专业委员会.规范治疗与科学评价——第五届国际中医、中西医结合肿瘤学术交流大会暨第十四届全国中西医结合肿瘤学术大会论文集 [C]，2014：11.

[5] 樊慧婷，丁世兰，林洪生.中药虎杖的药理研究进展 [J].中国中药杂志，2013，38（15）：2545-2548.

[6] 樊慧婷，林洪生.蛹虫草化学成分及药理作用研究进展 [J].中国中药杂志，2013，38（15）：2549-2552.

[7] 樊慧婷，林洪生，李杰，祁鑫，裴迎霞，吴皓.人工蛹虫草子实体对 Leiws 肺癌荷瘤小鼠 CD4+CD25+ 调节性 T 细胞的影响 [J].中华肿瘤防治杂志，2009，16（15）：1130-1134.

[8] 樊慧婷，林洪生，李杰，祁鑫，裴迎霞.Lewis 肺癌荷瘤小鼠 CD4+CD25+Foxp3+ 调节性 T 细胞及髓样抑制细胞与肿瘤生长的关系 [J].现代免疫学，2009，29（5）：370-375.

董倩：博士后 2009-2014

[1]董倩，林洪生.从国外癌症康复现状论中医药在癌症康复中的应用与挑战 [J].世界中医药，2014，9（7）：857-863.

[2]董倩，刘娅宁，吴皓，刘硕，孙国明，张林，旷丽萍，林洪生.中医肿瘤综合康复治疗的尝试与初探 [J].中国肿瘤临床与康复，2013，20（1）：76-79.

赵志正：博士后 2012-2014/ **博士** 2009-2012

[1] 赵志正 . 复方苦参注射液对 BMSCs 促乳腺癌细胞增殖、迁移和侵袭生物学行为的干预作用及机理初探 [A]// 中国中西医结合学会肿瘤专业委员会、中国抗癌协会传统医学委员会、世界中医药学会联合会肿瘤专业委员会 . 规范治疗与科学评价——第五届国际中医、中西医结合肿瘤学术交流大会暨第十四届全国中西医结合肿瘤学术大会论文集 [C]，2014：11.

[2] 赵志正，刘杰，林洪生 . 中医药治疗癌性疼痛研究进展 [J]. 世界中医药，2014，9（7）：851-856.

[3] 赵志正，林洪生 . 不同来源骨髓间质干细胞分离培养及成骨分化比较 [J]. 现代肿瘤医学，2012，20（2）：217-221.

[4] 赵志正，林洪生 . 不同种系鼠源骨髓间质干细胞的分离培养及成脂能力 [J]. 中国组织工程研究，2012，16（6）：968-972.

[5] 赵志正，林洪生 . 间质干细胞乳腺癌治疗的新靶点 [J]. 现代肿瘤医学，2011，19（8）：1675-1678.

[6] 赵志正，林洪生 . 恶性淋巴瘤证型与预后相关因素间关系初探 [J]. 北京中医药，2011，30（11）：807-809.

英文：

ZhaoZ，FanH，HigginsT，QiJ，HainesD，TrivettA，OppenheimJJ，WeiHS，LiJ，LinH，HowardOM. Fufang Kushen injection inhibits sarcoma growth and tumor-induced hyperalgesia via TRPV1 signaling pathways. Cancer Lett，2014，355（2）：232-241.

于会勇：博士后 2014-2017

[1] 于会勇，李麒，王学谦，吕丽媛，林洪生 . 林洪生教授辨治肺癌经验浅探 [J]. 世界中医药，2016，11（6）：1033-1036.

[2] 于会勇，王学谦，李麒，吕丽媛，林洪生 . 林洪生"固本清源"思想在肺癌治疗中的应用 [J]. 中国中医药信息杂志，2016，23（10）：107-109.

陈昌明：博士后 2015-2018

陈昌明，刘杰，张英，林洪生.晚期非小细胞肺癌患者三种治疗方案经济学评价 [J].中国中医基础医学杂志，2018，24（4）：507-509，529.

【博 士】

蒋宇光（失联）：博士 2003-2006

[1] 蒋宇光，林洪生.肿瘤的发生与进化论的关系 [J].实用肿瘤学杂志，2006(2)：133-136.

[2] 蒋宇光，林洪生.中医药治疗卵巢癌的当前状况 [J].实用肿瘤学杂志，2006（3）：235-238.

[3] 蒋宇光，林洪生.中药对 survivin 基因影响的研究进展 [J].中国肿瘤，2006（6）：356-359.

吴皓：博士 2003-2006

[1] 吴皓，水野海腾，吕诚，赵林华，肖诚，林洪生.瘢痕灸对荷瘤及化疗小鼠肠道淋巴结及固有层淋巴细胞亚群的影响 [J].中国中医药信息杂志，2009，16（7）：31-32，37.

[2] 吴皓，水野海腾，吕诚，赵林华，肖诚，林洪生.人参皂甙 Rg3 对荷瘤及环磷酰胺化疗小鼠肠集合淋巴结及上皮内淋巴细胞亚群的影响 [J].中国中医基础医学杂志，2008（9）：689-691.

[3] 吴皓.人参皂甙 Rg3 对荷瘤及环磷酰胺化疗小鼠黏膜 PP 结及固有层淋巴细胞亚群的影响 [A]// 中国中西医结合学会肿瘤专业委员会.第十届全国中西医结合肿瘤学术大会论文汇编 [C]，2006：5.

[4] 吴皓，林洪生，裴迎霞，祁鑫，吕诚，赵林华，肖诚，吕爱平.人参皂甙 Rg3 对荷瘤及环磷酰胺化疗小鼠黏膜免疫力影响 [J].中国肿瘤，2006（6）：369-371.

[5] 吴皓，林洪生，水野海腾，肖诚，赵林华，吕诚，裴迎霞，祁鑫，吕爱平.小鼠小肠黏膜淋巴细胞的分离及鉴定 [J].江西中医学院学报，2005（5）：48-49.

李道睿：博士 2005-2008

[1] 李道睿，吴皓，刘浩，张英，刘杰，樊惠婷，张润顺，王映辉，林洪生.基于信息挖掘技术总结林洪生辨治肺癌的临床用药规律 [J].中医药导报,2017,23(23)：30-34.

[2] 李道睿，申红丽，图尔雄，吴皓，周雍明，林飞，关念波，刘硕，张葛，祁鑫，裴迎霞，林洪生.参芪扶正注射液对 Lewis 肺癌小鼠免疫逃逸相关细胞因子的影响 [J].贵阳中医学院学报，2017，39（3）：16-20.

[3] 李道睿，花宝金，张培彤，熊露，刘浩，林洪生，朴炳奎.益肺清化膏对非小细胞肺癌患者术后生存时间延长的临床研究 [J].中国肿瘤临床与康复，2017，24（6）：651-655.

[4] 李道睿，王苗苗，于明薇，林飞，张颖，李蒙，樊慧婷，郑琦，祁鑫，裴迎霞，张培彤，侯炜，林洪生.通络活血虫类药对乏氧环境下肺癌血管生成相关细胞因子的影响 [J].中国中医药信息杂志，2017，24（9）：39-42.

[5] 李道睿.通络活血虫类中药对乏氧环境下肺癌血管生成相关干预作用研究 [A]// 中国中西医结合学会肿瘤专业委员会.第十五届全国中西医结合肿瘤学术大会论文集 [C]，2017：1.

[6] 李道睿，花宝金，张培彤，熊露，刘浩，林洪生，朴炳奎.益肺清化膏辅助治疗非小细胞肺癌术后患者多中心随机对照临床研究 [J].中医杂志，2016，57（5）：396-400.

[7] 李道睿.参芪扶正注射液对 Lewis 肺癌小鼠免疫逃逸调控作用的机理研究 [A]// 中华中医药学会肿瘤分会.2009 年首届全国中西医肿瘤博士及中青年医师论坛论文集 [C]，2009：6.

[8] 李道睿.扶正培元方对 Lewis 肺癌小鼠免疫逃逸调控作用的初步机理研究 [A]// 中国中西医结合学会青年工作委员会.第六次全国中西医结合中青年学术研讨会论文集 [C]，2008：7.

[9] 李道睿，崔太荣，吴皓，林洪生.林洪生辨治肿瘤学术思想初探 [J].中国中医药信息杂志，2008（6）：86-87.

[10] 李道睿，祁鑫，于明薇，裴迎霞，张培彤，林洪生.中晚期原发性支气管肺癌患者与正常人血小板表面黏附蛋白的表达比较 [J].中国中西医结合外科杂志，2007（3）：221-224.

[11] 李道睿，吴皓，于明薇，裴迎霞，张培彤，林洪生.人肺癌细胞 PG、PAa 对重组基底膜侵袭及榄香烯、PDGF-AB、TGF-β1 对其的影响 [J].中国中医基础医学杂志，2007（6）：461-462，480.

[12] 李道睿，祁鑫，于明薇，裴迎霞，张培彤，林洪生.榄香烯对人肺癌细胞表面所表达与侵袭转移相关黏附蛋白的影响 [J].中华中医药学刊，2007（10）：2170-2172.

[13] 李道睿，张培彤，胡晓梅，杨宗艳，于明薇，林洪生.300 例中晚期原发性支气管肺癌血瘀证分布规律的调查研究 [J].中国中医药信息杂志，2007（3）：19-21.

[14] 李道睿.榄香烯对人肺癌细胞表面所表达与侵袭转移相关黏附蛋白的影响 [A]// 中国中西医结合学会肿瘤专业委员会.第十届全国中西医结合肿瘤学术大会论文汇编 [C]，2006：4.

许炜茹：博士 2008-2011

[1] 许炜茹，林洪生，陈信义，张英.中药复方体外药理研究的思考 [J].中华中医药学刊，2011，29（1）：55-56.

[2] 许炜茹，林洪生，陈信义，张英.Yin-yang Balance Therapy on Regulating Cancer Stem Cells[J]. Journal of Traditional Chinese Medicine，2011，31（2）：158-160.

[3] 许炜茹，林洪生，陈信义，张英.不同来源 MCF-7 细胞系的增殖速度及 ERα 表达上的差异 [J].中国细胞生物学学报，2010，32（1）：121-125.

[4] 许炜茹，林洪生，陈信义，张英.人乳腺癌干细胞异种移植动物模型的制备和应用 [J].中国实验动物学报，2010，18（5）：429-432.

姜恩顺：博士 2009-2013（韩自博）

[1] 姜恩顺，张英，林洪生.生存质量疗效评价在中医肿瘤研究中的现状及分析 [J].中国新药杂志，2013，22（9）：1056-1059.

[2] 姜恩顺，代金刚，林洪生．林洪生教授辨证论治肺癌的经验发微 [J]. 环球中医药，2013，6（3）：205-207.

[3] 姜恩顺，代金刚，林洪生．林洪生教授治疗肿瘤用药思路总结 [J]. 环球中医药，2012，5（4）：289-291.

张玉人：博士 2011-2014

[1] 张玉人，林洪生．扶正疏肝法治疗乳腺癌广泛性焦虑障碍患者 1 例 [J]. 中国中西医结合杂志，2015，35（3）：376-378.

[2] 张玉人，林洪生，张英．基于"伏毒"学说的扶正祛毒法防治恶性肿瘤转移的理论探讨 [J]. 北京中医药大学学报，2014，37（9）：586-588，597.

[3] 张玉人，林洪生．癌症相关性乏力的临床干预及其机制概述 [J]. 中华中医药杂志，2014，29（11）：3484-3487.

[4] 张玉人，林洪生，张英．贝母素甲、贝母素乙对 4T1 乳腺癌细胞炎性微环境的干预调节作用 [J]. 中国中医基础医学杂志，2014，20（11）：1504-1506.

[5] 张玉人．扶正疏肝法对乳腺癌患者之广泛性焦虑有效病例 1 则 [A]// 中华中医药学会．中华中医药学会养生康复分会第十二次学术年会暨服务老年产业研讨会论文集 [C]，2014：7.

[6] 张玉人．基于"伏毒"学说的扶正祛毒法防治恶性肿瘤转移的理论探讨 [A]// 中国中西医结合学会肿瘤专业委员会、中国抗癌协会传统医学委员会、世界中医药学会联合会肿瘤专业委员会．规范治疗与科学评价——第五届国际中医、中西医结合肿瘤学术交流大会暨第十四届全国中西医结合肿瘤学术大会论文集 [C]，2014：6.

[7] 张玉人．癌症相关性乏力的临床干预及其机制概述 [A]// 中国中西医结合学会肿瘤专业委员会、中国抗癌协会传统医学委员会、世界中医药学会联合会肿瘤专业委员会．规范治疗与科学评价——第五届国际中医、中西医结合肿瘤学术交流大会暨第十四届全国中西医结合肿瘤学术大会论文集 [C]，2014：7.

[8] 张玉人．贝母素甲及贝母素乙对 4T1 乳腺癌细胞炎性微环境的干预调节作用 [A]// 中国中西医结合学会肿瘤专业委员会、中国抗癌协会传统医学委员会、世界

中医药学会联合会肿瘤专业委员会.规范治疗与科学评价——第五届国际中医、中西医结合肿瘤学术交流大会暨第十四届全国中西医结合肿瘤学术大会论文集 [C]，2014：6.

[9]张玉人，董倩，林洪生.林洪生运用玉屏风散预防肺癌气虚外感经验总结 [J].北京中医药，2013，32（10）：762-763.

龚宏霞：博士 2012-2015

[1] 龚宏霞，林洪生，张英，祁鑫.小鼠乳腺癌 4T1-luc 细胞实验性肺转移模型的建立及其评价 [J].现代肿瘤医学，2015，23（6）：735-737.

[2] 龚宏霞，刘杰，林洪生.艾滋病相关性肿瘤研究进展 [J].中国中药杂志，2013，38（15）：2537-2541.

王硕：博士 2013-2016/ 硕士 2011-2013

[1] 王硕，林洪生，周新文，马长武，许若才，张琴阳，侯炜，刘杰.复方苦参注射液配合肝动脉介入治疗原发性肝癌的随机多中心临床试验 [J].中国肿瘤临床与康复，2014，21（3）：331-335.

[2] 王硕，刘杰，林洪生.中医药在癌症治疗中的作用 [J].环球中医药，2013，6（1）：31-35.

英文：

WangS，ZhangY，CongW，LiuJ，ZhangY，FanH，XuY，LinH. Breast cancer stem-like cells can promote metastasis by activating platelets and down-regulating antitumor activity of natural killer cells. J Tradit Chin Med，2016，36（4）：530-537.

潘虹：博士 2013-2017

[1] 潘虹，刘杰，林洪生.运动干预在肺癌患者术后康复治疗中的应用 [J].医学综述，2016，22（1）：80-83.

[2] 潘虹，邹剑铭，张英，林洪生.MicroRNAs 在乳腺癌干细胞中的作用研究进展 [J].现代肿瘤医学，2015，23（17）：2521-2525.

[3] 潘虹.运动干预在肺癌术后患者中的疗效 [A]// 中华中医药学会.中华中医药学会养生康复分会第十二次学术年会暨服务老年产业研讨会论文集 [C]，2014：5.

英文:

PanH，PeiY，LiB，WangY，LiuJ，LinH. Tai Chi Chuan in postsurgical non-small cell lung cancer patients：study protocol for a randomized controlled trial. Trials，2018，19（1）：2.

吕丽媛：博士 2014-2017/ 硕士 2011-2014

[1] 吕丽媛 .《金匮要略》呕吐病篇探析肿瘤呕吐治疗 [A]// 中国中西医结合学会肿瘤专业委员会青年工作委员会、中国抗癌协会传统医学委员会青年工作委员会 . 第一届青年中西医结合肿瘤学术论坛论文集 [C]，2015：4.

[2] 吕丽媛，刘杰，候炜，关天宇，张美英，林洪生 . 基于无尺度网络分析方法对胃癌中医治疗用药规律的初步研究 [J]. 世界科学技术 – 中医药现代化，2014，16（1）：32-37.

[3] 吕丽媛，刘杰，候炜，张美英，林洪生 . 基于无尺度网络分析方法对肠癌中医治疗特点的初步研究 [J]. 世界科学技术 – 中医药现代化，2014，16（6）：1252-1255.

英文:

LvL，WangX，ZhangY. Right atrial tumor embolism from thoracic chondrosarcoma：A case report. Oncol Lett，2015，10（5）：2807-2811.

王学谦：博士 2014-2017/ 硕士 2012-2014

[1] 王学谦，林洪生 .uPA/uPAR 与恶性肿瘤关系的研究进展 [J]. 医学研究杂志，2016，45（9）：14-17.

[2] 王学谦，张英，刘杰，刘志艳，石红，郑佳彬，林洪生 . 自拟皮疹颗粒治疗EGFR-TKI 相关皮疹的随机对照研究 [J]. 世界中西医结合杂志，2016，11（12）：1629-1632，1649.

[3] 王学谦，林洪生，刘杰 . 恶性淋巴瘤古代文献分析 [J]. 中医杂志，2015，56（24）：2121-2124.

[4] 王学谦，侯炜，董海涛，林洪生 . 芪珍胶囊与化疗联合治疗恶性肿瘤的多中心随机对照临床研究 [J]. 中华中医药杂志，2015，30（6）：1968-1971.

[5] 王学谦，龚宏霞，林洪生，刘杰 . 康艾注射液在肿瘤姑息治疗中的临床研究现状 [J]. 世界中医药，2015，10（8）：1264-1269.

[6] 王学谦，邹剑铭，张英，林洪生 . 林洪生扶正祛邪法治疗恶性肿瘤学术思想初探 [J]. 北京中医药，2015，34（9）：697-699.

[7] 王学谦 . 林洪生教授扶正祛邪法治疗恶性肿瘤学术思想初探 [A]// 中国中西医结合学会肿瘤专业委员会青年工作委员会、中国抗癌协会传统医学委员会青年工作委员会 . 第一届青年中西医结合肿瘤学术论坛论文集 [C]，2015：7.

[8] 王学谦，林洪生 . 林洪生治未病思想在中医药防治肿瘤疾病上的应用 [J]. 世界中西医结合杂志，2014，9（11）：1157-1159，1164.

[9] 王学谦 . 康艾注射液在肿瘤姑息治疗中的临床研究现状 [A]// 中国中西医结合学会肿瘤专业委员会、中国抗癌协会传统医学委员会、世界中医药学会联合会肿瘤专业委员会 . 规范治疗与科学评价——第五届国际中医、中西医结合肿瘤学术交流大会暨第十四届全国中西医结合肿瘤学术大会论文集 [C]，2014：5.

[10] 王学谦，林洪生，张英 . 康艾注射液不良反应的文献研究报告 [J]. 世界中西医结合杂志，2013，8（11）：1081-1083.

[11] 王学谦，刘杰，林洪生 . 林洪生教授治疗肝内胆管癌术后验案浅析 [J]. 环球中医药，2013，6（3）：194-197.

英文：

WangXQ，LiuJ，LinHS，HouW. A multicenter randomized controlled open-label trial to assess the efficacy of compound kushen injection in combination with single-agent chemotherapy in treatment of elderly patients with advanced non-small cell lung cancer：study protocol for a randomized controlled trial. Trials，2016，17（1）：124.

刘益华：博士 2015-2018

LiuYH，YeY，ZhengJB，WangXQ，ZhangY，LinHS.Acupuncture for enhancing early recovery of bowel function in cancer：Protocol for a systematic review. Medicine（Baltimore），2017，96（17）：e6644.

郑佳彬：博士 2017-/ 硕士 2014-2017

[1] 郑佳彬，刘杰，李冰雪，袁嘉萌，林洪生 . 淋巴瘤患者症状特征及证候特点研究 [J]. 北京中医药，2017，36（10）：889-893.

[2] 郑佳彬，周晓梅，刘杰，林洪生 . 林洪生"固本清源"理论维持治疗恶性肿瘤经验 [J]. 中医杂志，2017，58（1）：16-19.

[3] 郑佳彬，李冰雪，程倩雯，李道睿，林洪生 . 非小细胞肺癌患者术后中医药治疗研究进展 [J]. 中国肿瘤临床与康复，2017，24（1）：125-128.

[4] 郑佳彬，刘杰，李冰雪，关靓，林洪生 . 淋巴瘤患者症状特征与中医辨证的临床研究 [J]. 中华中医药杂志，2017，32（10）：4730-4736.

[5] 郑佳彬，石红，林洪生 . 林洪生教授治疗三阴型乳腺癌经验初探 [J]. 时珍国医国药，2015，26（11）：2758-2760.

[6] 郑佳彬 . 癌症病人康复需求调查方法的国内外研究进展 [A]// 中华中医药学会 . 中华中医药学会养生康复分会第十二次学术年会暨服务老年产业研讨会论文集 [C]，2014：6.

【硕士】

侯炜：在职硕士 2003-2006

[1] 侯炜，刘杰，石闻光，林洪生 . 复方苦参注射液防治原发性肺癌放射性肺炎的多中心、随机对照临床研究 [J]. 中国新药杂志，2013，22（17）：2065-2068.

[2] 侯炜 . 复方苦参注射液防治原发性肺癌放射性肺炎的多中心、随机对照临床研究 [A]// 中华中医药学会 . 发挥中医优势，注重转化医学——2013 年全国中医肿瘤学术年会论文汇编 [C]，2013：4.

[3] 侯炜 . 脾胃学说与肿瘤的扶正培本治疗 [A]// 中国中西医结合学会青年工作委员会 . 第六次全国中西医结合中青年学术研讨会论文集 [C]，2008：3.

[4] 侯炜，周雍明，石闻光，徐振华，林洪生 . 中药外用治疗急性放射性皮肤损伤临床观察 [J]. 中国中医药信息杂志，2007（8）：70-71.

[5] 侯炜，林洪生 . 榄香烯乳合并放疗治疗非小细胞肺癌脑转移临床研究 [J]. 中国肿瘤，2007（12）：1021-1022.

张培宇：在职硕士 2004-2007

张培宇 . 疏肝益肾法对乳腺癌术后内分泌（三苯氧胺）治疗患者血中 E_2、P 及 FAS 的影响 [A]// 中国中西医结合学会肿瘤专业委员会 . 第三届国际中医、中西医结合肿瘤学术交流大会暨第十二届全国中西医结合肿瘤学术大会论文汇编 [C]，2010：5.

贺用和：在职硕士 2003-2006

[1] 贺用和，董海涛，林洪生，朴炳奎 .132 例小细胞肺癌中西医结合治疗临床总结 [J]. 北京中医药大学学报，2006（2）：138-140.

[2] 贺用和 .132 例小细胞肺癌中西医结合治疗临床总结 [A]// 中国中西医结合学会肿瘤专业委员会 . 第二届国际中西医结合、中医肿瘤学术研讨会论文汇编 [C]，2004：3.

[3] 贺用和，林洪生，董海涛，杨宗艳，侯炜，闫洪飞，卢雯平，汪平，余桂清，朴炳奎，孙桂芝 . 中西医结合治疗中晚期胰腺癌 63 例临床观察 [J]. 中国中医药信息杂志，2001（3）：65-66.

[4] 贺用和，董海涛，汪平，朴炳奎，孙桂芝，林洪生 . 口服膈下逐瘀汤配合动脉插管化疗治疗晚期胰腺癌——附 26 例报告 [J]. 中国中西医结合外科杂志，2001（2）：19-20.

[5] 贺用和 . 中晚期胰腺癌 63 例临床报告 [A]// 中国抗癌协会 .2000 全国肿瘤学术大会论文集 [C]，2000：1.

杨宗艳：在职硕士 2005-2008

[1] 杨宗艳，温涛，周雍明，林洪生 .52 例重复癌临床分析 [J]. 中国中医药信息杂志，2008（2）：14-15.

[2] 杨宗艳，林洪生，李道睿 . 单纯中药和单药化疗治疗老年晚期非小细胞肺癌临床研究 [J]. 中国中医药信息杂志，2008（8）：79-80.

石闻光：在职硕士 2003–2006

石闻光，林洪生，侯炜，周雍明.益气养阴活血方对鼻咽癌放疗后涎腺功能的影响 [J].肿瘤研究与临床，2007，19（9）：592–594.

张锋利：硕士 2006–2008

[1] 张锋利，林洪生，李平，张梅.电针治疗肺癌患者口服硫酸吗啡控释片所致便秘 18 例 [J].环球中医药，2009，2（3）：207–208.

[2] 张锋利，林洪生，何庆勇.电针治疗肿瘤患者口服硫酸吗啡控释片所致便秘的临床研究 [J].中国中西医结合杂志，2009，29（10）：922–925.

[3] 张锋利，林洪生，李平，张梅.电针配合中药内服治疗肿瘤伴失眠患者 30 例 [J].中国中医药信息杂志，2009，16（9）：59–60.

王莉娜：硕士 2007–2009

王莉娜，刘杰，李道睿，林洪生.阿片类药物所致便秘的中医治疗现状 [J].中国中西医结合外科杂志，2010，16（1）：116–119.

秦英刚：硕士 2008–2010

秦英刚，林洪生，花宝金.外洗通络方治疗化疗引起的周围神经病变 34 例临床观察 [J].中医杂志，2012，53（23）：2014–2016.

薛娜：硕士 2010–2012

[1] 薛娜，林洪生.晚期非小细胞肺癌的中医维持治疗 [J].临床肿瘤学杂志，2012，17（1）：1–5.

[2] 薛娜，林洪生.中西医治疗癌症疼痛的现状及思考 [J].现代肿瘤医学，2012，20（5）：1072–1076.

[3] 薛娜，林洪生.免疫编辑理论与中医药抗肿瘤免疫 [J].中医杂志，2012，53（21）：1801–1804.

高玉强：硕士 2010–2013

高玉强，林洪生，张玉人.咽喉不利与梅核气 [J].长春中医药大学学报，2013，29（1）：92–93.

韩睿：硕士 2012-2015

[1] 韩睿，林洪生 . 健身气功八段锦对非小细胞肺癌术后患者肺功能及生存质量干预疗效的临床研究 [J]. 天津中医药，2016，33（12）：715-718.

[2] 韩睿，林洪生 . 从虚劳辨治初探林洪生教授对肺癌术后的中医治疗 [J]. 天津中医药，2015，32（12）：705-708.

[3] 韩睿，林洪生 . 肿瘤治疗电场的研究进展及展望 [J]. 解放军医学杂志，2014，39（1）：75-79.

[4] 韩睿，林洪生 . 从虚劳角度探讨肺癌中医因机证治 [J]. 天津中医药，2014，31（9）：537-539.

[5] 韩睿，林洪生 . 结肠非霍奇金淋巴瘤 1 例报告 [J]. 贵州医药，2013，37（12）：1133-1135.

[6] 韩睿，林洪生 . 高尿酸血症与恶性肿瘤的关系与治疗概述 [J]. 中国医药导报，2013，10（27）：31-32，36.

[7] 韩睿，林洪生 . 肺癌继发肥大性骨关节病诊治概述 [J]. 天津中医药，2013，30（10）：638-640.

王富文：硕士 2013-2015

王富文 . 膏方在肿瘤康复治疗中的应用 [A]// 中华中医药学会 . 中华中医药学会养生康复分会第十二次学术年会暨服务老年产业研讨会论文集 [C]，2014：4.

刘志艳：硕士 2013-2016

[1] 刘志艳，粟虹焱，林洪生 . 以静制动法治疗脑鸣验案 1 则 [J]. 四川中医，2016，34（6）：136-137.

[2] 刘志艳，林洪生 . 林洪生中医药防治放疗毒副反应经验 [J]. 北京中医药，2016，35（7）：664-667.

[3] 刘志艳，王学谦，林洪生 . 林洪生应用中医药防治化疗后毒副反应经验浅析 [J]. 世界中西医结合杂志，2015，10（3）：314-316，319.

石红：硕士 2013-2016

[1] 石红，刘杰，林洪生.中医药维持治疗晚期非小细胞肺癌的现状分析 [J]. 临床肿瘤学杂志，2016，21（4）：372-375.

[2] 石红.老年肿瘤患者的康复治疗 [A]// 中华中医药学会.中华中医药学会养生康复分会第十二次学术年会暨服务老年产业研讨会论文集 [C]，2014：5.

周晓梅：硕士 2014-2017

周晓梅，刘杰，林洪生.国内外癌症康复研究现状 [J].中国肿瘤临床与康复，2017，24（9）：1148-1149.

李冰雪：硕士 2015-2018

[1] 李冰雪，袁嘉萌，郑佳彬，张冉，刘杰，林洪生.生白口服液防治放化疗后白细胞减少症研究概况 [J].中华中医药杂志，2018，33（4）：1455-1458.

[2] 李冰雪，郑佳彬，刘杰，林洪生.营养支持在恶性肿瘤患者治疗中的应用 [J].癌症进展，2017，15（5）：475-479，488.

李奇：硕士 2015-2018

李奇，刘杰，林洪生，王宜.基于中医理论的结直肠癌患者食疗营养建议 [J].中医杂志，2017，58（20）：1746-1749.

张冉：硕士 2015-2018

张冉，刘杰，林洪生，王宜.营养与肺癌的关系及肺癌患者营养干预 [J].中国中西医结合外科杂志，2017，23（5）：575-578.